骨科热点聚焦

Recent Advances in Orthopedics

骨科热点聚焦

Recent Advances in Orthopedics

原著主编 Matthew S Austin

Gregg R Klein

主　　译 陈宣煌

赵　滨

北京大学医学出版社

GUKE REDIAN JUJIAO

图书在版编目(CIP)数据

骨科热点聚焦 / (美) 马修 · S. 奥斯汀 (Matthew S Austin), (美) 格雷格 · R. 克莱因 (Gregg R Klein) 原著主编；陈宣煌，赵滨主译 . – 北京：北京大学医学出版社，2020. 4

书名原文：Recent Advances in Orthopedics

ISBN 978-7-5659-2145-2

Ⅰ. ①骨… Ⅱ. ①马… ②格… ③陈 … ④赵… Ⅲ. ① 骨科学…Ⅳ. ① R68

中国版本图书馆 CIP 数据核字(2020)第 012530 号

北京市版权局著作权合同登记号：图字：01-2018-7685

Recent Advances in Orthopedics

Matthew S Austin, Gregg R Klein

The original English language work has been published by: Jaypee Brothers Medical Publishers (P) Ltd. New Delhi, India

ISBN: 978-93-5152-112-9

骨科热点聚焦

主　　译：陈宣煌　赵　滨

出版发行：北京大学医学出版社

地　　址：(100191) 北京市海淀区学院路 38 号　北京大学医学部院内

电　　话：发行部 010-82802230；图书邮购 010-82802495

网　　址：http：//www.pumpress.com.cn

E － mail：booksale@bjmu.edu.cn

印　　刷：北京强华印刷厂

经　　销：新华书店

责任编辑：马联华　　**责任校对**：靳新强　　**责任印制**：李　啸

开　　本：787 mm × 1092 mm　1/16　　**印张**：16.75　**字数**：350 千字

版　　次：2020 年 4 月第 1 版　2020 年 4 月第 1 次印刷

书　　号：ISBN 978-7-5659-2145-2

定　　价：180.00 元

译者名单

主　译

陈宣煌

赵　滨

副主译

黄佑庆

宋洁富

贺　文

编　委（按姓名汉语拼音排序）

常　峰　山西省人民医院

陈宣煌　莆田学院附属医院

贺　文　中国人民解放军第五三五医院

黄佑庆　昆明医科大学第二附属医院

陆国海　苏州市立医院北区

宋洁富　山西省人民医院

赵　滨　贵阳市第四人民医院

赵建武　吉林大学第二医院

译者前言

《骨科热点聚焦》一书对于骨科临床实践具有重大意义。本书介绍了髋关节、膝关节、肩关节、足踝等骨科领域的新进展，详细说明了这些领域出现新的技术，尤其是置换术。重点讲述了在对各种治疗方案进行选择时需要权衡的各种因素。例如，关节出现问题时，是选择保守治疗还是手术治疗，是选择开放性手术治疗还是微创手术治疗，是进行关节置换还是关节保留治疗，是全关节置换还是部分关节置换；置换时，选择哪种材料的假体；手术时，选择哪种入路；手术过程中抗生素和麻醉剂的使用；手术是否需要导航系统等。本书对这些骨科治疗中可能遇到的问题进行了详细讲述，并对各种选择的利弊进行了分析。在介绍这类问题时，作者方方面面都考虑到了，例如，治疗效果、治疗成本、术后并发症、生活质量等；并且这些还有各种文献证据支持。需要指出的是，有些新疗法刚出现，采用这些疗法治疗的患者比较少，样本量较低，可能结论存在一定的问题。作者也指出了这方面的问题，随着样本量的增加，目前的结论可能会得到支持，也有可能会被推翻。

本书几乎涉及骨科的各个领域。此外，本书还就运动员和儿童这两个特殊群体的有关骨科问题进行了单独讲述；本书还讲述了在不同国家和地区应根据人种、性别、经济状况等因素选择最适合的治疗方案。本书可作为骨科医师的重要参考资料，对骨科和外科感兴趣的医师和医学生也可参考本书。

本书译者在翻译本书时，进行了精推细敲、反复斟酌。本书虽然经过多次修改，但疏漏之处在所难免，恳请各位读者批评指正。

原著前言

《骨科新进展》旨在作为成人骨科医师在实践和培训中的实用参考资料。本书详细介绍了成人骨科专业的最新信息。

本书由著名的学术领军人物撰写，以期用专业视角向读者展现最贴合本领域的“热门话题”。本书探讨了持重面选择、手术入路、疼痛管理、植入物选择、翻修手术和关节保留术。此外，我们很荣幸能收到来自欧洲和亚洲国际知名骨科医师的投稿，这为本书带来了真正的国际视角，可使读者认识到全世界成人骨科医师所面临的挑战。

我们诚挚希望《骨科新进展》可以成为成人骨科领域最新进展的汇编。希望这本书在骨科医师医治患者的过程中能够成为获取最新信息的独特实用来源。

Matthew S Austin MD

Gregg R Klein MD

献给

我的妻子 Stephanie 及我的两个儿子 Alec 和 James，感谢他们一直以来给予我的支持、爱与灵感。

— Matthew S Austin

我的妻子 Julie 及我的女儿 Samantha 和 Sydney，感谢她们对我的爱、耐心和无尽的支持。

— Gregg R Klein

致谢

我们衷心感谢《骨科热点聚焦》的优秀撰写者们，没有他们，这本伟大著作将无法诞生。

原著者名单

主编

Matthew S Austin MD
Rothman Institute
Philadelphia, Pennsylvania, USA

Gregg R Klein MD
Hartzband Center for Hip and Knee Replacement
Paramus, New Jersey, USA

著者

Frank G Alberta MD
Attending, Department of
Orthopedic Surgery, Hackensack
University Medical Center
Hackensack,New Jersey, USA

D Greg Anderson MD
Professor, Department of
Orthopedic and Neurological
Surgery, Thomas Jefferson University
Rothman Institute
Philadelphia, Pennsylvania, USA

Frank R Avilucea MD
Resident, Department of Orthopedic
Surgery, University of Utah
Salt Lake City, Utah, USA

Pedro K Beredjiklian MD
Associate Professor, Department
of Orthopedic Surgery
Jefferson Medical College
Philadelphia Pennsylvania, USA

Benjamin E Bluth MD
Resident Physician
Department of Orthopedics
University of California
Los Angeles
Los Angeles, California, USA

Henry Budd MD

Susan V Bukata
Associate Professor
Department of Orthopedics
University of California
Los Angeles, California, USA

Rebecca Clinton MD
Surgeon, Department of Pediatric
Orthopedics, Legacy Emanuel
Medical Center, Portland, Oregon

Lawson A Copley MD
Associate Professor
Department of Orthopedic Surgery
The University of Texas
Southwestern Medical Center
Dallas, Texas, USA

Boleslaw Czachor
Resident,
Department of Orthopedics
Thomas Jefferson University Hospital
Rothman Institute
Philadelphia, Pennsylvania, USA

Carl Deirmengian MD
Associate Professor
Department of Orthopedic Surgery
Thomas Jefferson University
Lankenau Institute for
Medical Research
Wynnewood, Pennsylvania, USA

Claudio Diaz-Ledezma MD
Research Fellow in Adult
Reconstruction
Thomas Jefferson University

Rothman Institute
Philadelphia, Pennsylvania, USA

Henry B Ellis Jr MD
Professor, Orthopedic Surgeon
Department of Orthopedic
Surgery and Sports Medicine
UT Southwestern Medical Center
Dallas, Texas, USA

Jill Erickson PA-C
Physician Assistant
Department of Orthopedic Surgery
University of Utah
Salt Lake City, Utah, USA

George Feldman PhD DMD
Assistant Professor
Department of Orthopedic Research
Jefferson Medical College
Philadelphia, Pennsylvania, USA

Andrzej Fertala PhD
Professor
Department of Orthopedic Surgery
Thomas Jefferson University
Philadelphia, Pennsylvania, USA

David Figueroa MD
Professor
Chief of Knee Section
Department of Orthopedic Surgery
Facultad de Medicina, Clinica
Alemana, Universidad
del Desarrollo, Santiago, Chile

Theresa Freeman
Associate Professor
Department of Orthopedic Research
Thomas Jefferson University
Philadelphia, Pennsylvania, USA

Charles L Getz MD
Associate Professor
Department of Orthopedic Surgery
Thomas Jefferson University
Rothman Institute
Philadelphia, Pennsylvania, USA

Kenneth R Gundle MD
Resident in Orthopedic Surgery
Department of Orthopedics and
Sports Medicine
University of Washington
Harborview Medical Center
Seattle, Washington DC, USA

Noreen J Hickok PhD
Associate Professor
Department of Orthopedic
Surgery
Jefferson Medical College
Thomas Jefferson University
Philadelphia, Pennsylvania, USA

Asif Ilyas MD
Associate Professor of
Orthopedic Surgery
Thomas Jefferson University
Program Director of Hand and
Upper Extremity Surgery
Rothman Institute
Philadelphia, Pennsylvania, USA

Tetsuya Jinno MD PhD
Junior Associate Professor
Department of Orthopedic
Surgery
Tokyo Medical and
Dental University
Tokyo, Japan

Alex Johnson BS
Drexel University College of
Medicine, Philadelphia
Pennsylvania, USA

Michael A Kelly MD
Chairman, Department of
Orthopedic Surgery, Hackensack

University Medical Center
Hackensack, New Jersey, USA

Vikas Knanduja MA MSc FRCS FRCS (Orth)
Consultant Orthopedic Surgeon
Department of Trauma and Orthopedics, Addenbrooke's Hospital, Cambridge University Hospitals, NHS Foundation Trust
Cambridge, United Kingdom

James C Krieg MD
Professor
Thomas Jefferson University
Director of Orthopedic Trauma
Rothman Institute
Philadelphia, Pennsylvania,USA

Chris Lawrence MD

Harlan levine MD
Co-Director, Hip and Knee Service
Department of Orthopedic Surgery
Hackensack University Medical Center, Hackensack, New Jersey, USA

Jess H Lonner MD
Associate Professor
Department of Orthopedic Surgery
Thomas Jefferson University Hospital
Attending Orthopedic Surgeon
Rothman Institute
Philadelphia, Pennsylvania,USA

Kevin Lutsky MD
Assistant Professor
Department of Orthopedics
Thomas Jefferson University
Rothman Institute
Philadelphia, Pennsylvania, USA

Rafael Martinez MD PhD
Professor
Department of Orthopedic Surgery
Facultad de Medicina
Clinica Alemana
Universidad del Desarrollo
Hospital Padre Hurtado
Santiago, Chile

Jonas L Matzon MD
Assistant Professor
Department of Orthopedic Surgery
Thomas Jefferson University
Rothman Institute
Philadelphia, Pennsylvania, USA

Rowena McBeath MD PhD
Assistant Professor
Department of Orthopedic Surgery
Thomas Jefferson University
Philadelphia, Pennsylvania, USA

Claudio Mella MD
Professor
Department of Trauma and Orthopedics
Facultad de Medicina
Clinica Alemana
Universidad del Desarrollo
Santiago, Chile

David I Pedowitz MS MD
Assistant Professor
Department of Orthopedic Surgery
Thomas Jefferson University
Rothman Institute
Philadelphia, Pennsylvania, USA

Christopher E Pelt MD
Assistant Professor
Department of Orthopedic Surgery
University of Utah
Salt Lake City, Utah, USA

Christopher L Peters MD
Professor
Department of Orthopedic Surgery

University of Utah
Salt Lake City, Utah, USA

David A Podeszwa MD
Associate Professor
The University of Texas
Southwestern Medical Center
Texas Scottish Rite Hospital
for Children Dallas, Texas, USA

Brandon A Ramo MD
Assistant Professor
The University of Texas
Southwestern Mdeical Center
Texas Scottish Rite Hospital
for Children, Dallas, Texas, USA

Makarand V Risbud
David W Roberts MD
Pediatric Orthopedic Surgeon
Department of Orthopedic Surgery
NorthShore University HealthSystem
Evanston, Illinois, USA

Irving M Shapiro BDS PhD
Professor
Department of Orthopedic Surgery
Thomas Jefferson University
Philadelphia, Pennsylvania, USA

Maria jesus Tuca MD
Resident
Department of Orthopedic Surgery
Facultad de Medicina
Clinica Alemana
Universidad del Desarrollo
Santiago, Chile

Kazuyoshi Yagishita MD PhD
Junior Associate Professor
Center of Sports Medicine and
Sports Dentistry
Tokyo Medical and Dental
University, Tokyo, Japan

目录

第 1 章　脊柱外科最新进展 1
D Greg Anderson 和 Alex Johnson
引言 1
管状减压术治疗腰椎管狭窄症和腰椎间盘突出症 1
微创经椎间孔腰椎椎体间融合术 3
外侧入路椎体间融合术 4
经皮椎弓根螺钉内固定术 6
结论 7

第 2 章　髋关节保留手术最新进展 9
Frank R Avilucea、Christopher E Pelt、Jill Erickson 和 Christopher L Peters
引言 9
儿科疾病后遗症 9
股髋撞击综合征 14
发育异常 21
结论 24

第 3 章　全髋关节置换术最新进展 29
Harlan Levine
引言 29

第 4 章　膝关节置换术最新进展 40
Carl Deirmengian 和 Jess H Lonner
引言 40
改善患者的手术体验 41
植入物性能 45
助力外科医师的方法 49
结论 51

第 5 章 运动医学最新进展 54
Frank G Alberta 和 Michael A Kelly
膝关节 54
肩关节 61
肘关节 65
结论 67

第 6 章 肩关节和肘关节外科最新进展 73
Charles L Getz
肩关节置换术 73
反向肩关节置换术 74
感染 75
肩袖 75
不稳定 76
关节内镜术 77
骨折 77
肩锁关节 78
肘关节 79

第 7 章 足部和踝关节最新进展 83
David I Pedowitz 和 Boleslaw Czachor
肌腱病变 / 不稳定 83
关节内镜术 /OCD 87
踝关节炎 89
前足掌、创伤和其他 91

第 8 章 手部和腕关节最新进展 99
Kevin Lutsky、Asif Ilyas、Jonas L Matzon 和 Pedro K Beredjiklian
创伤 99
神经 103
月骨缺血性坏死 104
抗生素 105
舟月骨重建 105
肌腱 105

尺侧腕部疼痛 107
第一腕掌关节炎 108
掌腱膜挛缩症 109

第 9 章 骨科肿瘤学最新进展 113
Benjamin E Bluth 和 Susan V Bukata
骨巨细胞瘤 113
骨肉瘤 115
单房性骨囊腔 118

第 10 章 创伤最新进展 123
Kenneth R Gundle 和 James C Krieg
引言 123
上肢 123
骨盆 126
下肢 128
结论 137

第 11 章 小儿骨科最新进展 141
David A Podeszwa、Brandon A Ramo、Rebecca Clinton、Henry B Ellis Jr、Lawson A Copley 和 David W Roberts
儿童和青少年髋关节疾病 141
儿科创伤 146
小儿肌肉骨骼感染 150

第 12 章 骨科最新进展：欧洲视角 159
Henry Budd、Chris Lawrence 和 Vikas Khanduja
上肢手术 159
成人下肢重建 164
运动员膝关节手术 167
足部和踝关节手术 167
下肢创伤手术 168
脊柱外科 169

第 13 章 骨科最新进展：亚洲视角——髋关节 173
Tetsuya Jinno 和 Kazuyoshi Yagishita
日本和其他亚洲国家的髋关节疾病 173
髋关节发育异常的关节保留手术 174
全髋关节置换术 178
基于患者的髋关节功能评估 181

第 14 章 骨科最新进展：亚洲视角——膝关节 185
Kazuyoshi Yagishita 和 Tetsuya Jinno
亚洲人群的膝关节骨测量学 185
亚洲患者的全膝关节置换术 186

第 15 章 全膝关节置换术最新进展：南美洲视角 191
David Figueroa、Rafael Martínez 和 Maria Jesus Tuca
流行病学 191
模块化 192
区室化 192
高屈曲设计 194
手术入路和微创手术（MIS） 195
固定 196
影像导航 197
后交叉韧带 197
全聚乙烯组件 198
依性别设计 198
交联聚乙烯 198

第 16 章 髋关节置换术最新进展：南美洲视角 203
Claudio Mella 和 Claudio Diaz-Ledezma
引言 203
术前优化和风险分层：避免灾难性问题 203
手术入路：证据支持直接前端入路，但…… 204
植入物选择：植入什么和不植入什么？ 205
持重力偶：金属 - 金属持重面的时代已经过去了吗？ 205
金属碎屑：一个真正的问题 206
氨甲环酸：一个不可或缺的助力 206

血栓预防：可用阿司匹林 206
术后期间局部浸润镇痛：事实 206
双动杯：是否合适？ 207
非骨水泥型股骨翻修：何时？何故？ 207
髋臼翻修：如果没有金属增强会怎样？ 207
感染：管理上的一个共同目标和降低易变性的新指南 208
康复：髋关节注意事项……真的没有吗？ 208
健康老年人囊内移位性骨折：行全髋关节置换术还是行半髋关节置换术 208
结论 209

第 17 章 基础骨科学最新进展：骨关节炎、感染、退行性椎间盘疾病、肌腱修复和遗传性骨骼疾病 213

George Feldman、Andrzej Fertala、Theresa Freeman、Noreen J Hickok、Rowena McBeath、Makarand V Risbud 和 Irving M Shapiro

引言 213
软骨下骨在骨关节炎发病机制中的重要性 213
遗传学对骨关节炎诊断的影响 216
退行性椎间盘疾病：有关疾病发病机制和神经根根性疼痛的新见解 220
骨外科中感染的控制 222
对形成骨骼组织的胶原中的突变的细胞应答 224
肌腱生发中的机械力和生长因子信号传导 227
结论 229
致谢 230

中英文对照索引 235

第1章

D Greg Anderson 和 Alex Johnson

脊柱外科最新进展

引言

脊柱外科领域不断见证着重大进展，更新着脊柱疾病患者的治疗方案。近年来，针对各种脊柱疾病开发了许多新的微创外科手术。这些手术能够用较小的手术入路治疗脊柱病变并降低一些风险。本章将回顾这些新的技术，并将讨论在脊柱外科领域采用微创手术技术的基本原理。

管状减压术治疗腰椎管狭窄症和腰椎间盘突出症

腰椎管狭窄症和腰椎间盘突出症的减压治疗是一种历史悠久的技术，能够缓解神经组织压迫导致的神经性跛行或神经根病的症状。传统的手术入路免不了开放式手术解剖，需要进行肌肉剥离。传统的开放式手术存在一定的固有风险，包括手术部位感染、大量出血、神经周围瘢痕、骨再生和脊柱不稳定。

最近，小切口手术入路治疗腰椎间盘突出症和腰椎管狭窄症已成为热点。这些技术被称为“微创”是因为：与开放式手术入路相比，它们采用较小的切口，进行较少的肌肉剥离和分离。一些研究表明，微创腰椎减压术可降低一些并发症的发生率，包括出血、脑脊液漏和手术部位感染[1-2]。特别是，据 Shih 等人报道，开放式手术的失血量为 139.8 ml，而微创手术的失血量为 62.0 ml，开放式手术和微创手术的脑脊液漏发生率分别为 19.2% 和 4.3%[2]。与开放式减压术相比，微创腰椎减压术的其他优点还包括手术疼痛减少和恢复较快。此外，与传统椎板切除术相比，微创减压术可以保留用于支撑的骨性结构和韧带结构（棘突、棘间韧带和棘上韧带），由此也许可以降低医源性不稳定的风险。微创减压术的手术适应证与开放式减压术相同（图 1.1A 至 C）。

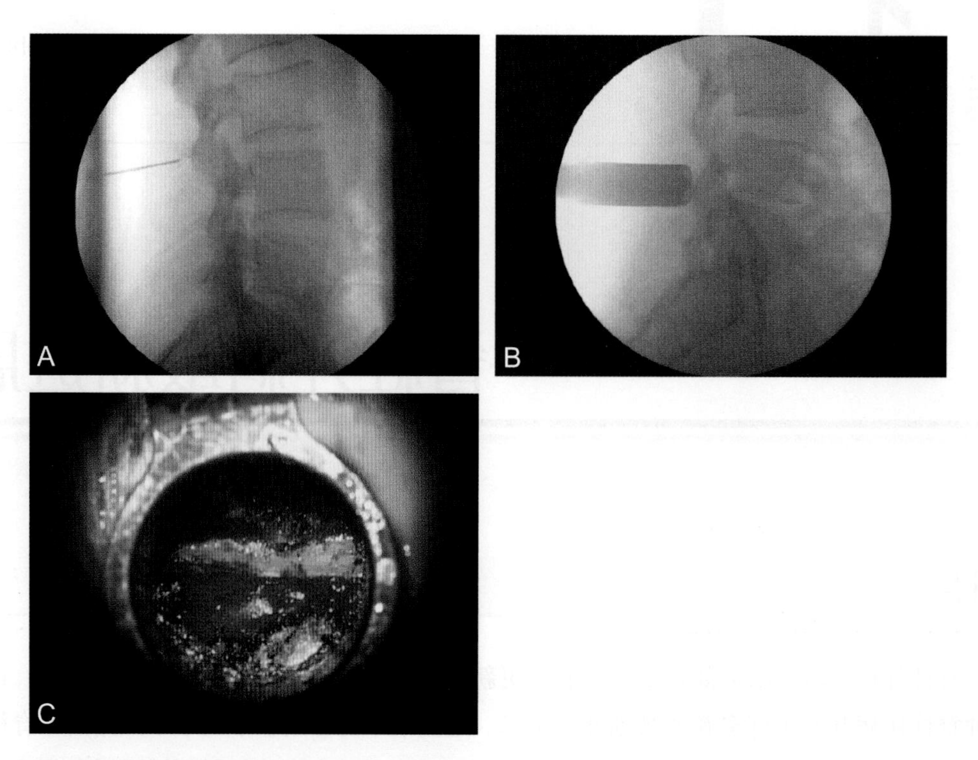

图 1.1A 至 C 管状减压术定位和手术视野可视化。（A）使用脊椎针和 X 线透视确认所需水平；（B）一旦所需水平得到确认，使管状牵开器就位于手术部位；（C）通过手术显微镜拍摄的手术视野。该图像中减压已成功，硬脑膜可见且无任何夹挤

管状减压术是通常通过一个小的（15 ~ 20 mm）旁正中切口进行。手术切口应使用 X 线透视来精确定位，以确保顺利到达脊柱病变部位。切开切口后，采取连续扩张方式，经椎旁肌逐步扩张手术通路，然后放置管状牵开器。将管状牵开器固定在适当位置，以确保用最佳轨迹到达手术部位。最好在手术显微镜的帮助下显露手术视野。

可以使用管状牵开器系统通过单个切口进行同侧或双侧减压术。使用标准脊柱手术器械（包括高速钻和 Kerrison 骨钳）进行骨和韧带的切除。在需要进行双侧减压术的情况下，可以使管状牵开器和显微镜倾斜，以削弱棘突的影响，从而可以进入椎管对侧。在椎间盘突出的情况下，使用传统器械拉回穿行神经根，并切除突出部分。与开放式手术一样，微创腰椎减压术的目的是去除所有压迫性病变。在减压术结束时，外科医师应该利用球头探针触诊椎管和神经孔，确保已达到充分减压。当外科医师确信已达到充分减压后，撤回管状牵开器，使手术通路上的肌肉组织回到原位。拔管时，使用双极烧灼器处理任何出血血管。然后使用传统缝合技术缝合筋膜和皮肤。

虽然微创管状减压术有一个固有学习曲线，但许多外科医师在他们的实践中已采用了这项技术。一项研究分析了这一学习曲线并报道，手术时间最初快速下降，在大约 30 例

手术后达到渐近线。此外，在前 7 个病例中有 3 个病例由于外科医师担心减压不充分而将微创手术转变为开放式手术。然而，事实证明，所有这 3 例患者术中转开放式手术都没有必要，因此，接下来 28 例患者的手术均没有转为开放式手术。随着外科医师对微创管状减压术的日渐精细的掌握，患者的风险下降了 [3]。目前的文献支持在合理选择的患者中进行管状减压术可带来有利的临床结局 [4-5]。

微创经椎间孔腰椎椎体间融合术

对于需要进行脊柱节段稳定的腰椎疾病，微创经椎间孔腰椎椎体间融合术（minimally invasive transforaminal lumbar interbody fusion, MIS TLIF）最近已成为一种流行的治疗策略。MIS TLIF 的手术适应证与开放式 TLIF 的手术适应证相同。随着经验的积累，大多数需行 TLIF 的病例可以用 MIS 技术进行治疗。经证实，MIS TLIF 的结果与开放式 TLIF 类似，但前者的感染和出血的发生率较低 [6-8]。传统的 TLIF 通常需要患者接受自体输血。一项研究报道了 49 例接受 MIS TLIF 治疗的患者，其中没有一例患者需要输血，这表明微创技术与对应的开放式手术相比具有明显较少的失血量 [9]。MIS TLIF 有一个学习曲线，据报道，在完成 30 例手术后，手术用时和失血量可达到渐近线。一项研究报道，在该学习曲线期间，手术用时为 254 min ± 44 min，而经过该学习曲线后的手术用时为 183 min ± 23 min；在该学习曲线期间，失血量为 508 ml ± 278 ml，而经过该学习曲线后的失血量为 292 ml ± 280 ml[10]。这些研究结果表明，一旦一名外科医师成功完成这一学习过程，MIS TLIF 可作为一种有效稳定脊髓节段的微创治疗方案。在进行 MIS TLIF 时，到达椎间盘间隙的入路是选在患者腿部疼痛最剧烈的一侧或椎间隙狭窄最显著的一侧。这样外科医师可以进行充分的减压术，作为椎间盘重建方法的一部分。应用 X 线透视正确定位层次后，在中线外侧 3 ~ 4 cm 处做一个旁正中切口。然后，进行连续扩张以将管状牵开器放置在同侧椎关节突关节和外侧板上方。使用骨凿或高速骨钻切除关节突关节。根据需要对穿行的和退出的神经根进行识别和减压。如果需要进行对侧减压术，则可用管状牵开器以一定角度削去棘突根部，以便可以进行对侧椎管和神经孔减压（图 1.2A 至 C）。

在完成减压术后，安置管状牵开器，使其进入同侧的后外侧椎间盘空间。使用神经根牵开器来保护穿行的神经根。然后用手术刀切开椎间盘并进行彻底的椎间盘切除术。应该小心避免损坏支撑椎体间装置所需的骨端板。

椎间盘塌陷可以根据需要通过椎体间扩张来恢复。当椎间盘的所有软组织都完全清除时，并且当所有塌陷都已处理后，就可以用骨移植物材料填充椎间盘空间，然后放置支撑性椎体间装置或椎间融合器行椎间融合术。在放置椎体间装置或椎间融合器并使其向椎间盘后缘前方凹进后，通过成像确认装置的正确定位以及椎体间空间得到良好重建。检查神

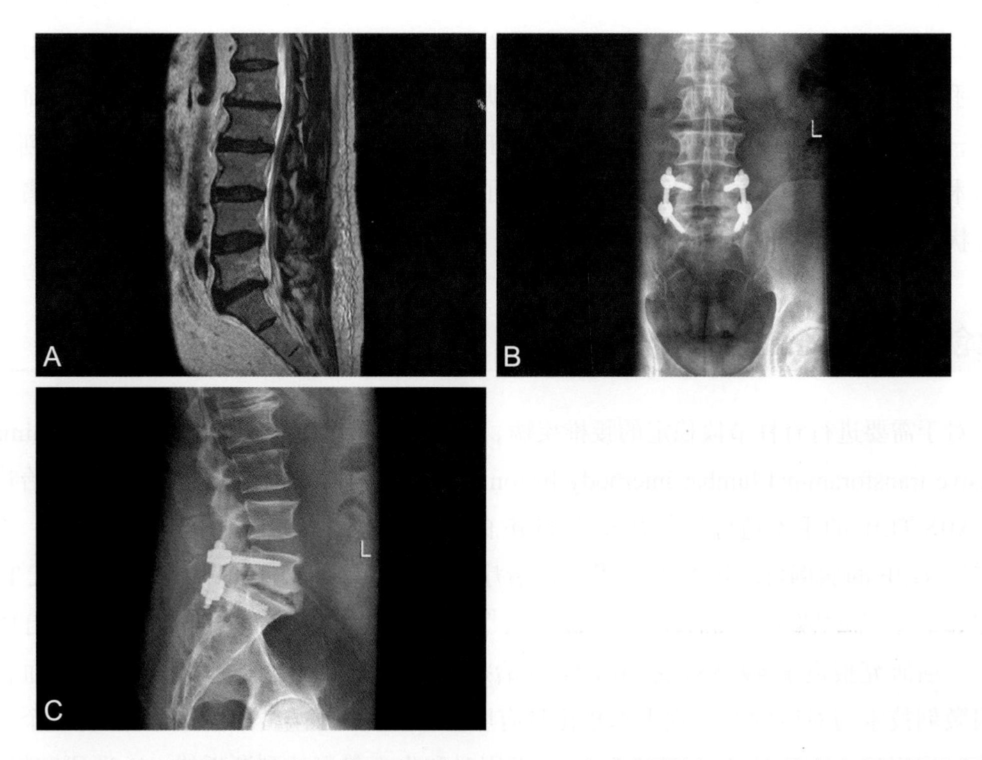

图 1.2 A 至 C 微创经椎间孔腰椎椎体间融合术（MIS TLIF）病例举例。（A）患者术前侧位磁共振图像显示了其 L5 ~ S1 椎间隙狭窄伴退行性椎间盘疾病；（B）同一患者接受 L5 ~ S1 椎间孔减压术和 MIS TLIF 后的正位 X 线图像；（C）同一患者术后侧位 X 线片，显示了其手术使用的椎弓根螺钉和杆状构造

经结构以确保其没有受到压迫，已实现细致止血并撤回管状牵开器系统。

根据外科医师的偏好，也可以通过旁正中切口进行对侧椎关节突关节或横突间区域的额外融合术。一般使用椎弓根螺钉器材来完成手术构造。放置椎弓根螺钉和椎弓根杆后，在最后收紧前压缩椎体间构造。一些外科医师倾向于在进行椎体间融合术之前将椎弓根螺钉置于椎间盘间隙入路的对侧，以帮助在椎体间手术过程中保持椎间盘高度。其他外科医师会在完成椎体间手术之后在两侧放置螺钉。参见本章关于经皮椎弓根螺钉内固定术的部分，以了解与这些装置相关的手术技术。

外侧入路椎体间融合术

外侧入路椎体间融合术（lateral interbody fusion, LIN）（通常称为 XLIF 或 DLIF）近年来已广泛应用于各种手术适应证。LIN 用 X 线透视引导，采用椎间盘外侧入路通过肌肉分离切口进行。由于神经和血管的解剖位置，LIN 在 L5 ~ S1 椎间隙不可行。LIN 的优点包括：手术入路的微创性，以及用于该手术的椎体间装置可达到大尺寸的有利结构支持。在

LIN 中，椎体间装置用于支撑外骨突环（椎体最强部分）。LIN 的挑战包括手术位置接近腰丛和大血管，在手术过程中必须避免伤及它们。

行 LIN 需将患者置于真正的侧卧位。可以以任一侧作为入路，这取决于患者的病情。将患者小心地固定在手术台上，将一个垫子放置于其侧腹下方，使其侧腹微微抬起，以使患者向远离入路一侧侧弯。应避免过度侧弯，因为这样可能会导致患者的腰丛过度拉伸。在无菌准备和铺巾后，用 X 线透视定位手术切口位置。然后，用肌肉分离方法穿过腹壁肌肉组织以进入腹膜后空间。将腹膜后内容物向前方清扫，识别腰肌。然后，连续扩张将腰肌分离，在腰丛结构的前方实施手术。许多外科医师在该操作过程中应用神经刺激或神经监测来降低腰丛损伤的风险。然后，将管状牵开器放置在椎间盘间隙上并固定就位。通过成像以确保牵开器的最佳定位。然后，切开纤维环并进行彻底的椎间盘切除术。放松对侧纤维环，以在冠状面上提供畸形矫正效果。然后，选择尺寸适当的椎体间装置或椎间融合器并用骨移植材料填充。当将额外的骨移植材料填充到椎间盘间隙后，将椎间融合器装置递送并定位，使其跨越椎间盘间隙而置于外骨突环上。在进行标准的切口闭合之前，通过成像以确认装置在椎间盘间隙内正确定位（图 1.3A 至 C）。

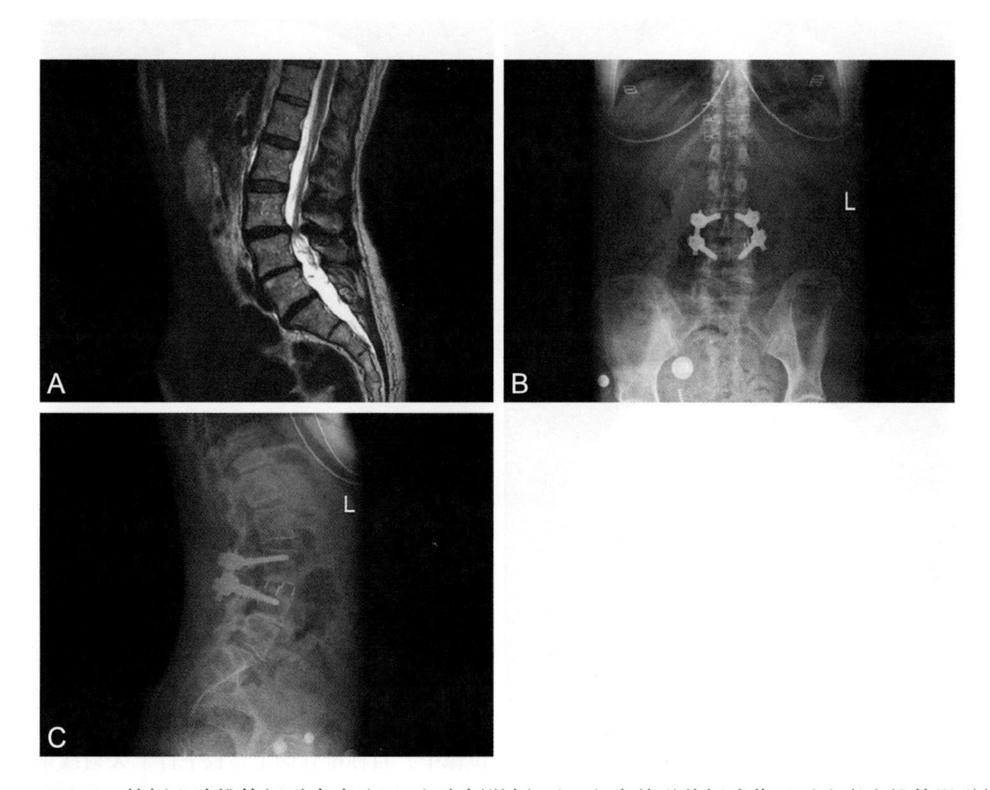

图 1.3 A 至 C　外侧入路椎体间融合术（LIF）病例举例。（A）术前磁共振成像显示患者有椎体滑脱伴椎间孔狭窄和神经根病；（B）术后正位 X 线片可见椎间盘间隙内的杆状构造和植入物；（C）术后侧位 X 线片可见椎间盘间隙内的杆状构造和植入物

经皮椎弓根螺钉内固定术

经皮椎弓根螺钉内固定术系统是一种对各种需要刚性稳定的脊柱手术（包括 MIS TLIF 和外侧入路椎体间融合术）都有用的辅助系统。它们可以与各种融合手术联合使用，也可以用于脊柱创伤的病例，以恢复脊柱的稳定性[11-13]。经皮椎弓根螺钉的放置要在 X 线透视或其他成像技术的辅助下进行，这样外科医师可以准确定位椎弓根。经皮椎弓根螺钉系统可以使用加套管的或不加套管的椎弓根螺钉，并且通常采用独特的杆导入策略。

安全植入经皮椎弓根螺钉的最重要的一步是获得正确校准的高质量椎体图像，其 X 线透视图像包括真实正位像（true anteroposterior view, 前后位像）、真实侧位像和前位像（图 1.4A 至 C）。在施行经皮椎弓根固定术之前，外科医师必须了解如何获得正确校准的 X 线透视像。在适当校准的正位像中，目标椎骨的上终板平行于 X 射线束并投射成一条单透射线。椎弓根应与棘突对称，并且应仅出现在上终板的尾部。在 X 线透视像上目标椎骨应居中，以避免图像出现视差或失真。

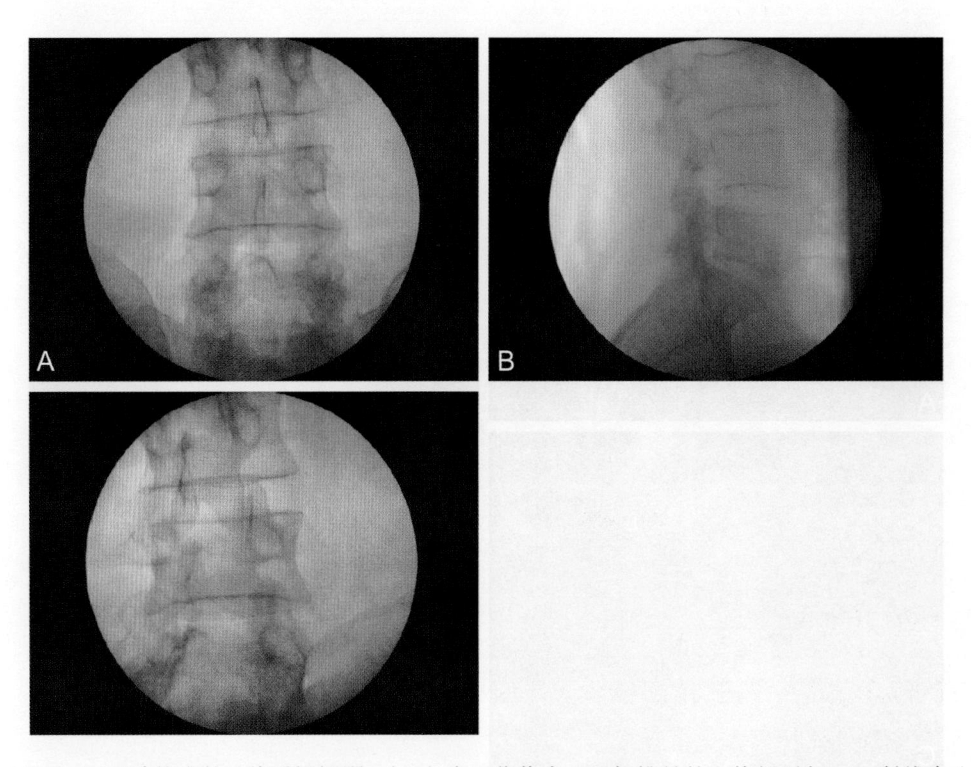

图 1.4A 至 C 正确校准的 X 线透视视野。（A）在正位像中，目标椎骨的上终板平行于 X 射线束（一条单透射线）。椎弓根对称，棘突出现在上终板的尾部。目标椎体位于 X 线透视图像的中心；（B）侧位像显示叠加的终板阴影和叠加的椎弓根。后侧皮层是叠加的，以确保图像无旋转；（C）如果外科医师认为需要，可采用前位像，将椎弓根的中心作为目标

一旦获得了正确校准的真实 AP 像，即可将手术切口的位置定位于椎弓根阴影侧缘外侧 1 ~ 2 cm 处。切口的长度应足够长以适应所使用的植入物系统和分离皮肤和筋膜。通常使用 Jamshidi 针来定位椎弓根。针尖是停靠在椎弓根入口处。椎弓根进入点位于真实 AP 像上的椎弓根阴影的 9 点至 3 点（分别为左侧和右侧）位置。如果外科医师倾向于使用正面视图，则应以椎弓根阴影的中心为目标。针尖正确定位后，轻轻将针尖刺入骨骼几毫米，并再次获取 X 线透视像，以确保针的位置保持在目标位置。用针杆在皮肤水平以上 20 mm 处做标记，目的是使外科医师可以跟踪 Jamshidi 针的深度并确定针尖处于椎弓根基部的大致深度的时间。将 Jamshidi 针与椎弓根对齐，然后轻轻使其穿过椎弓根到达 20 mm 深度。进行 X 线透视检查以确保 Jamshidi 针已安全穿过椎弓根峡部，然后放置导丝。构造体中其余的椎弓根以相同的方式进行处理，然后将椎弓根螺钉植入物置于导丝之上。在确定连接构造体的杆的长度之后，根据制造商指定的技术放置杆和螺钉并固定。再次获取最终 X 线透视图像以确保植入物以可接受的方式放置，然后使用标准缝合技术进行切口缝合（图 1.5A 和 B）。

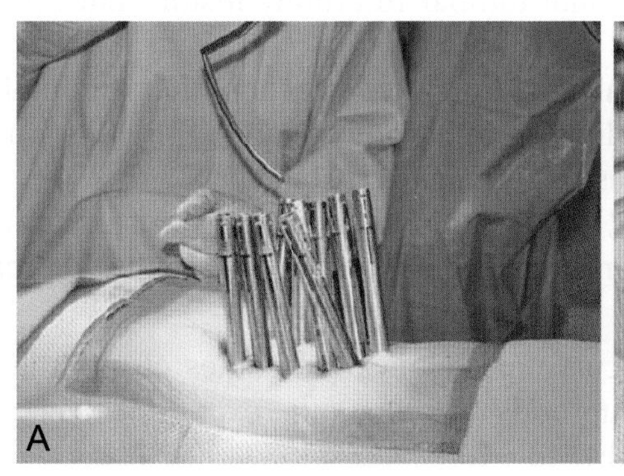

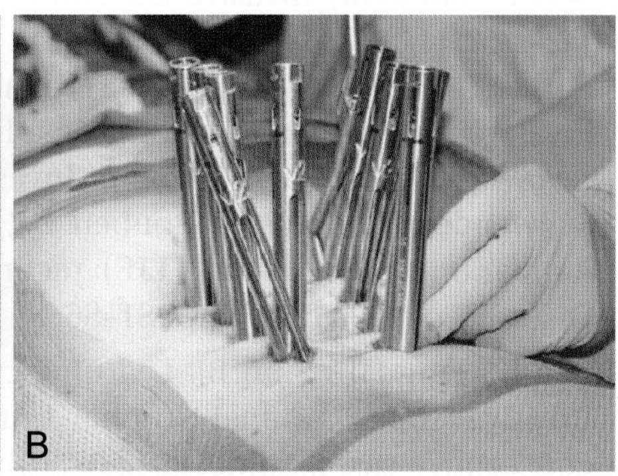

图 1.5A 和 B　经皮椎弓根螺钉构造和获取 X 线透视图像。（A）在透视观察手术部位之后，在 Jamshidi 针引导下，适当放置椎弓根螺钉置钉器械；（B）使用制造商指定的置入系统置入椎弓根螺钉和杆

结论

微创手术等新型脊柱手术可减少手术创伤并减少大量出血和手术部位感染的可能 [14-16]。每个新型手术都有一定的细微差别，为确保成功，外科医师必须对其进行学习。这些新手术入路依赖于辅助技术，包括 X 线透视、手术显微镜、专用牵开器系统和先进脊柱植入物。适当的培训对这些新型手术的成功也至关重要。培训机会可以通过师徒式教学和手术课程来获得。这些新型手术具有良好的临床结局，并且是对脊柱外科医师医疗装备的一个补充，受到脊柱外科医师的欢迎。

参考文献

1. Asgarzadie F, Khoo LT. Minimally invasive operative management for lumbar spinal stenosis: overview of early and long-term outcomes. Orthop Clin North Am. 2007;38(3):387-99; abstract vi.
2. Shih P, Wong AP, Smith TR, et al. Complications of open compared to minimally invasive lumbar spine decompression. J Clin Neurosci. 2011;18(10):1360-4.
3. Nowitzke AM. Assessment of the learning curve for lumbar microendoscopic discectomy. Neurosurgery. 2005;56(4):755-62; discussion 755.
4. Mikami Y, Nagae M, Ikeda T, et al. Tubular surgery with the assistance of endoscopic surgery via midline approach for lumbar spinal canal stenosis: a technical note. Eur Spine J; 2013. [Epub ahead of print].
5. Gandhi SD, Kepler CK, Anderson DG. Lumbar decompression using a tubular retractor system. Techniques in Orthopaedics. 2011;26:136-40.
6. Rodríguez-Vela J, Lobo-Escolar A, Joven E, et al. Clinical outcomes of minimally invasive versus open approach for one-level transforaminal lumbar interbody fusion at the 3- to 4-year follow-up. Eur Spine J; 2013. [Epub ahead of print].
7. Lee KH, Yue WM, Yeo W, et al. Clinical and radiological outcomes of open versus minimally invasive transforaminal lumbar interbody fusion. Eur Spine J. 2012;21(11):2265-70.
8. Parker SL, Adogwa O, Witham TF, et al. Post-operative infection after minimally invasive versus open transforaminal lumbar interbody fusion (TLIF): literature review and cost analysis. Minim Invasive Neurosurg. 2011;54(1):33-7.
9. Schwender JD, Holly LT, Rouben DP, et al. Minimally invasive transforaminal lumbar interbody fusion (TLIF): technical feasibility and initial results. J Spinal Disord Tech. 2005;18 Suppl:S1-S6.
10. Lee JC, Jang HD, Shin BJ. Learning curve and clinical outcomes of minimally invasive transforaminal lumbar interbody fusion: our experience in 86 consecutive cases. Spine. 2012;37(18):1548-57.
11. Mobbs RJ, Sivabalan P, Li J. Technique, challenges and indications for percutaneous pedicle screw fixation. J Clin Neurosci. 2011;18(6):741-9.
12. Schmidt OI, Strasser S, Kaufmann V, et al. Role of early minimal-invasive spine fixation in acute thoracic and lumbar spine trauma. Indian J Orthop. 2007;41(4):374-80.
13. Takami M, Yamada H, Nohda K, et al. A minimally invasive surgery combining temporary percutaneous pedicle screw fixation without fusion and vertebroplasty with transpedicular intracorporeal hydroxyapatite blocks grafting for fresh thoracolumbar burst fractures: prospective study. Eur J Orthop Surg Traumatol; 2013. [Epub ahead of print].
14. Kim CW, Siemionow K, Anderson DG, et al. The current state of minimally invasive spine surgery. J Bone Joint Surg Am. 2011;93(6):582-96.
15. Wang MY, Anderson DG, Ludwig SC, et al. Handbook of Minimally Invasive and Percutaneus Spine Surgery. St. Louis, MO: Quality Medical Publishing Inc; 2011.
16. Ee WW, Lau WL, Yeo W, et al. Does minimally invasive surgery have a lower risk of surgical site infections compared with open spinal surgery? Clin Orthop Relat Res; 2013. [Epub ahead of print].

第 2 章

Frank R Avilucea、Christopher E Pelt、
Jill Erickson 和 Christopher L Peters

髋关节保留手术最新进展

引言

在过去的 20 年中，对导致年轻成人髋关节疼痛的疾病谱的理解和诊断有了显著发展。有越来越多的证据展示了髋关节的病理形态、手术治疗方法和治疗结果。此外，最近在外科治疗方面的进展反映了人们对这些疾病的治疗的浓厚兴趣。在这篇综述中，我们将描述有关年轻成人患者髋关节病理形态的手术管理的最新证据和临床意义，包括儿科髋关节疾病后遗症、股髋撞击综合征、髋关节发育异常和后倾髋臼。

儿科疾病后遗症

Legg-Calvé-Perthes 病

Legg-Calvé-Perthes 病是儿童成长过程中股骨头的血液供应中断所致，骨骺发育迟缓、股骨头硬化、碎裂和再骨化等会导致患者髋关节大、髋臼平和转子过度生长（转子隆起通常不受影响）。由于股骨头损伤通常发生在 6 ~ 12 岁之间，变形的股骨头经常影响髋臼发育，并可能导致一定程度的髋臼发育异常。Perthes 髋关节在最初的骨质疏松过程中经常出现症状，并且由于形态异常和髋关节的生物力学改变，在青春期或年轻成年后期也可能出现症状。在年轻成人年龄组，Perthes 髋关节表现出髋关节夹挤和不稳定的症状并不罕见，这对手术决策具有挑战性（图 2.1A 和 B）。

Perthes 髋关节早期进行手术治疗的疗效仍然是一个有争议的论题。从历史上看，手术治疗主要集中在将股骨头保持在髋臼内以及改善髋关节生物力学与远端股骨转子前移，主要是通过前外侧切除术来预防夹挤。这些手术技术的疗效并不相同，并且在青春期和年轻成年期的典型的后 Perthes 髋关节通常具有上述股骨和髋臼的病理形态表现 [1]。

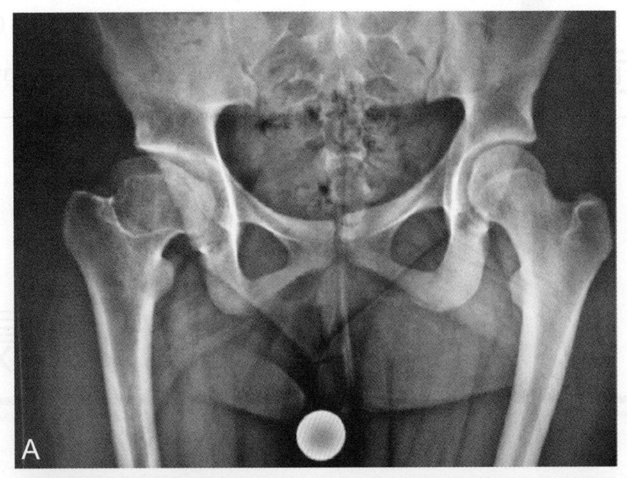

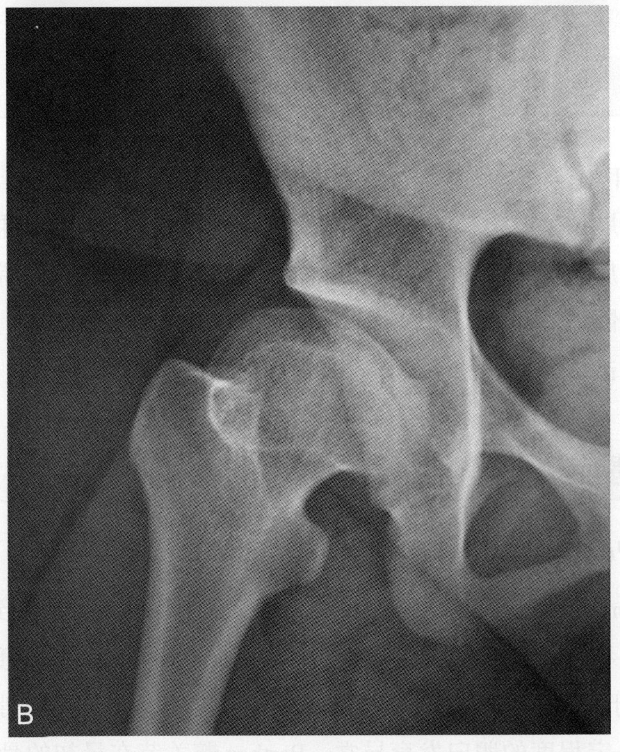

图 2.1A 和 B　正位骨盆和右髋关节侧位 X 线片显示有右侧髋关节大结节，伴有对应股骨近端畸形、股骨颈缩短和向上倾斜的 Sourcil 线。这些表现是在 1 例年轻成人患者确认的检查结果，与 Perthes 髋关节相符

后 Perthes 髋关节患者的治疗效果通过安全的手术髋关节脱位技术已经得到了大幅改善[2]。通过这种手术脱位方法可以实现股骨头的重塑或消胀，并可以治疗相关的关节内髋关节病变，如盂唇或透明软骨损伤、转子前移，以改善髋关节生物力学。最近的一些报道支持，通过安全的髋关节脱位手术技术进行所谓的相关股骨颈加长具有改善的结果[2-5]。

还有新的证据表明，相关的髋臼发育异常的治疗联合髋臼周围截骨术或两者分阶段进行可有效处理在股骨外科重塑后可能出现的相关髋关节不稳定（图 2.2）[5-6]。

最后，基于股骨颈软组织瓣延长术进展（图 2.3A 至 C）的手术髋关节脱位方法的更高级扩展可以用于保护以内侧股动脉回流为基础的股骨头血液供应，也可用于股骨头整形。这些方法统称为“股骨头复位”，可以大幅度改变后 Perthes 髋关节的股骨形态，至少在一些精英级的医疗机构可以安全地施行这些方法（图 2.4A 和 B）。

由于文献报道的是小型病例研究结果，尚需长期研究结果来帮助确定哪些患者是理想的候选患者，可以接受全面的手术干预来治疗与 Legg-Calvé-Perthes 病相关的复杂畸形和关节内病变。

股骨头骨骺滑脱

目前认为，股骨头骨骺滑脱（slipped capital femoral epiphysis, SCFE）的病理改变进展可归因于众多因素，包括体质和青春期肥胖、机械因素和内分泌失调。SCFE 在不同地理区域的发病率差异很大，这些流行病学调查结果在很大程度上仍然无法解释。对绝大多数 SCFE 而言，原位钉合仍然是治疗儿童患者的必不可少的方法，这种干预对轻度和中度病例可以在表面上稳定畸形，在一些病例还可以带来相对正常的髋关节功能 [7-8]。

SCFE是一种已知的常常导致青少年和年轻成人发生股髋撞击综合征（femoroacetabular impingement, FAI）的疾病。在 SCFE患者中，股骨头骨骺逐渐或急性破裂可导致股骨头向后平移、股骨后倾以及股骨干骺端向前突出，从而可能导致 FAI，进而导致早期盂唇和软骨损伤（图 2.5A和 B）[9-11]。干骺端畸形的程度在增加骨关节炎风险的同时也显示对髋臼唇和髋关节周围产生破坏性负荷有影响 [8,10]。

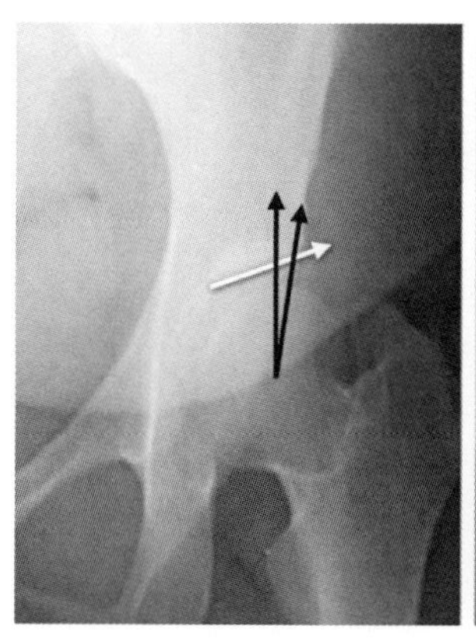
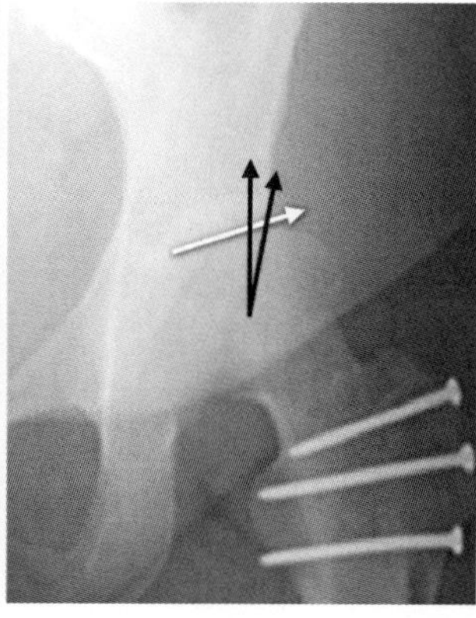
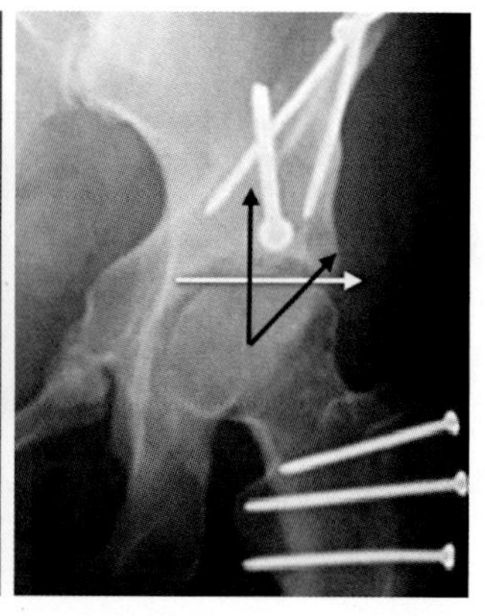

图 2.2　系列 X 线片显示了接受手术脱位和相对股骨颈延长治疗的后 Perthes 髋关节患者。该系列 X 线片展示了手术矫正成功

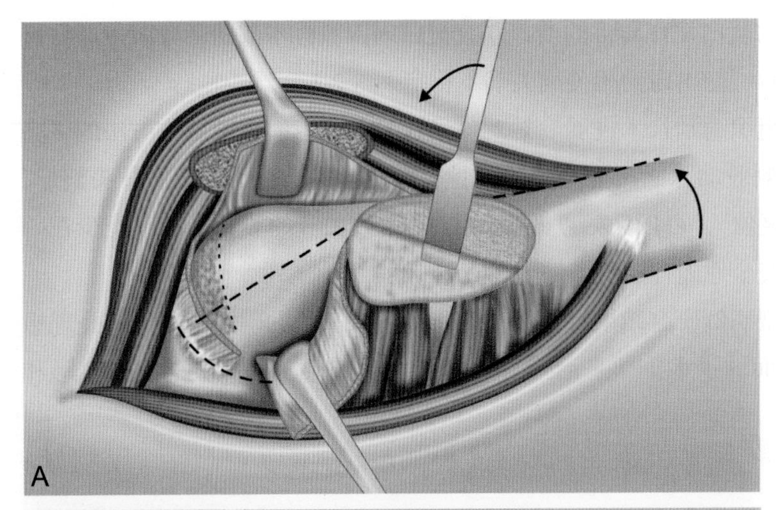

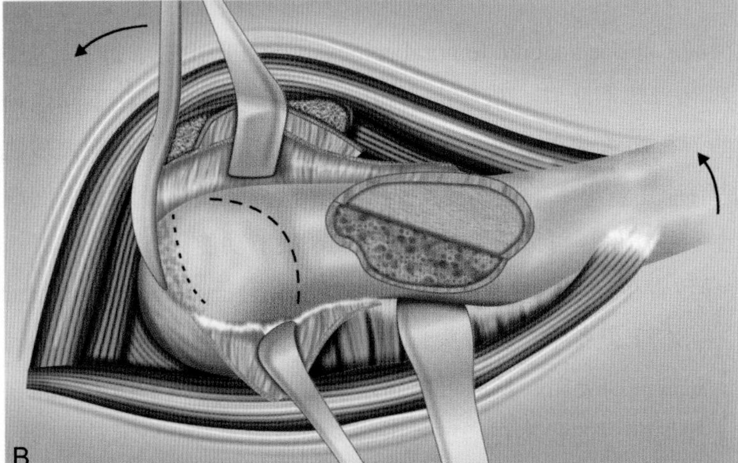

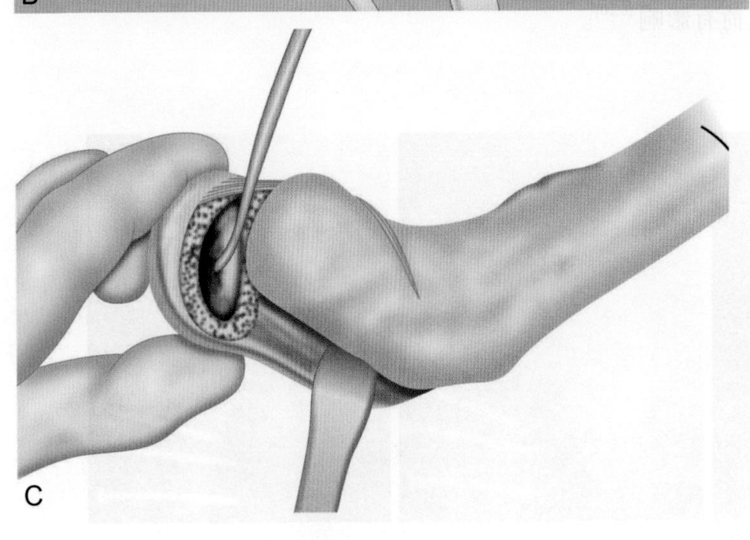

图 2.3A 至 C （A）股骨颈软组织瓣延长术的进展包括经由股骨颈隆起截去大转子的后部。在远端，从骨膜下剥离短外旋肌，并在截骨的颅端沿股骨颈轴线（虚线）切开支持带；（B）向近端背侧移动支持带，同时仔细保护血管孔。经骨骺剥离后，可将后部骨痂切除至股骨颈原始骨，避免牵拉支持带；（C）在复位前手动清理骨骺上剩余的软骨（*Source:* Figures reprinted with permission from AAOS: Leunig M, Slongo T, Ganz R. Subcapital realignment in slipped capital femoral epiphysis: surgical hip dislocation and trimming of the stable trochanter to protect the perfusion of the epiphysis. Instr Course Lect 2008; 57: 499-507.）

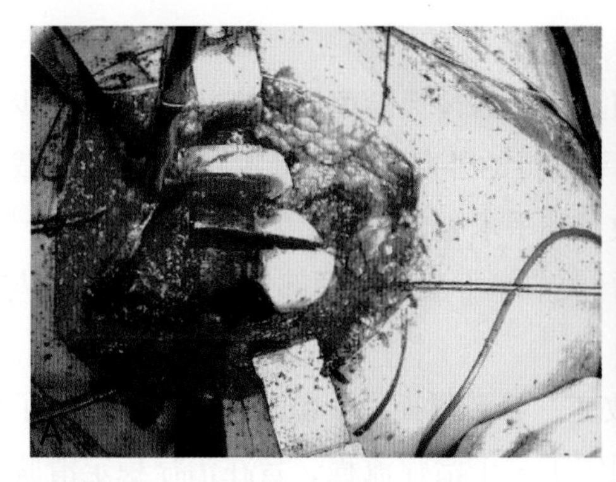

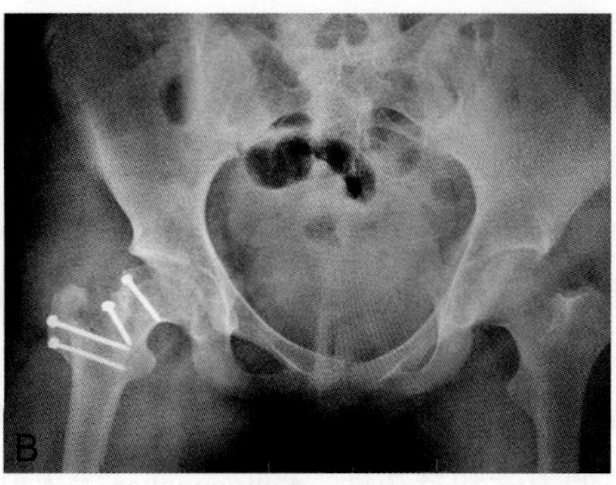

图 2.4A 和 B （A）联合股骨颈软组织瓣延长术及截骨术的手术髋关节脱位的术中影像，目的是达到“股骨头复位”；（B）显示了股骨头复位截骨术后的 X 线片

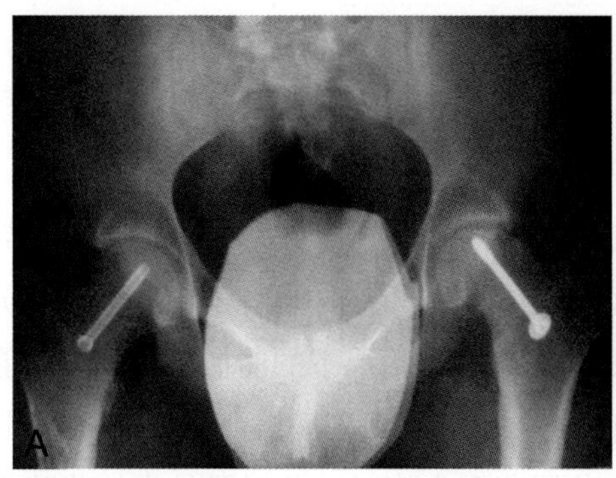

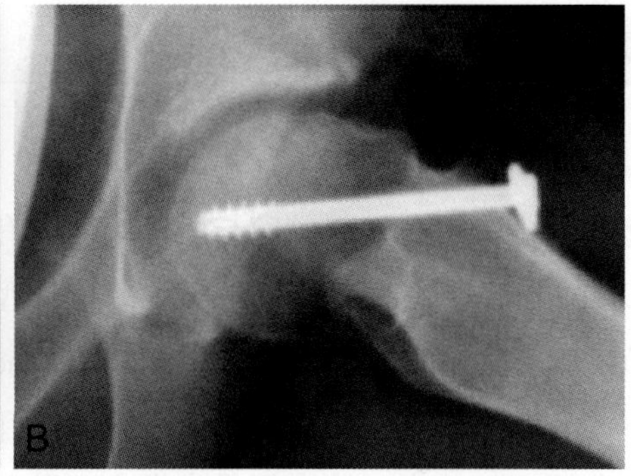

图 2.5A 和 B 正位骨盆和侧位左髋关节 X 线片显示股骨头骨骺滑脱（SCFE）后的原位钉合。股骨头向后位移导致股骨近端干骺端凸起，形成曲柄型 FAI，在股骨头颈交界处有明显的枪柄样畸形

尽管传统观点（主要来自 Iowa 地区 [8] 长期随访数据）认为，大多数髋关节轻度至中度畸形在年轻成人期危害不大，但最近的证据表明，即使是轻度滑脱也可能导致股髋撞击综合征（FAI）、疼痛、功能丧失和早期关节退化 [10,12]。从治疗的角度来看，钉合治疗稳定或不稳定的原位滑脱仍然是一个主要方法；但人们越来越认识到，对于中度至重度滑脱，不进行进一步治疗可能不是最理想的处理方式。与治疗 Perthes 髋关节类似，手术髋关节脱位方法（经常采用股骨颈软组织瓣延长术）已被证明是安全有效的，可解决更为严重的滑脱中常见的形态异常 [13]。

根据滑脱的大小和时间，目前采用手术髋关节脱位来进行股骨头重新定位术、股骨近端截骨术、股骨颈相对延长术和股骨头颈部骨软骨成形术。对于近端骨骺开放的较严重的滑脱（滑移角度 >45°），由经验丰富的医师通过改良的 Dunn 手术进行股骨头下重新定位是安全有效的方法，不会引起由 SCFE 带来的无血管性坏死（avascular necrosis, AVN）的风险相对于基线风险的增加[13-15]。

在骨骺闭合的情况下，股骨头下重新定位后的 AVN 风险可能更高[16]。对于青少年中功能受限且严重变形的髋关节，在转子间水平进行的外翻屈曲截骨术（Southwick 截骨术或 Imhauser 截骨术）可以与股骨头颈部偏移改善和手术脱位法治疗关节内病变相结合[17-19]。最近还有一个描述了在较轻度变形滑脱中进行关节镜下股骨头颈部偏移改善以防止与 FAI 相关的关节损伤的报道。

SCFE 的发生可能导致不可逆的退行性改变，导致早期行全髋关节置换术。为了保护髋关节的力学和持久性，Schoenecker 等人制定了一个治疗流程，旨在治疗稳定滑脱中的各种病变[20]。该流程有助于外科医师对滑脱模式形成概念，以便在备选手术中选择适当的手术干预措施，并且如果需要，还可以从中得到后续修复残余畸形的重建手术建议。

股髋撞击综合征

股髋撞击综合征的类型

迄今为止，已经发现髋臼与股骨头之间有四种主要形态异常关系可导致股骨颈与前外侧髋臼缘之间的异常接触，即曲柄型、夹钳型、混合型（具有曲柄型和夹钳型特征）以及髋关节发育异常（developmental dysplasia of the hip, DDH）情况下的曲柄型。也许还能发现其他不寻常的关节撞击征类型原因，最近人们已将重点放在识别撞击征的关节外原因了。

在曲柄型 FAI 中，撞击征最常发生于髋关节屈曲和内旋时，此时股骨头的非球面部分进入髋臼，对髋臼唇缘造成剪切损伤（图 2.6 和 2.7）。这种内外颠倒型损伤常发生在前外侧髋臼，并常常将盂唇的囊缘保留至疾病进展的晚期。研究显示，曲柄型 FAI 在夹挤区域可产生特征性软骨损伤和透明软骨分层。这种分层损伤的存在可能会对手术治疗结果产生不利影响而使手术决策复杂化[21]。

另一方面，夹钳型病变是一种基于髋臼的病理形态学改变，在髋关节屈曲的极限处，髋臼缘和盂唇影响股骨颈或股骨头颈交界处（图 2.8）。这种内外颠倒的机制可能导致盂唇变薄、逐渐骨化，并且随着时间的推移，由于后部撬动的压力增加，可能导致后部关节损伤（对抗性损伤模式）。在夹钳型 FAI 中，股骨头颈交界处髋臼缘碰撞的病理机制可能是髋臼后倾、前上侧局灶性过度覆盖、全髋关节过度覆盖或髋臼过深。

夹钳型 FAI 的影像学特征常常是交叉征、后壁征、坐骨脊柱征、侧向中心边缘角增大、髋臼指数低和髋臼内陷[22]。髋臼过深在影像学上定义为内侧髋臼窝与髂骨线接触或向髂骨线内侧突出，是另一个经常被视为 FAI 与髋臼过度覆盖的一致的指征性特征。然而，最近的两项研究质疑了这一观点。在比较了 67 名大学生足球运动员与 179 例接受过髋关节保留手术患者的髋关节，Anderson 等人发现，髋臼过深并不总是与髋臼过度覆盖相关[23]。

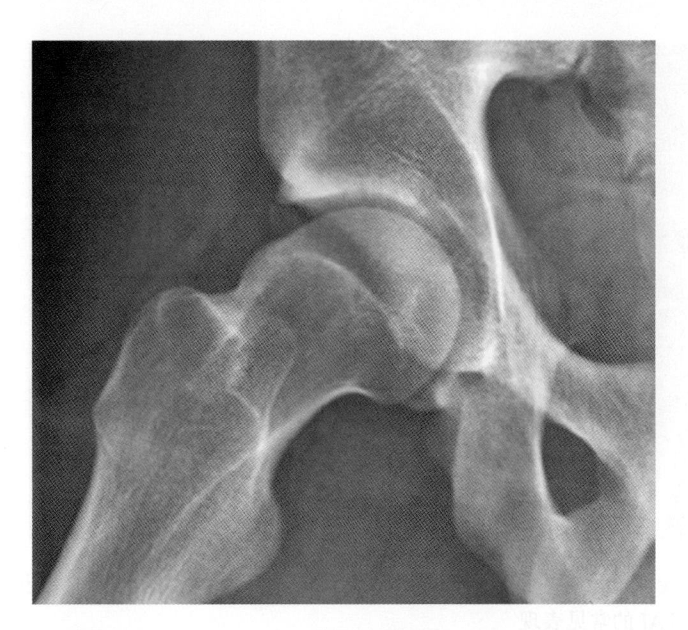

图 2.6　右髋关节侧位 X 线片显示，股骨头颈部偏移显著降低，关节唇钙化，与曲柄型 FAI 相符

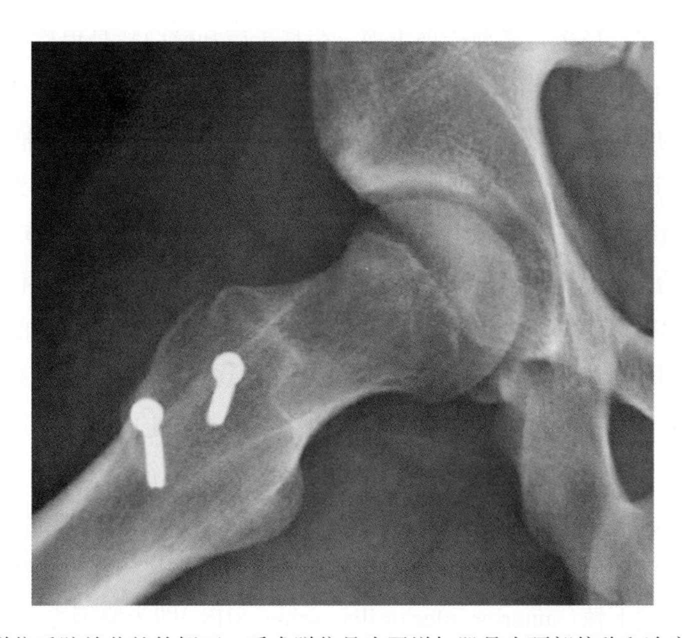

图 2.7　显示手术脱位后髋关节的外侧面，手术脱位是为了增加股骨头颈部偏移和治疗关节内病变

此外，Nepple 等人最近完成了 157 例髋关节的回顾性研究，这些髋关节被确诊为髋臼发育异常、Perthes 髋关节、FAI 和无症状髋关节 [24]。由于髋臼过深在大多数无症状髋关节中被发现，他们得出了这样的结论：这种影像学表现是一种非特异性表现。

混合型 FAI 是最常见的 FAI 类型。这种混合型 FAI 可能具有曲柄型 FAI 和夹钳型 FAI

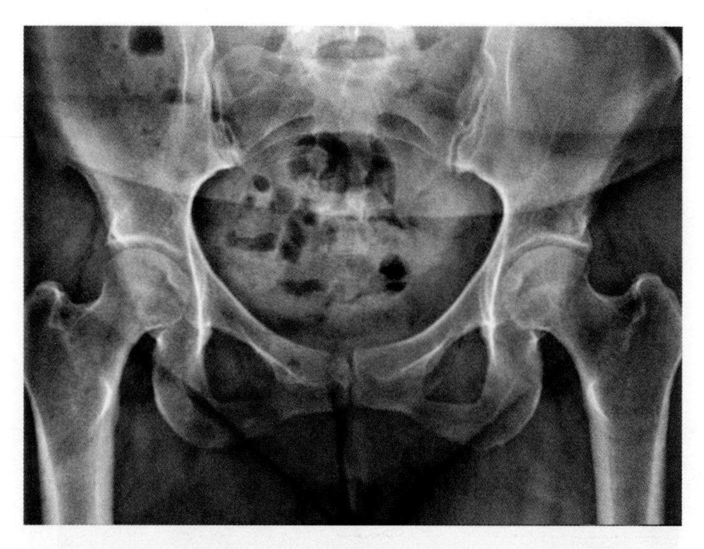

图 2.8 正位骨盆 X 线片显示，左侧髋关节的球面覆盖过高，且测得的同侧中心边缘角显著增加（>40°）。这些是夹钳型 FAI 的常见表现

的两种病理力学特征，导致一系列病理表现，包括盂唇和髋臼软骨损伤。通常情况下，股骨关节软骨是保留到疾病进展的晚期。

关节内 FAI 的最终形态类型是与髋臼发育不良或 DDH 相关的曲柄型股骨畸形（图 2.9）。曲柄型畸形通常可能表现为股骨头颈部偏移相对不足而不是股骨头颈交界处的骨质过量。目前尚不清楚在髋臼发育不良情况下股骨的形态是否是导致关节功能障碍的原因。然而，至少近期治疗趋势的两个观察结果可以注意到。第一，在发育不良情况下，孤立治疗股骨头颈部偏移畸形可能导致较差的手术结果，特别是在切除盂唇的情况下[25-26]。第二，通过髋臼周围截骨术（periacetabular osteotomy, PAO）对髋臼发育不良的确定性治疗可能会在现有股骨头颈部偏移减少的情况下，由于髋臼重新定向而产生后续夹挤。由于股骨头颈部偏移不足，当下改善的髋臼覆盖率可能会加重撞击征。事实上，我们早就明白，Ganz 博士及其团队已将 FAI 描述为髋臼重新定位治疗发育异常的后遗症[27]。

虽然关节内 FAI 的鉴别和治疗获得了很多关注，但有越来越多的证据显示撞击征是关节外原因导致。髂前下棘（anterior inferior iliac spine, AIIS）即为原因之一，几项研究证实，髂前下棘可以冲击远端股骨颈[28-30]。为了进一步描述和理解 AIIS 的形态学变异对夹挤形成的作用，Hetsroni 等人评估了 53 例有夹挤的髋关节的三维（3D）CT 重建图像[31]。基于这项研究，确定了三种变异：Ⅰ型，在 AIIS 的最尾端水平和前上髋臼缘之间存在光滑的髂骨壁；Ⅱ型，AIIS 的突起延伸至髋臼缘的水平；Ⅲ型，AIIS 延伸至髋臼缘远端。该研究进一步确定，Ⅱ型和Ⅲ型变异与髋关节屈曲和内旋下降有关，需考虑客观检查结果，以确定是否需要对延伸至髋臼缘和髋臼缘下方的变异实施 AIIS 减压术。这些病例是末端

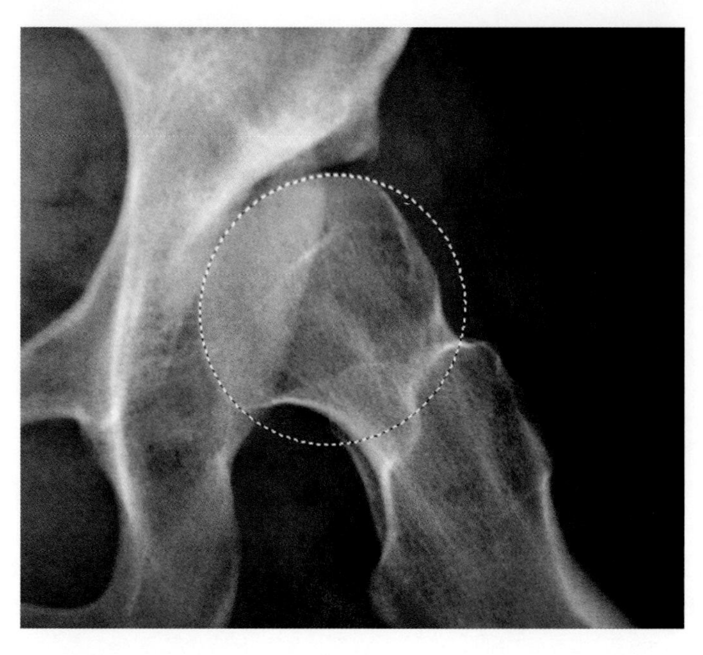

图 2.9　左侧髋关节蛙式侧位 X 线片显示，非球面股骨头上无股骨头颈部偏移，伴有髋臼发育异常（DDH）

髋关节屈曲导致了 AIIS 尾部突出部分向股骨颈远侧部分夹挤。X 线片常常显示远端股骨颈处的软骨下囊性变，伴Ⅱ型和Ⅲ型 AIIS 形态学表现[31]。

切除 AIIS 突起已显示可改善髋关节屈曲并减轻疼痛（图 2.10 和 2.11）[28-30]。在最近的一项回顾性分析中，10 例Ⅱ型或Ⅲ型 AIIS 患者接受了关节镜减压术治疗以及曲柄型切除、盂唇清理术和髋臼缘修整，患者平均随访时间为 14.7 个月，结果显示，髋关节屈曲度增加了 18°，Harris 髋关节评分（Harris Hip Score, HHS）增加 34 分[28]。考虑在这些患者中施行的各种手术是重要的，因为 AIIS 减压术可能不是导致上述临床改善的孤立变量。

股髋撞击综合征（FAI）治疗中目前常用的手术方式

随着评估和治疗髋关节损伤的能力有所增强，外科医师对先兆关节病患者的症状性髋关节病理改变的病因学有了更深的理解。在过去的几十年中，随着髋关节的关节镜治疗技术的进步，手术能够进入深度凹陷的股骨头，扩大了手术治疗应用范围，包括治疗症状性盂唇撕裂、软骨损伤、韧带撕裂伤、囊膜松弛、大量关节外病变以及 FAI。鉴于髋关节内镜术具有各种优点（包括恢复情况相比开放式手术有潜在改善），FAI 关节镜手术的流行已迅速成为过去十年中的主要手术方式，美国骨科外科委员会（American board of Orthopaedic Surgery）FAI 患者选择该手术方式的可能性增加了 18 倍[32]。

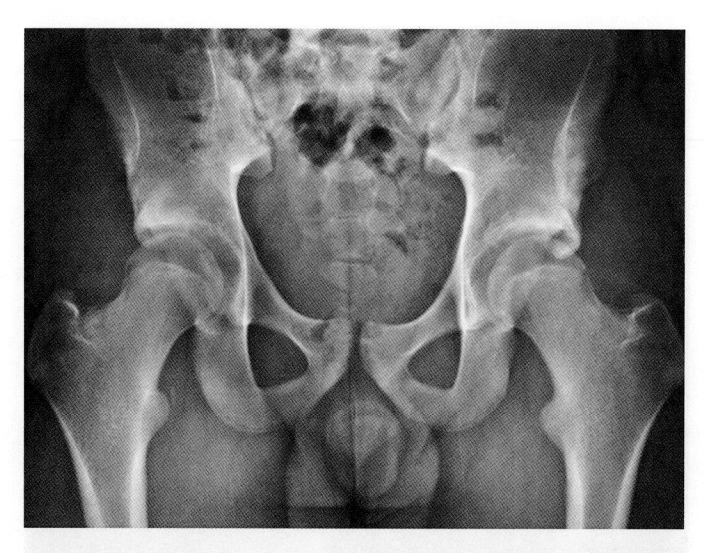

图 2.10　正位骨盆 X 线片显示Ⅲ型髂前下棘（AIIS），此外，还有左侧髋关节股骨头颈交界处骨质减少。在股骨头颈交界处还存在符合曲柄型 FAI 表现的软骨下囊形成，位于远端股骨颈的类似发现符合关节外撞击征表现

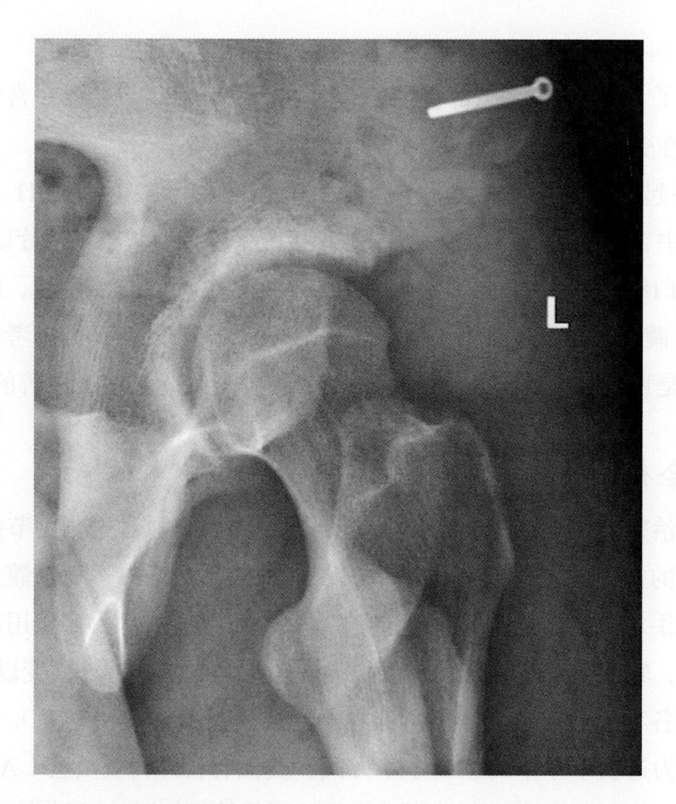

图 2.11　切除低位髂前下棘（AIIS）并增加股骨头颈部偏移的开放式手术治疗后的左左髋关节侧位 X 线片

股髋撞击综合征（FAI）的开放式治疗和关节镜治疗

对 FAI 的一种理解是，FAI 是一种骨性病理形态学变异，有髋关节发生潜在的症状性关节内病变的倾向，尤其是盂唇撕裂和软骨病变，由于其需要外科手术干预以解决关节内病变以及纠正产生夹挤的内在缺陷，这种理解得到进一步强调。开放式手术脱位最初是由 Ganz 等人于 2001 年 [2] 提出的，对 FAI 的治疗带来了革命性变化，并且随着时间的推移，这种手术已被成功证实是一种无 AVN 重大风险的有效方法。

2004 年，Beck 等人报道，对 19 个接受这种手术的髋关节病患者平均随访了 4.7 年，其中有 13 个髋关节获得了优良结果；Tönnis 分级 2 级或 2 级以上与失败风险增加相关 [33]。Peters 等人报道了接受手术脱位治疗的 30 个髋关节的结果，平均随访时间为 2.7 年，Harris 髋关节评分（HHS）改善了 27 分，平均 13.3% 转为全髋关节置换术（total hip arthroplasty, THA）[34]。Botser 等人最近进行的一项系统回顾显示，HHS 改善平均为 20 分，平均随访时间为 2.5 年 [35]。已知的并发症包括转子不连和转子固定术失败 [2,34-35]。此外，与关节镜手术相比，侵入性开放式手术的康复时间较长。表 2.1 提供了最近针对 FAI 的各种治疗方式的临床结局进行的其他研究。

关节镜治疗提供了微创入路、术中动态评估和机械性病变矫正 [35]。FAI 关节镜治疗的早期结果报道了 67%～90% 的成功率 [36-37]。为确定与改善临床结果相关的因素，已完成了多项回顾性研究。髋臼缘修整和盂唇修复在 90% 的病例中带来了优良结果 [38-39]，盂唇清创和骨性夹挤治疗在 83% 的病例中带来了优良结果 [40]，骨性畸形的治疗可改善 HHS 并降低早期失败率 [41]。关节镜介入的相关并发症包括异位骨化和股外侧皮肤神经障碍 [35]。随后的不稳定和创伤性髋关节脱位也见于髋关节内镜术后。表 2.2 给出了描述 FAI 关节镜治疗相关并发症的范围和发生率的进一步信息。

研究和基础科学

尽管各种评估 X 线片上可见的股骨形态学异常的测量方法已有描述，但最近才有曲柄型 FAI 的 3D 体积的相关描述。Harris 等人应用 3D 计算机断层扫描进行的研究显示，与对照组相比，曲柄型 FAI 患者的股骨头相对于理想形状的偏离显著较大 [42]。此外，对照组的股骨上骨性突起的面积明显大于曲柄型 FAI 组的股骨上的骨性突起，然而，相比于对照组的股骨上发现的宽而低的骨性突起，FAI 组的股骨具有显著较大的最大偏差，这一结果被视为可产生一个较大程度的关节损伤。

尽管强调对关节形态进行静态评估，但目前部分研究侧重于进行运动分析，以便使外科医师能够更好地理解髋臼和股骨头的形态是如何影响关节接触压力进而导致骨关节炎的。Henak 等人应用有限元模型来预测无法在体内测量的关节内接触力学 [43]。髋关节后倾

表 2.1　FAI 治疗的临床结局

研究	患者 / 髋关节	结局评分	平均随访时间（年）	优秀或良好的临床结局（%）	结局得分的平均变化	失败（%）	转为 THA（%）
保守治疗							
Emara[63]，2011	37/33	HHS	2	N/A	19 分	18	0
Hunt[64]，2012	52/52	HHS	1	N/A	9.5 分		
手术脱位							
Beck[33]，2004	19/19	Merle d’ Aubigné 评分	4.7	68	2.4 分	26	26
Peters[34]，2006	29/39	HHS	2.7	N/A	17 分	13	10
关节镜治疗							
Ilizaliturri[65]，2008	19/19	WOMAC		N/A	7 分	5	5
Bruner[66]，2009	53/53	SFS，NAHS，VAS		N/A	SFS 1.06 分 NAHS 31.3 分 VAS 4.1 分	N/A	N/A
Phillipon[67]，2009	112/112	MHHS，NAHS HOS ADL 和 Sport		N/A	MHHS，24 分 NAHS，14 分 HOS ADL，17 分 HOS Sport，24 分	10	10

HHS：Harris髋关节评分；SFS：运动频率量表；NAHS：非关节炎髋关节评分；VAS：视觉模拟量表；mHHS：改良的Harris髋关节评分；HOS：髋关节结局评分；ADL：日常生活活动；WOMAC：西安大略大学和麦克马斯特大学骨关节炎指数；THA：全髋关节置换术

表 2.2　股髋撞击综合征（FAI）治疗的并发症[68]

表 2.2　股髋撞击综合征（FAI）治疗的并发症[68]	
研究分析的数量	92
髋关节数量	6 334
平均年龄	34.4
平均随访时间	2.2 年
平均牵引时间	51.8 分钟
神经损伤总数	87（1.4%）
暂时神经损伤	86（99%）
阴部神经损伤	34（40%）
股外侧皮神经（LFCN）损伤	18（21%）
异位骨化	42
关节外液外渗	22
再次手术	401（6.3%）
关节镜手术	119（30%）
游离体取出	33
粘连松解术	30
开放性手术	282（70%）
全髋关节置换术	186

的患者在步行、上楼梯和下楼梯时其髋臼的上部和内部区域接触增加。然而，在正常髋关节中，整个髋臼杯的压力都增加。

最后，Siebenrock 等人通过对羊进行股骨转子间内翻截骨术创建了曲柄型 FAI 的动物模型[44]。其结果是髋臼和股骨头软骨变性得到再现[45-47]，与在人体中的病变模式类似。具体而言，在动物模型中，在髋臼处发现了最大程度的关节损伤，观察到了关节软骨的解离、邻近软骨的盂唇变性和髋臼软骨软组织瓣。这些发现证实了在人体髋关节屈曲和内旋结束范围发生最高峰值应力区域处影响髋臼节段的 FAI 病理机制。随着这种动物模型的建立，对 FAI 自然史的深入研究不仅可以从体内角度进行，而且可以从 X 线成像和磁共振成像的角度进行，后者可以为理解变性提供更多的信息。最后，从软骨组织移植到当前治疗模式的有效性均可以测试。

发育异常

自从 20 多年前推出髋臼周围截骨术（PAO）以来[48]，PAO 一直被认为是成人症状性髋关节发育异常患者首选的当代手术治疗方法。这种截骨术的优点包括：保存关节节段的血液供应，不损伤后柱——可能有助于实现早期节段稳定性、患者活动和愈合。通过髋臼的 3D 重新定位，手术目标包括缓解疼痛、改善功能和提高生活质量，以及预防继发性骨关节炎的发生——需要进行全髋关节置换术（THA）。目前，全世界都已经接受和应用了 PAO，PAO 是一个大型手术，自 2005 年以来，在成年人群中的手术数量增加了 4 倍[49]。这可能反映了对可导致早期症状的病理形态的诊断能力有所提高——由此可更早进行手术干预以预防疾病进展。

尽管许多研究报道了短期临床结果，但目前报道有关中长期临床随访的研究很少。Matheney 等人使用 X 线片和西安大略大学和麦克马斯特大学骨关节炎指数（Western Ontario and McMaster Universities Osteoarthritis Index, WOMAC）的疼痛评分量表报道了 135 例髋关节的中长期结果[50]。术后平均随访的时间为 9 年，患者平均 WOMAC 疼痛评分为 2.4 分（总分 20 分）。17 例髋关节转为全髋关节置换术。以关节置换术作为终点的 Kaplan-Meier 分析显示，5 年生存率为 96%，10 年生存率为 84%。类似的研究显示了类似的中期髋关节生存率[51]。Steppacher 等人报道了 68 例髋关节的长期随访结果，其最低随访时间为 19 年。第 20 年时，Tönnis 骨关节炎分级存在 1 级差异，髋关节存活率为 60.5%，Merle d’Aubgné 和 Postel 评分无差异，并且临床上髋臼前缘撞击征试验阳性的发生率显著增加。有意思的是，术前 Tönnis 评分低（0 分或 1 分）的髋关节的生存率为 75%，而评分高（2 分或 3 分）的生存率为 13%。通过使用比较统计方法，已经确定了几个可以用于预测不良结果的因素：手术时年龄在 30 岁以上，患者术前 Merle d’Aubgné 和 Postel 评分为 14 分或 14 分以下，术前有骨关节炎（osteoarthritis, OA）2 级。除了应用常规放射影像学检查来评估 OA 的分级的研究外，Cunningham 等人发现，用于检测早期 OA 软骨的延迟钆增强磁共振图像（delayed gadolinium-enhanced magnetic resonance image of cartilage, dGEMRIC）指数是 PAO 手术失败的最重要的预测指标[52]。从成本分析的角度来看，Sharifi 等人支持上述临床发现，因为在 Tonnis 2 级和 3 级 OA 中，初次行 THA 的成本效果比行 PAO 的成本效果更高[53]。另一方面，如果患者生存时间超过 18 年，则行 PAO 成本效果更高。根据中期和长期结果，在患有中度或晚期 OA 的髋关节中，很少有髋关节生存期能超过 18 年。

在行髋臼周围截骨术（PAO）时处理的关节内病变

行 PAO 重建正常髋臼 - 股骨头关系，使关节内形成生理性相互作用。然而，髋臼的重新定向可能会导致医源性 FAI，尤其是如上所述在发育异常的情况下存在曲柄型畸形时。此外，该手术可能会产生关节内紊乱，如果对此不予重视，将会进一步导致 PAO 后的临床失败。因此，髋关节切开术和关节内探查已成为 PAO 后的标准程序。

既针对 PAO 时发现的关节内病变的程度、又进行关节内探查和对所发现的病变进行治疗是否会导致预后差异的研究很少[54-55]。Ginnetti 等人最近报道了一项包含 151 例接受 PAO 和髋关节切开术患者的回顾性研究，并将结果与一项包含 39 例单独接受 PAO 的病例研究进行了比较[56]。在 89% 的病例中发现了关节内病变，包括头颈偏置距减小、盂唇损伤或游离体。接受 PAO 和髋关节切开术的患者的失败率为 5.9%，单独接受 PAO 的患者的失败率为 17.9%。关节内病变常常存在。处理这些病变在优化临床结果方面可能可以发挥重要作用。

边缘线发育异常和关节内镜术的作用

随着对年轻人髋关节疾病的理解的增加，随着其手术治疗的进展，人们对成人髋臼发育异常的兴趣增加了。髋臼发育异常通常是一种发育不全或向上倾斜的浅髋臼，可能会出现不同程度的股骨近端畸形，例如，股骨颈前倾角过大、髋外翻或股骨颈曲柄型畸形。在边缘线发育异常（定义为中心边缘角在 20° ~ 25°）中，随着负荷的增加，盂唇可能会肥大并承担更重要的作用，即作为持重面以及维持关节的稳定性。由于要在盂唇上施加更大的关节反作用力，发生症状性撕裂的风险增加。此外，髋臼关节面减小可能会导致接触压力增加，从而导致退化性磨损的早期发展——导致关节软骨更容易碎裂。最后，在发育异常的情况下，韧带撕裂的伸长或肥大也会发生，这可能是机械性髋关节疼痛的重要原因。

迄今为止，PAO 仍然是发育异常的最佳治疗方法，然而，对于有关节内病变（如盂唇撕裂）的髋关节发育异常，有关适当的干预仍存在争议。从患者的角度来看，髋关节内镜术可能优于侵入性相对较大的手术。

Byrd 等人报道了一项包含 48 例接受髋关节内镜术治疗的症状性发育异常或边缘线发育异常的临床研究。在边缘线异常发育组，平均随访时间为 27 个月，改良的 HHS 有 27 分改善[57]。尽管一些报道显示关节镜介入治疗有良好疗效，但关节镜下关节腔清理术后关节炎的加速发生[26-58]和不稳定[59]的发生引起了一些担忧。

关节镜介入治疗在截骨术之前在边缘线髋关节发育异常的分期中可能可以发挥更大的作用。Fujii 等人报道了一项有关在初次手术中接受 PAO 联合关节内镜术治疗的 121 例患者（121 例髋关节）的观察性研究[54]。在平均随访 9.9 年时，暴露的软骨下骨和全层盂唇撕裂的关节镜检查结果（尤其是髋臼前上部）与 OA 进展密切相关。

后倾和建立模型

有限元分析使应用简化的方法识别骨骼中的应力集中成为可能。借助该技术，可以获得髋关节改变的准确和可靠的宏观结构模型，以了解与髋关节病理形态学相关的软骨力学。通过有限元分析对髋臼后倾进行评估，发现髋臼后倾是髋关节 OA 的已知促成因素。通过比较 10 例髋臼形态正常的患者（10 例髋关节）和 10 例髋臼后倾患者（10 例髋关节），

Henak 等人（出版中，骨关节炎和软骨）发现，与正常髋臼相比，髋臼上内侧区域的接触应力峰值显著增加。髋关节内力量的不同分布不仅有可能导致关节断裂，还有可能增加盂唇应力，加剧关节退变。

髋臼后倾严重的患者可以应用 PAO 产生前倾角。该手术可以使髋臼表面相对于股骨头重新定向，从而实现正常的后部覆盖，其疗效非常好。目前，关于这一手术结果的研究有限。Siebenrock 等人报道了 22 例接受前倾 PAO 治疗的患者的 29 个髋关节的结果[60]。在至少 2 年的随访中，29 个髋关节中 26 个有优良的结果。Peters 等人报道了 30 例接受髋关节前倾 PAO 治疗的患者的结果，发现临床结果显著改善（基于 Harris 髋关节评分），30 个髋关节中 28 个有优良的结果[61]。

结论

股髋撞击综合征（FAI）病变类型的多样性（包括多种夹挤模式、畸形严重程度和骨关节炎阶段）对治疗提出了独特的挑战，为此已设计和完成了高水平的临床研究。目前 FAI 的手术治疗是处于发展阶段，病例研究患者样本量小，随访时间为短期至中期，手术治疗方式也不尽相同。随着 FAI 治疗的迅速扩展，该领域需要进行精心设计的临床和基础科学研究，以确定康复干预措施，进一步确定结果预测因素，并确定 FAI 手术对关节存活率的长期影响[62]。

参考文献

1. Novais EN, Clohisy J, Siebenrock K et al. Treatment of the symptomatic healed Perthes hip. Orthop Clin North Am. 2011;42-3:401-17, viii.
2. Ganz R, Gill TJ, Gautier E, et al. Surgical dislocation of the adult hip a technique with full access to the femoral head and acetabulum without the risk of avascular necrosis. J Bone Joint Surg Br. 2001;83(8):1119-24.
3. Anderson LA, Erickson JA, Severson EP, et al. Sequelae of Perthes disease: treatment with surgical hip dislocation and relative femoral neck lengthening. J Pediatr Orthop. 2010;30(8):758-66.
4. Shore BJ, Novais EN, Millis MB, et al. Low early failure rates using a surgical dislocation approach in healed Legg-Calvé-Perthes disease. Clin Orthop Relat Res. 2012;470(9):2441-9.
5. Albers CE, Steppacher SD, Ganz R, et al. Joint-preserving surgery improves pain, range of motion, and abductor strength after Legg-Calvé-Perthes disease. Clin Orthop Relat Res. 2012;470(9):2450-61.
6. Clohisy JC, Nunley RM, Curry MC, et al. Periacetabular osteotomy for the treatment of acetabular dysplasia associated with major aspherical femoral head deformities. J Bone Joint Surg Am. 2007;89(7):1417-23.

7. Boyer DW, Mickelson MR, Ponseti IV. Slipped capital femoral epiphysis. Long-term follow-up study of one hundred and twenty-one patients. J Bone Joint Surg Am. 1981;63(1):85-95.
8. Carney BT, Weinstein SL, Noble J. Long-term follow-up of slipped capital femoral epiphysis. J Bone Joint Surg Am. 1991;73(5):667-74.
9. Sink EL, Zaltz I, Heare T, et al. Acetabular cartilage and labral damage observed during surgical hip dislocation for stable slipped capital femoral epiphysis. J Pediatr Orthop. 2010;30(1):26-30.
10. Leunig M, Casillas MM, Hamlet M, et al. Slipped capital femoral epiphysis: early mechanical damage to the acetabular cartilage by a prominent femoral metaphysis. Acta Orthop Scand. 2000;71(4):370-5.
11. Fraitzl CR, Käfer W, Nelitz M, et al. Radiological evidence of femoroacetabular impingement in mild slipped capital femoral epiphysis: a mean follow-up of 14.4 years after pinning in situ. J Bone Joint Surg Br. 2007;89(12):1592-6.
12. McPartland TG, Sankar WN, Kim YJ, et al. Patients with unstable slipped capital femoral epiphysis have antecedent symptoms. Clin Orthop Relat Res. 2013;471(7):2132-6.
13. Leunig M, Slongo T, Ganz R. Subcapital realignment in slipped capital femoral epiphysis: surgical hip dislocation and trimming of the stable trochanter to protect the perfusion of the epiphysis. Instr Course Lect. 2008;57:499-507.
14. Chen RC, Schoenecker PL, Dobbs MB, et al. Urgent reduction, fixation, and arthrotomy for unstable slipped capital femoral epiphysis. J Pediatr Orthop. 2009;29(7):687-94.
15. Ziebarth K, Zilkens C, Spencer S, et al. Capital realignment for moderate and severe SCFE using a modified Dunn procedure. Clin Orthop Relat Res. 2009;467(3):704-16.
16. Anderson LA, Gililland JM, Pelt CE, et al. Subcapital correction osteotomy for malunited slipped capital femoral epiphysis. J Pediatr Orthop. 2013;33(4):345-52.
17. Southwick WO. Osteotomy through the lesser trochanter for slipped capital femoral epiphysis. J Bone Joint Surg Am. 1967;49(5):807-35.
18. Coppola C, Sadile F, Lotito FM, et al. [Southwick osteotomy in stable slipped capital femoral epiphysis: a long-term outcome study]. Acta Orthop Traumatol Turc. 2008;42(5):358-64.
19. Kartenbender K, Cordier W, Katthagen BD. Long-term follow-up study after corrective Imhäuser osteotomy for severe slipped capital femoral epiphysis. J Pediatr Orthop. 2000;20(6):749-56.
20. Schoenecker PL, Gordon JE, Luhmann SJ, et al. A treatment algorithm for stable slipped capital femoral epiphysis deformity. J Pediatr Orthop. 2013;33(Suppl 1):S103-111.
21. Anderson LA, Peters CL, Park BB, et al. Acetabular cartilage delamination in femoroacetabular impingement. Risk factors and magnetic resonance imaging diagnosis. J Bone Joint Surg Am. 2009;91(2):305-13.
22. Clohisy JC, Carlisle JC, Beaulé PE, et al. A systematic approach to the plain radiographic evaluation of the young adult hip. J Bone Joint Surg Am. 2008;90(Suppl 4):47-66.

23. Anderson LA, Kapron AL, Aoki SK, et al. Coxa profunda: is the deep acetabulum overcovered? Clin Orthop Relat Res. 2012;470(12):3375-82.
24. Nepple JJ, Lehmann CL, Ross JR, et al. Coxa profunda is not a useful radiographic parameter for diagnosing pincer-type femoroacetabular impingement. J Bone Joint Surg Am. 2013;95(5):417-23.
25. Kalore NV, Jiranek WA. Save the torn labrum in hips with borderline acetabular coverage. Clin Orthop Relat Res. 2012;470(12):3406-13.
26. Parvizi J, Bican O, Bender B, et al. Arthroscopy for labral tears in patients with developmental dysplasia of the hip: a cautionary note. J Arthroplasty. 2009;24 (6 Suppl):110-13.
27. Ganz R, Parvizi J, Beck M, et al. Femoroacetabular impingement: a cause for osteoarthritis of the hip. Clin Orthop Relat Res. 2003;417:112-20.
28. Hetsroni I, Larson CM, Dela Torre K, et al. Anterior inferior iliac spine deformity as an extra-articular source for hip impingement: a series of 10 patients treated with arthroscopic decompression. Arthroscopy. 2012;28(11):1644-53.
29. Larson CM, Kelly BT, Stone RM. Making a case for anterior inferior iliac spine/subspine hip impingement: three representative case reports and proposed concept. Arthroscopy. 2011;27(12):1732-7.
30. Pan H, Kawanabe K, Akiyama H, et al. Operative treatment of hip impingement caused by hypertrophy of the anterior inferior iliac spine. J Bone Joint Surg Br. 2008;90(5):677-9.
31. Hetsroni I, Poultsides L, Bedi A, et al. Anterior inferior iliac spine morphology correlates with hip range of motion: a classification system and dynamic model. Clin Orthop Relat Res. 2013;471(8):2497-2503.
32. Colvin AC, Harrast J, Harner C. Trends in hip arthroscopy. J Bone Joint Surg Am. 2012;94(4):e23.
33. Beck M, Leunig M, Parvizi J, et al. Anterior femoroacetabular impingement: part II. Midterm results of surgical treatment. Clin Orthop Relat Res. 2004;418: 67-73.
34. Peters CL, Erickson JA. Treatment of femoro-acetabular impingement with surgical dislocation and débridement in young adults. J Bone Joint Surg Am. 2006;88(8):1735-41.
35. Botser IB, Smith TW Jr, Nasser R, et al. Open surgical dislocation versus arthroscopy for femoroacetabular impingement: a comparison of clinical outcomes. Arthroscopy. 2011;27(2):270-8.
36. Matsuda DK, Carlisle JC, Arthurs SC, et al. Comparative systematic review of the open dislocation, mini-open, and arthroscopic surgeries for femoroacetabular impingement. Arthroscopy. 2011;27(2):252-69.
37. Clohisy JC, St John LC, Schutz AL. Surgical treatment of femoroacetabular impingement: a systematic review of the literature. Clin Orthop Relat Res. 2010;468(2):555-64.
38. Larson CM, Giveans MR. Arthroscopic debridement versus refixation of the acetabular labrum associated with femoroacetabular impingement. Arthroscopy. 2009;25(4):369-76.
39. Larson CM, Giveans MR, Stone RM. Arthroscopic debridement versus refixation of the acetabular labrum associated with femoroacetabular impingement: mean

3.5-year follow-up. Am J Sports Med. 2012;40(5):1015-21.
40. Bardakos NV, Vasconcelos JC, Villar RN. Early outcome of hip arthroscopy for femoroacetabular impingement: the role of femoral osteoplasty in symptomatic improvement. J Bone Joint Surg Br. 2008;90(12):1570-5.
41. Nepple JJ, Zebala LP, Clohisy JC. Labral disease associated with femoroacetabular impingement: do we need to correct the structural deformity? J Arthroplasty. 2009;24(6 Suppl):114-9.
42. Harris MD, Reese SP, Peters CL, et al. Three-dimensional quantification of femoral head shape in controls and patients with cam-type femoroacetabular impingement. Ann Biomed Eng. 2013;41(6):1162-71.
43. Henak CR, Carruth ED, Anderson AE, et al. Finite element predictions of cartilage contact mechanics in hips with retroverted acetabula. Osteoarthr Cartil. 2013;21(10):1522-9.
44. Siebenrock KA, Fiechter R, Tannast M, et al. Experimentally induced cam impingement in the sheep hip. J Orthop Res. 2013;31(4):580-7.
45. Beck M, Kalhor M, Leunig M, et al. Hip morphology influences the pattern of damage to the acetabular cartilage: femoroacetabular impingement as a cause of early osteoarthritis of the hip. J Bone Joint Surg Br. 2005;87(7):1012–1018.
46. Wagner S, Hofstetter W, Chiquet M, et al. Early osteoarthritic changes of human femoral head cartilage subsequent to femoro-acetabular impingement. Osteoarthr Cartil. 2003;11(7):508-18.
47. Siebenrock KA, Wahab KH, Werlen S, et al. Abnormal extension of the femoral head epiphysis as a cause of cam impingement. Clin Orthop Relat Res. 2004;418:54-60.
48. Ganz R, Klaue K, Vinh TS, et al. A new periacetabular osteotomy for the treatment of hip dysplasias. Technique and preliminary results. Clin Orthop Relat Res. 1988;232:26-36.
49. Hutt JR. Poster P002 Trends in Surgical Management of Hip Dysplasia in Adults American Association of Orthopaedic Surgeons, Annual Meeting 2013.
50. Matheney T, Kim YJ, Zurakowski D, et al. Intermediate to long-term results following the Bernese periacetabular osteotomy and predictors of clinical outcome. J Bone Joint Surg Am. 2009;91(9):2113-23.
51. Troelsen A, Elmengaard B, Søballe K. Medium-term outcome of periacetabular osteotomy and predictors of conversion to total hip replacement. J Bone Joint Surg Am. 2009;91(9):2169-79.
52. Cunningham T, Jessel R, Zurakowski D, et al. Delayed gadolinium-enhanced magnetic resonance imaging of cartilage to predict early failure of Bernese periacetabular osteotomy for hip dysplasia. J Bone Joint Surg Am. 2006;88(7):1540-8.
53. Sharifi E, Sharifi H, Morshed S, et al. Cost-effectiveness analysis of periacetabular osteotomy. J Bone Joint Surg Am. 2008;90(7):1447-56.
54. Fujii M, Nakashima Y, Noguchi Y, et al. Effect of intra-articular lesions on the outcome of periacetabular osteotomy in patients with symptomatic hip dysplasia. J Bone Joint Surg Br. 2011;93(11):1449-56.
55. Ross JR, Zaltz I, Nepple JJ, et al. Arthroscopic disease classification and

interventions as an adjunct in the treatment of acetabular dysplasia. Am J Sports Med. 2011;39(Suppl):72S-8S.
56. Ginnetti JG, Pelt CE, Erickson JA, et al. Prevalence and treatment of intraarticular pathology recognized at the time of periacetabular osteotomy for the dysplastic hip. Clin Orthop Relat Res. 2013;471(2):498-503.
57. Byrd JW, Jones KS. Hip arthroscopy in the presence of dysplasia. Arthroscopy. 2003;19(10):1055-60.
58. Matsuda DK, Khatod M. Rapidly progressive osteoarthritis after arthroscopic labral repair in patients with hip dysplasia. Arthroscopy. 2012;28(11): 1738-43.
59. Benali Y, Katthagen BD. Hip subluxation as a complication of arthroscopic debridement. Arthroscopy. 2009;25(4):405-7.
60. Siebenrock KA, Schoeniger R, Ganz R. Anterior femoro-acetabular impingement due to acetabular retroversion. Treatment with periacetabular osteotomy. J Bone Joint Surg Am. 2003;85-A(2):278-86.
61. Peters CL, Anderson LA, Erickson JA, et al. An algorithmic approach to surgical decision making in acetabular retroversion. Orthopedics. 2011;34(1):10.
62. Clohisy JC, Kim YJ. Femoroacetabular Impingement Research Symposium. J Am Acad Orthop Surg 2013;21 Suppl:vi-viii.
63. Emara K, Samir W, Motasem el H, et al. Conservative treatment for mild femoroacetabular impingement. J Orthop Surg (Hong Kong). 2011;19(1):41-5.
64. Hunt D, Prather H, Harris Hayes M, et al. Clinical outcomes analysis of conservative and surgical treatment of patients with clinical indications of prearthritic, intra-articular hip disorders. PM R. 2012;4(7):479-87.
65. Ilizaliturri VM Jr, Orozco-Rodriguez L, Acosta-Rodríguez E, et al. Arthroscopic treatment of cam-type femoroacetabular impingement: preliminary report at 2 years minimum follow-up. J Arthroplasty. 2008;23(2):226-34.
66. Brunner A, Horisberger M, Herzog RF. Sports and recreation activity of patients with femoroacetabular impingement before and after arthroscopic osteoplasty. Am J Sports Med. 2009;37(5):917-22.
67. Philippon MJ, Briggs KK, Yen YM, et al. Outcomes following hip arthroscopy for femoroacetabular impingement with associated chondrolabral dysfunction: minimum two-year follow-up. J Bone Joint Surg Br. 2009;91(1):16-23.
68. Harris JD, McCormick FM, Abrams GD, et al. Complications and reoperations during and after hip arthroscopy: a systematic review of 92 studies and more than 6,000 patients. Arthroscopy. 2013;29(3):589-95.

第 3 章

Harlan Levine

全髋关节置换术最新进展

引言

本章探讨与现代全髋关节置换术（total hip arthroplasty, THA）密切相关的三个主题，应有助于指导骨科医师的临床实践。第一个主题是关于最近对全关节置换术（total joint arthroplasty, TJA）患者的预防性口服抗生素方面的变化。尽管之前的指南试图为口腔预防提供严格的指南，但最新的指南对现有的口腔预防证据提出了一个批判性看法，并基于有限的现有证据提出了新的内容广泛的建议。第二个主题是关于氨甲环酸的使用，提供了对最近的文献进行的回顾，这些文献显示了 THA 中血液保护的有前景的结果。第三个主题是关于股骨头颈交界处的腐蚀以及这种腐蚀是如何导致金属 - 金属及金属 - 聚乙烯 THA 的局部组织反应的。

关节置换患者的抗生素口腔预防

TJA 中的感染源包括手术过程中的直接污染，远处来源的生物体的血行播散，先前脓毒性关节中的感染复发，以及局部感染的直接蔓延。一种这类感染的潜在感染源来自通常在口腔中发现的正常细菌菌群。因此，口腔手术前的抗生素预防一直被认为是 TJA 患者的重要预防措施。然而，对这种预防的持续时间文献中仍有争议，因此，许多关节置换外科医师长期以来认为，在任何侵入性口腔手术之前，这种预防有必要作为一个终身警示。

骨科界对口腔手术前需要给予抗生素预防的疑惑大多已通过美国骨科医师学会（American Academy of Orthopaedic surgeons, AAOS）和美国牙科协会（American dental Association, ADA）多年来提出的建议而解除了。1997 年，ADA 和 AAOS 发布了他们的首个有关关节手术的建议文件[1]。该文件提出，抗生素预防一般不适用于进行关节置换术的口腔疾病患者，但也许可用于一小部分进行 TJA 而使血行性细菌性易位风险增加的患者。

后者包括免疫功能低下的患者，患有 1 型糖尿病、血友病、营养不良的患者，既往有假体关节感染病史的患者，或在 TJA 术后 2 年内接受较高风险手术（包括牙齿清洁）的患者。2003 年，这个建议文件进行了更新[2]，与之前的建议一致，认为抗生素预防通常不适用于 TJA 患者。然而，这个建议文件也确实指出，抗生素预防可以考虑用于关节置换 2 年内的患者以及被视为免疫功能低下的患者。然而，2009 年，AAOS 对口腔手术前需要给予抗生素预防的建议进行了调整，指出："鉴于治疗感染性关节置换的潜在不良结果和成本，AAOS 建议临床医师在进行可能导致菌血症的任何侵入性手术之前均应考虑对所有 TJA 患者给予抗生素预防[3]。"

2012 年，AAOS 和 ADA 共同发布了一项临床实践指南（clinical practice guideline, CPG），内容涉及对 TJA 患者行侵入性口腔手术之前给予抗生素预防的必要性[4]。负责起草 CPG 的工作组是由骨科医师、牙科医师、传染病专科医师、神经外科医师、基础科学专家以及其他医疗保健专业人员组成。他们对现有的最好的文献进行了一个正式的系统性回顾，以得出循证建议来回答以下三个问题：①是否需要对有关节假体的患者给予抗生素预防；②术前局部给予抗生素是否有益；③维持良好的口腔卫生在假体关节感染中的作用是什么。经过对文献的全面回顾，该工作组仅找到了回答问题 1 的一项研究[5]。该项研究被认为具有中等效能，其认为，口腔手术和假体关节感染之间没有关系。因此，针对问题 1，CPG 的建议是："有髋关节和膝关节假体关节植入物的患者在进行口腔手术时，医师可以考虑不常规预防性给予患者抗生素"。这个建议的等级是"有限的"，这意味着这个建议的支持性证据不能令人信服，或开展良好的研究认为：一种方法与另一种方法相比几乎没有优势。与早期的建议文件不同，目前没有 TJA 后给予抗生素的持续时间的具体建议，也没有对高危与低危患者进行分层的具体建议。

针对问题 2，即局部给予抗生素是否有益，对于预防 TJA 感染，CPG 无法推荐或反对。该工作组无法找出任何具体研究来直接指出口服抗生素可降低感染风险。但有证据表明，口服抗生素可能会降低菌血症的风险。这个建议的等级是"不确定的"，这意味着它缺乏令人信服的证据，因此，在有益和有潜在损害之间没有清楚的答案。

针对问题 3，即维持良好的口腔卫生，CPG 无法找出将口腔卫生与感染的 TJA 联系起来的任何可靠的证据。然而，CPG 仅基于专家意见做出了"共识"，该工作组认为，保持良好的口腔卫生非常重要，成本低，具有潜在的益处，可维持良好的口腔卫生。

显然，2012 年的 CPG 暴露了先前有关口腔预防的建议文件的弱点，需要进行高质量的研究来进一步研究口腔手术和假体关节感染之间的关系。在进行这些研究之前，骨科医师和口腔科专业人员将不得不依靠他们的临床判断和经验，结合患者的偏好来决定在进行口腔手术前是否需要给予抗生素预防。

在类似情况下，2007 年，美国心脏协会（American Heart Association, AHA）和 ADA

均建议：对有感染性心内膜炎潜在风险的患者给予抗生素口腔预防[6-7]。他们的建议是：抗生素预防仅推荐用于有感染性心内膜炎高风险患者，包括人工心脏瓣膜植入患者，有显著问题的心脏移植手术患者，在过去 6 个月内接受过人工补片修复先天性心脏缺陷治疗的患者，以及有感染性心内膜炎病史的患者。预防性抗生素不推荐用于二尖瓣脱垂患者、二尖瓣疾病患者或有风湿性心脏病史的患者。此外，这些建议强调了感染性心内膜炎更可能是由常规活动（例如咀嚼和刷牙）引起的频繁菌血症导致而不是由口腔手术导致的事实。他们认为，除了那些有极大风险出现负面结局的患者外，口腔手术前常规给予抗生素预防所带来的抗生素相关不良结局（如耐药微生物的产生以及过敏反应风险）的风险超过了总体潜在获益。在对这些建议进行的一项随访研究中，Desimone 发现，在临床中遵循这些推荐意见时，由草绿色链球菌引起的感染性心内膜炎的风险没有增加[8]。在骨科界，需要进行类似的研究，以确定 TJA 后患者在进行口腔手术之前是否需要给予抗生素预防，进而确定 AAOS-ADA 的 CPG 的目前建议是否有据可依。

氨甲环酸

预防和控制 TJA 围术期出血是非常重要的。出血量增加会使手术复杂化并导致输血和术后并发症的发生率升高。术后血肿可引起疼痛增加，可导致患者下床活动时间延迟和需要进行物理治疗，并可能增加住院时间。作为减少围术期出血的尝试，抗纤维蛋白溶解剂的使用，包括氨甲环酸（tranexamic acid, TXA）使用，重新引起了人们的兴趣。TXA 可在凝血级联反应中起作用，可防止纤维蛋白凝块的溶解。凝血级联的最终结果是形成纤维蛋白凝块。纤溶酶原，在肝中形成，在纤维蛋白凝块形成时与其表面上的赖氨酸残基结合。局部损伤的内皮所释放的物质（组织纤溶酶原激活剂和尿激酶）可将纤溶酶原裂解成纤溶酶，纤溶酶可将纤维蛋白降解成碎片，使血凝块溶解。TXA 是一种氨基酸赖氨酸的合成衍生物。TXA 通过结合纤溶酶原上的赖氨酸结合位点阻止纤溶酶原转化为纤溶酶，从而阻止纤维蛋白凝块的溶解而起到抗纤维蛋白溶解剂的作用。

骨科文献中多项研究表明，TXA 是有效减少围术期失血量和异体输血需求的药物。Sukeik 等人对已发表的随机对照研究进行了 meta 分析，分析了 THA 患者进行 TXA 治疗后失血和输血的变化[9]。他们发现有 11 项研究集中研究了首次 THA。他们进行的 meta 分析显示，TXA 可使术中失血量平均减少 104 ml，术后失血量平均减少 172 ml，总失血量平均减少 289 ml；对异体输血的需求减少在统计学上有显著性；深静脉血栓形成（deep venous thrombosis, DVT）、肺栓塞或其他并发症没有显著性差异。一项英格兰的单个外科医师研究显示了类似结果[10]。在该研究中，有 42 例患者行首次 THA（由骨科医师决定选用骨水泥型还是非骨水泥型），作为研究组，在切开前 10 min 对这 42 例患者给予了单次剂量的基于体重的 TXA（10 mg/kg）；对照组是未接受 TXA 的 21 例患者。结果显示，对照组平均术中失血量为 489 ml，而 TXA 组平均术中失血量为 339 ml；对照组中有 2 例患者需要输血，TXA 组没有患者接受输血；两组均未发生 DVT 或肺栓塞。Yamasaki 对 21 例接受分阶段双侧 THA 且未使用骨水泥的患者进行了 TXA 的影响评估 [11]。在这项研究中，在行一侧髋关节置换术皮肤切开前 5 min 给予患者静脉 1 000 mg TXA。在行另一侧 THA 前未给予 TXA。两次手术之间的平均时间间隔是 16 个月。该研究结果未显示术中失血量具有显著差异，TXA 组平均术中失血量为 607 ml，对照组平均术中失血量为 633 ml。然而，研究发现，术后 24 h 内的失血量 TXA 组显著低于对照组（1 349 ml ± 478 ml 对 1 646 ml ± 469 ml）。最大差异发生在术后 4 h 内，TXA 组失血量为 212 ml ± 101 ml，对照组失血量为 481 ml ± 239 ml。研究还发现，TXA 组术后第 1 天、第 7 天和第 14 天的血红蛋白和血细胞比容水平显著较高。

在翻修 THA 中，TXA 也被证明是一种可有效减少失血量和输血率的药物。Noordin 等人进行的一项包含 159 例接受翻修 THA 的患者的研究显示，无论剂量如何，术中使用 TXA 均与输血需求减少相关 [12]。Kazi 等人还进行了 TXA 在翻修 THA 中的使用研究 [13]。这项研究中对 30 例接受 TXA 的患者与 30 例对照组患者进行了比较。血红蛋白水平，对照组为 3.4 g/dl，TXA 组平均下降了 2.7 g/dl（$P = 0.47$）；术后血红蛋白水平，TXA 组为 9.5 g/dl，对照组为 8.2 g/dl（$P < 0.01$）；平均输血需求，TXA 组和对照组分别为 2.76 个单位和 4.0 个单位。作者指出，针对无菌性松动进行的翻修的输血频率显著降低（$P = 0.027$）。

迄今为止，关于 TXA 的剂量尚无标准化。在一个对有关全膝关节置换术（TKA）中使用 TXA 进行的 meta 分析中，Cid 等人指出，低剂量（15 ~ 35 mg/kg）和高剂量（135 ~ 150 mg/kg）方案对于输血需求有类似的降低 [14]。据我们所知，文献中没有对有关全髋关节置换术（THA）的比较。Rajesparan 等人观察了接受 THA 的患者在麻醉诱导时单次给予 1 g TXA 标准静脉推注的效果 [15]。在他们的研究中，36 例患者接受了 TXA，37 例患者作为对照。该研究表明，TXA 并没有减少术中失血量，但减少了早期术后失血量和总失血量。重要的是，TXA 组需要较少的异体输血。TXA 组的 DVT 发生率没有增加。类似地，March 等人对 132 例接受首次 THA 或首次关节表面置换术的患者在术前给予了 1 g TXA，并将其与术前血红蛋白水平、体重指数、年龄和性别匹配的对照组进行了比较 [16]。结果显示，THA 组患者的输血率为 4.5%，对照组为 19.3%（$P = 0.001$）；在关节表面置换术患者中也没有发现差异。对于接受 THA 和关节表面置换术的患者，TXA 组血红蛋白的总体下降均较少。

Ralley 等人评估了对接受 THA 或 TKA 患者单次给予 TXA 20 mg/kg 的剂量方案 [17]。他们发现，与对照组相比，患者术后血红蛋白显著降低，输血率降低，出院时血红蛋白水平升高。该剂量方案没有观察到不良反应。使用这种基于体重的方案的优点是：便于药物制备，减少剂量可变性和浪费，以及大幅的估计成本节约。在一项接受 THA 治疗的患者中进行的随机双盲研究中，100 例患者术前接受了 15 mg/kg 剂量的 TXA 或安慰剂静脉注射。研究发现，与对照组相比，TXA 引起的出血较少，输血需求较低。没有观察到静脉血栓形成（venous thromboembolism, VTE）并发症 [18]。类似地，Claeys 等人在一项随机双盲研究中评估了给予患者 15 mg/kg TXA 的效果 [19]。研究显示，治疗组与对照组围术期失血量没有显著差异，但术后 24 h 内失血量（352 ml 对 524 ml）和总失血量（801 ml 对 1 038 ml）有显著性差异；TXA 组的输血需求也明显较低。在这项研究中在术后第 10 日还进行了筛查性超声检查，结果显示，TXA 组的 17 例患者中有 3 例 DVT 扫描阳性，对照组 18 例患者未出现 DVT 扫描阳性。

尽管大多数研究都是针对单剂量术前给予 TXA 的，但也有证据表明术后再次给予 TXA 可减少总失血量和自体血液回输的需要。Oremus 等人进行的研究将 98 例接受 THA 或 TKA 治疗的患者随机分为两组 [20]，每组术前均给予 1 g TXA，TXA 组（49 例）患者术后 3 h 再给予 1 g TXA，对照组（49 例）患者术后 3 h 给予盐溶液安慰剂。与对照组（42/49）相比，TXA 组（5/49）的术后自体输血率显著较低，绝对差异为 75%。术后 24 h 的平均失血总量，TXA 组为 320 ml，安慰剂组为 970 ml。作者认为，TXA 的使用可大大降低对自体血液回输的需要。在一项包含 39 例接受骨水泥型 THA 患者的随机双盲研究中，Niskanen 和 Korkala 评估了 TXA 术前给予 10 mg/kg、术后每 8 小时一次重复给予两次的结果 [21]。他们发现，与对照组相比，该方案显著减少了失血量和输血需求，且 VTE 并发症没有任何增加。在一项回顾性病例对照研究中，Irisson 等人观察了 451 例接受首次 THA（n = 261）或 TKA（n = 190）患者中 TXA 的多剂量方案与历史对照组比较的结果 [22]。在 TXA 组中，在切开时给予 1 g，在伤口闭合时给予 1 g，然后术后每 6 小时一次、每次给予 1 g 直至术后 24 h。结果显示，对照组的同源输血率为 4%，TXA 组较低，为 0；TXA 组自体输血率和输血体积减小。总体而言，作者计算出 TXA 组的血液保存成本降低了 25%。

由于 TXA 可稳定纤维蛋白凝块，接受 TJA 的患者存在 VTE 发生率增加的理论风险。然而，大部分研究并未发现 TJA 时使用 TXA 会使 VTE 风险增加。除了 Claeys 进行的研究外，上述研究未发现 VTE 的风险增加。Gillette 等人还对 2 046 例接受首次 THA 或 TKA 患者的症状性 DVT 和非致命性肺栓塞的发生率进行了专门研究，给予这些患者 TXA 是作为血液保存方案的一部分 [23]。作为标准 DVT 预防方案的一部分，给予了这些患者阿司匹林单药、靶向华法林或达肝素。研究显示，症状性 DVT 的发生率（0.35%——阿司匹林，0.15%——华法林，0.52%——达肝素）与非致命性肺栓塞的发生率（0.17%——阿司匹林，0.43%——华法林，0.26%——达肝素）相似。在这项研究中，没有致命性肺栓塞，当对患者按美国麻醉医师协会（American Society of Anesthesiologist, ASA）评分进行分层时，症状性 DVT 或肺栓塞的发生率没有差异。作者的结论是，当使用 TXA 时，与较具侵袭性的药物如达肝素相比，使用阿司匹林和华法林等侵入性较低的血栓预防药物并未增加VTE的风险。Clave等人研究了Xa因子抑制剂利伐沙班用于首次THA术后血栓预防时，TXA在减少手术期间失血量方面的作用[24]。在这项前瞻性病例对照研究中，在70例接受非骨水泥首次THA的患者中，37例患者接受了TXA，其他患者作为对照。所有患者均给予了利伐沙班进行VTE预防。两组之间在围术期失血、血栓栓塞事件、缺血事件或血肿形成方面没有显著差异。然而，结果发现，TXA组患者术后失血量和总失血量有显著差异，术后第5天血红蛋白水平较高；TXA组不需要输血，而对照组有4次输血。作者发现，在首次非骨水泥型THA中联合使用利伐沙班和TXA并无禁忌证。

股骨头颈锥形连接腐蚀是全髋关节置换术失败的机制之一

长期以来众所周知，全髋关节置换术（THA）后血清金属离子水平可能上升。在多种类型的负重面组合中均观察到了这一现象，该现象已引起了骨科医师的极大兴趣和关注[25-27]。近年来，由于金属-金属持重面使用的再次流行，此类植入物造成的血清金属离子水平升高带来的局部和全身的潜在不良反应引起了人们越来越多的兴趣和关注。多项研究已经报道，金属-金属人工髋关节置换导致的血清金属离子水平升高可造成局部组织不良反应、假瘤形成以及远处器官和全身效应[28-31]。其他研究也显示，非关节植入物导致的血清离子水平升高可导致局部和全身反应[32-33]。

1988年，Jacobs等人描述了金属骨科植入物的腐蚀过程[34]。他们认为，组配式TJA中股骨头颈锥形连接的腐蚀是该处受力和运动及其本身缝隙结构共同作用的结果。金属植入物表面通常有一层氧化保护层。正常机械负重时，氧化层会受到股骨头颈之间微小移动带来的机械损伤。这种机械损伤可能造成氧化层的磨损和破碎，从而将下面的金属表面暴露于酸性的局部组织液中而加速缝隙腐蚀。因此，他们得出结论：这一过程产生的腐蚀产物可能对生物组织有害。

最近一项对功能良好的金属-聚乙烯全髋关节置换术的研究表明，THA术后10年血清钴、铬和钛离子浓度升高[35]。作者发现，在研究期间，血清钴和铬水平在大部分时间继续上升，血清钛水平在第3年达到顶峰，然后下降。然而，在所有时间段，血清金属离子水平均高于未接受THA的对照组。因此，作者推测，这些血清金属离子水平升高可能来源于股骨头颈部锥形交界处而不是植入物关节面。作者认为，这种血清金属离子水平升高的机制是：在模块化股骨头颈交界处存在机械辅助缝隙腐蚀。可能影响微动磨损和腐蚀过程的因素包括股骨颈锥度大小、股骨颈锥形的几何形状——可能会影响股骨颈的弯曲刚性、制造公差和装配力、表面光洁度以及冶金学[36-38]。值得注意的是，虽然这项研究已经显示，功能良好的金属-聚乙烯全髋关节置换术后血清金属离子水平升高，但其对局部和全身组织的潜在影响仍不清楚。

最近的一项研究的作者指出，在对痛性金属 - 金属关节置换术进行翻修期间，股骨头颈部锥形交界处周围常出现显著的腐蚀产物[39]。这项研究的作者认为，这种腐蚀是不利局部组织反应的一个致病因素。作者比较了失败的金属 - 金属髋关节置换和失败的金属 - 聚乙烯髋关节置换。两组均使用了 36 mm 股骨头和 12/14 钴铬锥度，产品均由同一制造商制造，以最大限度地降低变异性。他们发现，金属 - 金属组的平均腐蚀评分较高，失败的金属 - 金属组有较高比例的股骨头延伸到锥形表面之外的腐蚀产物，并且因局部组织不良反应而翻修的病例中取回的股骨头的腐蚀评分高于因其他原因而翻修的病例。有意思的是，作者发现，材料组合对腐蚀也有显著影响。虽然两组患者使用了相同的股骨头和股骨柄，但失败的金属 - 金属病例的腐蚀评分大于失败的金属 - 聚乙烯翻修病例的腐蚀评分。作者最后呼吁骨科植入物制造商提高股骨头颈部锥形交界处的稳定性。

在另一项关于失败的金属 - 金属髋关节置换的研究中，对 114 例大直径金属 - 金属关节置换进行了翻修[40]。该研究中所有患者都曾植入过一种同一制造商制造的金属 - 金属髋关节——使用了相同的髋臼、股骨头和股骨头接头设计，采用了三种不同的股骨干。股骨头尺寸范围为 48 ~ 58 mm。在翻修时发现，有 94% 病例有股骨头颈部锥形交界处黑色类似腐蚀现象。作者认为，这表明股骨头颈部锥形交界处不稳定。还观察到显著的大体及组织学反应，包括假瘤形成、血管炎以及类似于急性淋巴细胞性血管炎相关病变（acute lymphocytic vasculitis associated lesion, ALVAL）的淋巴细胞为主的组织形态学特征。作者测量了假体周围组织中的金属颗粒水平，但无法确定股骨头尺寸与局部金属颗粒负荷之间的相关性。然而，在法氏囊、关节囊和股骨近端发现钛和铁水平升高。在钴 - 铬股骨头和股骨头接头中未发现这些金属颗粒，因此，作者认为，这些金属颗粒来源于股骨干的锥体。因此，作者推断，这些颗粒是由于股骨头颈部锥形交界处的腐蚀产生。因此，作者得出结论：股骨头颈部锥形交界处的不稳定可导致微动和腐蚀并释放出金属离子。作者还得出结论：他们的发现表明，股骨头和（或）股骨头接头与股骨干锥度之间的耦合需要给予更好的设计。

金属 - 聚乙烯 THA 后股骨头颈部锥形交界处也曾发现腐蚀——也被认为可导致局部组织不良反应。Cooper 等人报道了 10 例确诊为失败的金属 - 聚乙烯 THA 患者，翻修时发现了他们的股骨头颈部交界处有可见的腐蚀[41]。手术中观察到大的软组织肿块和周围组织损伤。病理标本显示组织坏死区域类似于失败的金属 - 金属髋关节置换的观察结果。术前的一致发现是血清金属水平升高，尤其是血清钴水平相对于铬水平较高。这项研究的作者强调，金属 - 聚乙烯 THA 通常不会考虑到腐蚀，对于那些表现出疼痛或其他模糊症状而没有其他明显失败来源的患者，临床需要高度怀疑有腐蚀。作者得出结论：局部组织不良反应可发生于金属 - 聚乙烯 THA 中，并且术前血清金属离子水平测定中钴相对于铬的水平的显著性升高可能有助于确定诊断。

由于腐蚀似乎是金属 - 金属髋关节置换和金属 - 聚乙烯全髋关节置换都会面临的临床问题，Kurtz 等人研究了在陶瓷 - 聚乙烯 THA 中这种腐蚀是否也会发生[42]。陶瓷是一种电绝缘体，因此可能有助于减少或消除微动和腐蚀过程中涉及的电化学反应。作者匹配了 96 套陶瓷股骨头 - 金属股骨锥形假体和 50 套金属股骨头 - 金属锥形假体，已被提交给一个学术检索程序。作者发现，微动引发的缝隙腐蚀是一个复杂的问题，这种腐蚀的严重程度取决于多种因素。他们发现，无论使用哪种股骨头材料，锥形冲击技术、接合前清洁干燥的锥形接头的使用以及匹配部件的使用都是影响锥度微动和腐蚀的重要技术因素。作者发现，陶瓷股骨头的使用可显著降低股骨头颈部锥形交界处的腐蚀量。然而，这种腐蚀仍可能发生在股骨干锥形假体的表面。作者在总结时提出，陶瓷股骨头的使用可显著减轻腐蚀风险，但不能消除腐蚀风险。这一事实可能会影响外科医师对 THA 模块化组件的选择。作者呼吁进一步关注陶瓷组件的研究，以更好地理解陶瓷在减少模块化组件腐蚀方面的可能作用。

Richard 等人研究了股骨头尺寸对股骨头颈部锥形交界处腐蚀和微动的影响[43]。他们观察了 74 例金属 - 聚乙烯 THA 翻修，其采用的是来自两家不同植入物制造商的钴 - 铬合金股骨头和股骨干以及 12/14 锥形假体。虽然这项研究确实有局限性，包括可用于分析的 36 mm 股骨头和股骨干的数量有限，但作者仍能根据现有数据得出结论。他们发现，股骨头与股骨颈之间有损伤，作者将其归因于这两个表面之间的微动。他们还发现，与 28 mm 股骨头相比，使用 36 mm 股骨头会造成较大的腐蚀损伤。研究结果还显示，两家制造商的植入物在腐蚀和微动损伤（特别是沿股骨头椎体处）方面存在差异。作者推论认为，制造商之间的这种差异可能反映了组件制造、表面钝化、设计公差和表面光洁度方面的差异。他们得出结论：较大的股骨头尺寸可能会导致腐蚀水平增加，从而产生较多的金属离子碎片，这些碎片会传播到周围组织，从而导致局部组织不良反应，这些局部组织不良反应也见于金属 - 金属 THA。

参考文献

1. American Dental Association and American Academy of Orthopaedic Surgeons: Antibiotic prophylaxis for dental patients with total joint replacements: American Dental Association; American Academy of Orthopaedic Surgeons. J Am Dent Assoc. 1997;128:1004-8.
2. American Dental Association; American Academy of Orthopedic Surgeons: Antibiotic prophylaxis for dental patients with total joint replacements. J Am Dent Assoc. 2003;134:895-9.
3. American Academy of Orthopaedic Surgeons: Information statement 1033: Antibiotic prophylaxis for bacteremia in patients with joint replacements, February 2009, revised June 2010.

4. Watters W 3rd, Rethman MP, Hanson NB, et al. Prevention of orthopaedic implant infection in patients undergoing dental procedures. J Am Acad Orthop Surg. 2013;21(3):180-9.
5. Berbari EF, Osmon DR, Carr A, et al. Dental procedures as risk factors for prosthetic hip or knee infection: a hospital-based prospective case-control study. Clin Infect Dis. 2010;50(1):8-16.
6. Wilson W, Taubert KA, Gewitz M, et al.; American Heart Association Rheumatic Fever, Endocarditis and Kawasaki Disease Committee, Council on Cardiovascular Disease in the Young; Council on Clinical Cardiology; Council on Cardiovascular Surgery and Anesthesia; Quality of Care and Outcomes Research Interdisciplinary Working Group; American Dental Association. Prevention of infective endocarditis: guidelines from the American Heart Association: a guideline from the American Heart Association Rheumatic Fever, Endocarditis and Kawasaki Disease Committee, Council on Cardiovascular Disease in the Young, and the Council on Clinical Cardiology, Council on Cardiovascular Surgery and Anesthesia, and the Quality of Care and Outcomes Research Interdisciplinary Working Group. J Am Dent Assoc. 2007;138(6):739–45, 747.
7. Wilson W, Taubert KA, Gewitz M, et al.; American Heart Association Rheumatic Fever, Endocarditis, and Kawasaki Disease Committee; American Heart Association Council on Cardiovascular Disease in the Young; American Heart Association Council on Clinical Cardiology; American Heart Association Council on Cardiovascular Surgery and Anesthesia; Quality of Care and Outcomes Research Interdisciplinary Working Group. Prevention of infective endocarditis: guidelines from the American Heart Association: a guideline from the American Heart Association Rheumatic Fever, Endocarditis, and Kawasaki Disease Committee, Council on Cardiovascular Disease in the Young, and the Council on Clinical Cardiology, Council on Cardiovascular Surgery and Anesthesia, and the Quality of Care and Outcomes Research Interdisciplinary Working Group. Circulation. 2007;116(15):1736-54.
8. Desimone DC, Tleyjeh IM, Correa de Sa DD, et al.; Mayo Cardiovascular Infections Study Group. Incidence of infective endocarditis caused by viridans group streptococci before and after publication of the 2007 American Heart Association's endocarditis prevention guidelines. Circulation. 2012;126(1):60-4.
9. Sukeik M, Alshryda S, Haddad FS, et al. Systematic review and meta-analysis of the use of tranexamic acid in total hip replacement. J Bone Joint Surg Br. 2011;93(1):39-46.
10. Singh J, Ballal MS, Mitchell P, et al. Effects of tranexamic acid on blood loss during total hip arthroplasty. J Orthop Surg (Hong Kong). 2010;18(3):282-6.
11. Yamasaki S, Masuhara K, Fuji T. Tranexamic acid reduces postoperative blood loss in cementless total hip arthroplasty. J Bone Joint Surg Am. 2005;87(4):766-70.
12. Noordin S, Waters TS, Garbuz DS, et al. Tranexamic acid reduces allogeneic transfusion in revision hip arthroplasty. Clin Orthop Relat Res. 2011;469(2):541-6.

13. Kazi HA, Fountain JR, Thomas TG, et al. The effect of bolus administration of tranexamic acid in revision hip arthroplasty. Hip Int. 2012;22(6):615-20.
14. Cid J, Lozano M. Tranexamic acid reduces allogeneic red cell transfusions in patients undergoing total knee arthroplasty: results of a meta-analysis of randomized controlled trials. Transfusion. 2005;45(8):1302-7.
15. Rajesparan K, Biant LC, Ahmad M, et al. The effect of an intravenous bolus of tranexamic acid on blood loss in total hip replacement. J Bone Joint Surg Br. 2009;91(6):776-83.
16. March GM, Elfatori S, Beaulé PE. Clinical experience with tranexamic acid during primary total hip arthroplasty. Hip Int. 2013;23(1):72-9.
17. Ralley FE, Berta D, Binns V, et al. One intraoperative dose of tranexamic Acid for patients having primary hip or knee arthroplasty. Clin Orthop Relat Res. 2010;468(7):1905-11.
18. Johansson T, Pettersson LG, Lisander B. Tranexamic acid in total hip arthroplasty saves blood and money: a randomized, double-blind study in 100 patients. Acta Orthop. 2005;76(3):314-9.
19. Claeys MA, Vermeersch N, Haentjens P. Reduction of blood loss with tranexamic acid in primary total hip replacement surgery. Acta Chir Belg. 2007;107(4):397-401.
20. Oremus K, Sostaric S, Trulja V, et al. Influence of tranexamic acid on postoperative autologous blood retransfusion in primary total hip and knee arthroplasty: a randomized controlled trial. Transfusion. 2013; Apr 25. In Press.
21. Niskanen RO, Korkala OL. Tranexamic acid reduces blood loss in cemented hip arthroplasty: a randomized, double-blind study of 39 patients with osteoarthritis. Acta Orthop. 2005;76(6):829-32.
22. Irisson E, Hémon Y, Pauly V, et al. Tranexamic acid reduces blood loss and financial cost in primary total hip and knee replacement surgery. Orthop Traumatol Surg Res. 2012;98(5):477-83.
23. Gillette BP, DeSimone LJ, Trousdale RT, et al. Low risk of thromboembolic complications with tranexamic acid after primary total hip and knee arthroplasty. Clin Orthop Relat Res. 2013;471(1):150-4.
24. Clavé A, Fazilleau F, Dumser D, et al. Efficacy of tranexamic acid on blood loss after primary cementless total hip replacement with rivaroxaban thromboprophylaxis: A case-control study in 70 patients. Orthop Traumatol Surg Res. 2012;98(5):484-90.
25. Black J, Sherk H, Bonini J, et al. Metallosis associated with a stable titanium-alloy femoral component in total hip replacement. A case report. J Bone Joint Surg Am. 1990;72:126-30.
26. Jacobs JJ, Shanbhag A, Glant TT, et al. Wear debris in total joint replacements. J Am Acad Orthop Surg. 1994;2:212-20.
27. Jacobs JJ, Skipor AK, Black J, et al. Release and excretion of metal in patients who have a total hip-replacement component made of titanium-base alloy. J Bone Joint Surg Am. 1991;73:1475-86.
28. Hsu AR, Kim JD, Fabi D, et al. Adverse reactions in metal-on-metal total hip arthroplasty: two cases presenting as pseudoseptic acetabular component loosening. Am J Orthop. 2011;40:509-13.

29. Watters TS, Eward WC, Hallows RK, et al. Pseudotumor with superimposed periprosthetic infection following metal-on-metal total hip arthroplasty: a case report. J Bone Joint Surg Am. 2010;92:1666-9.
30. Tower SS. Arthroprosthetic cobaltism: neurological and cardiac manifestations in two patients with metal-on-metal arthroplasty: a case report. J Bone Joint Surg Am. 2010;92:2847-51.
31. Willert HG, Buchhorn GH, Fayyazi A, et al. Metal-on-metal bearings and hypersensitivity in patients with artificial hip joints. A clinical and histomorphological study. J Bone Joint Surg Am. 2005;87:28-36.
32. Urban RM, Tomlinson MJ, Hall DJ, et al. Accumulation in liver and spleen of metal particles generated at nonbearing surfaces in hip arthroplasty. J Arthroplasty. 2004;19(Suppl 3):94-101.
33. Jacobs JJ, Urban RM, Wall J, et al. Unusual foreign-body reaction to a failed total knee replacement: simulation of a sarcoma clinically and a sarcoid histologically. A case report. J Bone Joint Surg Am. 1995;77:444-51.
34. Jacobs JJ, Gilbert JL, Urban RM. Corrosion of metal orthopaedic implants. J Bone Joint Surg Am. 1998;80(2):268-82.
35. Levine BR, Hsu AR, Skipor AK, et al. Ten-year outcome of serum metal ion levels after primary total hip arthroplasty: a concise follow-up of a previous report*. J Bone Joint Surg Am. 2013;95(6):512-8.
36. Gilbert JL, Buckley CA, Jacobs JJ. In vivo corrosion of modular hip prosthesis components in mixed and similar metal combinations. The effect of crevice, stress, motion, and alloy coupling. J Biomed Mater Res. 1993;27:1533-44.
37. Brown SA, Flemming CA, Kawalec JS, et al. Fretting corrosion accelerates crevice corrosion of modular hip tapers. J Appl Biomater. 1995;6:19-26.
38. Young DL, Bobyn JD, Krygier JJ, et al. Factors affecting fretting damage at the Morse taper junction of modular hip implants. Trans Soc Biomater. 1995;18:49.
39. Fricka KB, Ho H, Peace WJ, et al. Metal-on-metal local tissue reaction is associated with corrosion of the head taper junction. J Arthroplasty. 2012;27 (8 Suppl):26-31.e1.
40. Meyer H, Mueller T, Goldau G, et al. Corrosion at the cone/taper interface leads to failure of large-diameter metal-on-metal total hip arthroplasties. Clin Orthop Relat Res. 2012;470(11):3101-8.
41. Cooper HJ, Della Valle CJ, Berger RA, et al. Corrosion at the head-neck taper as a cause for adverse local tissue reactions after total hip arthroplasty. J Bone Joint Surg Am. 2012;94(18):1655-61.
42. Kurtz SM, Kocagoz BS, Hanzlik JA, et al. Do ceramic femoral heads reduce taper fretting corrosion in hip arthroplasty? A retrieval study. Clin Orthop Relat Res. 2013;Published online 13 June 2013.
43. Richard MR, Dyrkacz M, Brandt JM, et al. The influence of head size on corrosion and fretting behavior at the head-neck interface of artificial hip joints. J Arthroplasty. 2013;28:1036-40.

第 4 章

Carl Deirmengian 和 Jess H Lonner

膝关节置换术最新进展

引言

成人膝关节重建术（包括全膝关节重建术、部分膝关节重建术和翻修膝关节置换术）为膝关节终末期疾病患者带来了生活质量（quality of life, QOL）的巨大改善。传统上，全膝关节置换术（total knee arthroplasty, TKA）是一种耐受性良好的手术，可获得优异的长期存活率，其中很大比例的患者的植入物功能保留良好超过 15 年[1-2]。尽管历史上膝关节置换术的适应证人群要是有重度膝关节功能障碍的老年人群，但膝关节置换术的大获成功使其适应证人群增加了，纳入了年轻、有轻度残疾的患者。

膝关节置换术的进展通常旨在改善患者的手术体验、提高植入物的性能或促进外科医师的手术能力。旨在改善患者手术体验的大部分进展集中在小切口入路和改进围术期护理方案上。旨在提高植入物性能的技术集中在植入物的固定、磨损性能或运动学方面。旨在提高外科医师能力的进展集中在用计算机导航植入物的定位、患者特异性切口导引或机器人技术上。

关于人工关节置换术的各种进展的真正临床获益一直存在不确定性，特别是在考虑这些进展的经济影响时。事实上，许多人认为，绝大多数有关膝关节置换术的预期进展实际上没有临床获益。对膝关节置换术近期各种进展的有效性进行评估已证实是非常困难的，因为膝关节置换术手术已经非常成功——这证明增加的获益通常在方法学上是复杂的。此外，在膝关节置换术领域的任何尝试性改进都可能在无意中导致结局恶化。

有意思的是，膝关节置换术的最新重大进展可能是已经出现的多模式围术期护理方案，其结果是疼痛管理改善和患者较早下床活动[3]。一直以来一直缺乏表明植入物相关的最新进展已改善了结果的证据。同样，微创技术的最新进展也未表现出可为患者带来有临床意义的早期或晚期优势，而实际上其与并发症发生率增加相关。

本章将讨论膝关节置换术的最新进展，重点放在循证医学文献上。大量的前瞻性随机研究已揭示这些进展可能带来的实际临床获益或缺乏的实际临床获益。

改善患者的手术体验

接受膝关节置换术的患者在术后可能会出现各种不适症状和功能障碍。假体成功植入所必需的软组织和骨创伤可引起已得到充分描述的局部和全身性炎症反应[4]。疼痛、恶心、肿胀、低血压和虚弱是下肢手术后的典型症状。此外，接受膝关节置换术的患者会经历难以走动、爬楼梯困难、难以从椅子上站起，并经常有恢复工作和娱乐活动延迟。

为了改善膝关节置换术后的患者体验，许多研究小组和机构尝试开发围术期治疗方案，以避免使用胃肠外麻醉剂，提供先发性多模式联运镇痛以及鼓励患者尽快下床活动。这些尝试已经使患者的术后体验得到了实质性改善，这被视为膝关节置换术最大的最新进展。尝试证明这些方案的有效性的研究一致表明，早期结果具有很大的临床和统计学意义[3-5]。

除了进展的围术期方案以外，近十年来，人们对微创手术（minimally invasive surgery, MIS）表现出了兴趣。由于在时间上人们对 MIS 方法的兴趣与围术期疼痛方案的出现相吻合，以及许多医疗中心同时开始应用这两个概念，许多外科医师错误地认为是 MIS 方法带来了很大的临床获益。然而，随着许多前瞻性随机研究的出现，MIS 方法的有效性被分离出来，现已经明确证实，MIS 方法对患者没有临床相关的早期或晚期获益，而且 MIS 方法实际上可能与并发症的风险增加相关[6]。

多模式围术期护理方案

过去几年来，围术期护理方案一直蓬勃发展，其重点是尽量减少与术后相关的不适体验和功能障碍。许多围术期方案的标志性概念是：避免使用胃肠外麻醉剂和开始多模式先发性联运镇痛。这些策略可使疼痛普遍减轻，并使麻醉剂限制患者早期下床活动和限制较早出院的不良反应减至最小。

虽然不同机构的围术期方案有所不同，但这些方案之间的几个内容存在一致性（表 4.1）。第一个是手术前数小时给予口服抗炎药和镇痛药。第二个是术中药物的使用，包括止吐药、胃肠外抗炎药和关节周围注射镇痛剂。第三个是避免使用胃肠外麻醉剂和患者自控麻醉镇痛（patient-controlled narcotic analgesia，PCA）。第四个是使用术后口服镇痛药治疗疼痛。第五个是鼓励患者在手术后 24 小时内下床行走。此外，许多医疗中心正在使用氨甲环酸（tranexamic acid, TEA）进行血液保护。

表 4.1　全膝关节置换术多模式围术期方案的标准样式
多模式围术期方案的一般特征——样本
• 术前口服药物：术前数小时服用抗炎和镇痛药
• 术中胃肠外用药：抗炎和止吐药
• 术中麻醉：脊髓注射丁哌卡因（非麻醉剂）和镇静剂（非麻醉剂）
• 术中局部麻醉：关节周围注射（包括镇痛剂 / 麻醉剂）
• 术后疼痛处理方案：
– 计划用药——对乙酰氨基酚，曲马多，酮咯酸
– 按需用药——短效和长效口服麻醉剂
• 避免使用所有胃肠外麻醉剂
• 物理治疗：从手术当天开始，需要的连续的被动范围内活动
• 多模式联合抗凝：阿司匹林，脊髓麻醉，气动加压靴，对于静脉血栓形成（VTE）风险不高的患者建议尽早下床活动

文献中包含许多可证明多模式围术期方案有效性的研究实例。在一项前瞻性随机研究中，Parvataneni 等人[5]比较了接受围术期方案（包括关节周围镇痛剂浸润）的全关节置换术（total joint arthroplasty, TJA）患者与接受更传统一些的方案的 TJA 患者。研究显示，接受膝关节置换的患者有较低剂量的麻醉剂用量和较少的不良反应，而且有较好的早期功能，这些均有统计学意义。Peters 等人[7]进行了一项回顾性研究，其中纳入了在开始多模式围术期镇痛方案之前和之后进行关节置换术的 100 例患者。他们的方案包括：按计划给予口服麻醉剂、环氧合酶 -2 抑制剂，无鞘内麻醉剂、用于 TKA 的股神经鞘内麻醉剂、伤口局部麻醉剂浸润，在手术当天避免患者自控镇痛和物理治疗。他们发现，患者静息时疼痛、阿片类药物用量、活动能力和住院时间均有所改善，具有统计学意义。Skinner 等人[8]也评估了一个围术期方案，其中包括全天候对乙酰氨基酚、罗非昔布、曲马多和地塞米松联合丁哌卡因止痛泵和按需使用阿片类药物（PCA）。结果显示，接受膝关节置换的围术期方案组患者疼痛减轻，麻醉剂用量降低，住院时间缩短，均具有统计学意义。

在另一项随机前瞻性研究中，Fu 等人[9]研究了围术期治疗方案（包括术前和术后口服塞来昔布和曲马多，以及术中关节内注射大剂量吗啡、罗哌卡因、肾上腺素和倍他米松）的有效性。该研究纳入了 100 例患者，结果显示，围术期治疗组患者的疼痛评分较好，恶心和呕吐较少，麻醉剂用量较低，直腿抬高较快且运动范围较大。Lamplot 等人[3]进行了一项包含 36 例接受 TKA 患者的前瞻性随机试验，比较了在伤口闭合前接受关节周围注射（30 ml 0.5% 丁哌卡因，10 mg MSO4，15 mg 酮咯酸）和多模式止痛剂（羟考酮，曲马多，酮咯酸；按需给予麻醉剂）的患者与接受氢化吗啡酮 PCA 的患者的情况。结果显示，接受多模式方案患者的视觉模拟量表（Visual Analog Scale, VAS）得分较低，不良反应较少，麻醉剂用量较低，满意度得分较高，达到物理治疗里程碑较早，均具有统计学意义。

在几乎所有已发表的文献中，膝关节置换术围术期接受多模式方案的患者的疼痛较少，麻醉剂使用较少，下床活动较早，住院时间较短。

最近，已将 TEA 给药添加至膝关节置换术围术期方案中。TEA 是一种抗纤维蛋白溶解剂，可抑制与膝关节置换术相关的失血。其胃肠外施用或手术部位施用已显示可减少关节置换术后的失血和输血。

Alshryda 等人[10] 对有关 TKA 期间使用 TEA 的研究进行了一个 meta 分析。他们对 19 项符合条件的研究进行了综述，评估了 TEA 对失血和输血的影响。他们发现，TEA 的使用可显著降低需要输血的患者比例（风险比 2.56），并使总失血量平均减少 591 ml。作者没有发现深静脉血栓形成（deep vein thrombosis, DVT）或肺栓塞的风险有任何增加。Tan 等人[11] 也对 19 项有关 TKA 期间使用 TEA 的随机对照试验进行了 meta 分析。结果显示，TEA 使术后引流量减少了 290 ml，总失血量减少了 570 ml，每位患者输血次数减少了 0.96 个单位，每位患者输血量减少了 440 ml。TEA 的使用还使需要输血的患者比例下降（相对风险为 0.39）。同样也没有观察到血栓栓塞的风险增加。

重要的是要注意，对于上述多模式方案，相对少量的患者样本量通常足以显示临床结果有统计学差异，揭示了这些方案的巨大有效性。目前仍需进行大量的研究来确定多模式方案的哪些方面是最重要和最有效的。至此，该领域的大多数专家一致认为，这些多模式疼痛治疗方案对膝关节置换术患者的围术期管理是非常宝贵的，并且这些专家已在自己的实践中制订了他们自己的方案。这可以说是膝关节置换术中最重要和最有影响力的最新进展。

微创手术

微创手术最近已成为一个国际上流行的研究课题，引起了外科医师和患者的兴趣。MIS 技术损伤较小的内在含义引起了由外科医师和患者驱动的巨大需求。不幸的是，MIS 技术的有效性背后的早期证据远不及对该技术的兴趣。此外，多模式方案常与 MIS 技术同时应用，这让人们难以辨别是哪种治疗在事实上带来了明显改善。最初认为这些改善是由 MIS 技术带来的。但不幸的是，早期采用 MIS 技术导致许多医疗中心 TKA 的术后并发症发生率增加。

评估 MIS TKA 的前瞻性随机研究一致显示临床相关改善甚微或没有。MIS 一般包括小切口内侧髌旁入路、小切口股内侧肌入路、小切口股内侧肌下入路和保护股四头肌的手术入路（图 4.1A 至 D）。确实已有孤立的研究显示了在测力器上测量到的肌肉力量可能有早期改善；然而，在那些相同的研究中的这些获益并没有转化为临床上相关的功能改善。

Wegrzyn 等人[12] 进行了一项随机前瞻性试验，比较了小切口股内侧肌下入路 TKA 与标准内侧髌旁入路 TKA 的结果。他们将 40 例患者随机分为两组，使用常规问卷 [SF-

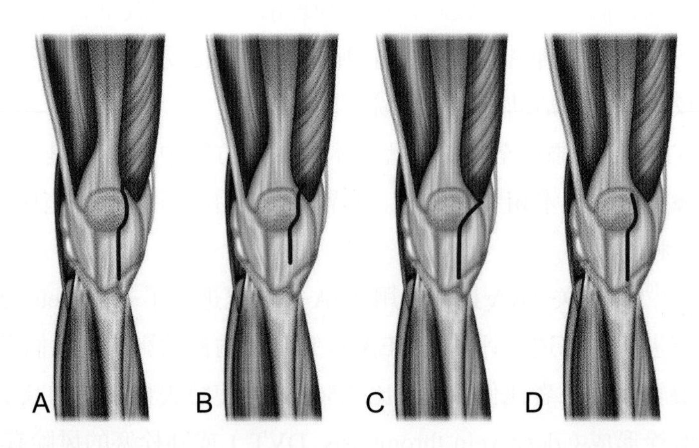

图 4.1A 至 D 全膝关节置换术（TKA）的四种 MIS 入路：（A）小切口内侧髌旁入路；（B）小切口股内侧肌入路；（C）小切口股内侧肌下入路；（D）保护股四头肌的手术入路

12、膝关节协会评分（Knee Society Score, KSS）、膝关节损伤和骨关节炎结局评分（Knee Injury and Osteoarthritis Outcom Score, KOOS）、美国加州大学洛杉矶分校（UCLA）活动评分、患者里程碑活动日记］随访患者的术后即时结果，包括 QOL 测量。他们还评估了大腿肌肉的等长收缩力，并在步行和攀登过程中通过三维（3D）分析评估了步态。尽管 MIS 组患者上楼梯的速度略高，但与传统入路相比，MIS 组并未表现出其他功能优势。Guy 等人[13]还对 MIS TKA 进行了一项前瞻性随机研究，比较了小切口股内侧肌入路与标准内侧髌旁入路的结果。他们对 80 例患者进行了随机分组，并在术后多个时间段进行了评估，以确定各种有效结局指标和住院时间。他们发现，在住院时间或任何功能性结局指标方面没有统计学显著性差异。Lin 等人[14]进行了一项类似的研究，比较了 TKA 保护股四头肌的手术入路与 TKA 内侧髌旁入路。他们对 80 例膝关节进行了随机分组，术后随访了患者的影像学表现、短期等速肌力矩峰值、术后疼痛和功能性结局。他们发现，保护股四头肌的手术入路组术后髋关节 - 膝关节 - 踝关节轴的内翻较多，手术时间较长。此外，在 MIS 组未观察到临床获益，因为短期等速肌力矩峰值、术后疼痛和功能性结局在组间没有差异。

上述研究在大量随机前瞻性研究中是非常典型的，这些研究试图证明 MIS 手术可带来临床获益。不幸的是，MIS 入路非但没有带来临床相关获益，还与影像学结果异常和并发症增加相关。Gandhi 等人[15]进行了一个 meta 分析，比较了 MIS TKA 入路与标准 TKA 入路之间并发症的发生率。他们发现，MIS 组并发症的比值比为 1.58，在统计学上显著增加。KSS 的标准差在两组中相同。作者建议应谨慎使用 MIS TKA。

植入物性能

植入物的进展一直是一个有争议的话题，因为尝试证明一个植入物设计对另一个植物的设计的优越性的努力在很大程度上是不成功的。造成这种困难的一个原因是：需要进行为期 20 年的研究来证明真正的生存差异。另一个原因是：结局的测量指标对于确定一些临床相关结局来说可能不够敏感。因此，尝试证明可以从植入物材料和设计的进展中获益的努力基本没有获得成功。

目前对过去将植入物技术引入 TKA 仍存在许多争议。过去引入市场的移动支承 TKA、内侧枢轴 TKA、针对不同性别的 TKA、氧化锆股骨植入物和高柔韧性 TKA 都曾引起了不同程度的兴趣并获得了不同程度的成功。然而，有关这些技术的前瞻性研究（如有）都未能显示临床相关结局的显著性差异 [16-19]。有意思的是，在过去 20 年中观察到的 TKA 植入物的真正进展相对缺乏，因为许多外科医师认为，自从最初的骨水泥型 TKA 首次出现以来，植入物实际上并未取得什么进展。然而，随着越来越多的尺寸和选择的出现，TKA 无疑是一种更快、重复性更好的手术。

下述植入物技术对于市场来说是相当新颖的，可能会为患者的临床结局带来了改善。

抗氧化剂浸渍聚乙烯

用于膝关节置换术的聚乙烯材料的制造已经历了一系列发展，随着各种成功和失败的尝试，目前我们已拥有了更坚固、更耐磨的持重面（图 4.2）。人们从使用空气中 γ 线灭菌聚乙烯的发展和经验中学到了许多东西——可使植入物随着时间的推移因氧化使其生存

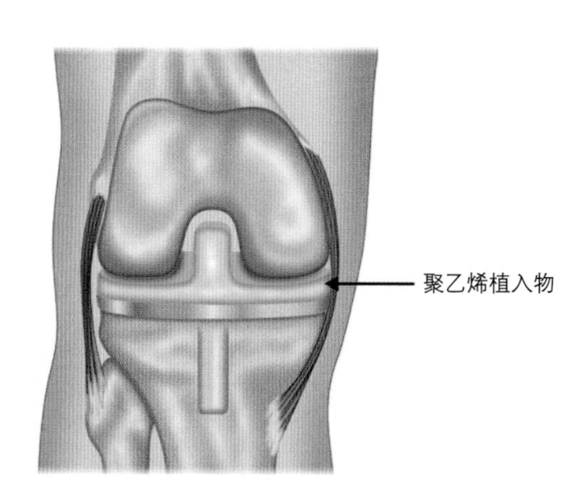

图 4.2　全膝关节置换术——聚乙烯植入物

期缩短。自那时起，用于 TKA 的聚乙烯材料的制造经历了许多次迭代，人们试图开发出一种更坚固、更耐磨的植入物。

该领域的一个最新进展是引入了超高分子量聚乙烯（ultra-high molecular weight polyethylene, UHMWPE）。虽然这种材料具有优异的表面磨损特性，但人们仍担心它可能容易疲劳开裂。许多研究已经显示了 UHMWPE 用于髋关节置换术的优越性；然而，目前对 TKA 患者的长期临床结局尚不清楚。由于担心这些聚乙烯材料在膝关节中的疲劳强度和氧化，许多制造公司现在正在推销浸渍抗氧化剂的 UHMWPE，以提高耐磨性和改善疲劳强度。

Haider 等人[20] 对维生素 E 浸渍（图 4.3）的 UHMWPE 的加速老化后的体内特性进行了研究。他们评估了维生素 E 浸渍的高度交联的 UHMWPE 的氧化、体外强度、抗疲劳裂纹扩展性和磨损性能，并与 γ 惰性灭菌直接模压成型的 UHMWPE（对照）进行了比较。对照材料表现出了较高的氧化性、较高的小冲压机械性能损失和较高的抗疲劳裂纹扩展性损失，而维生素 E 稳定的聚乙烯表现出了极小的变化，并且磨损减少了 73% ~ 86%。Wannomae 等人[21] 也对维生素 E 浸渍的 UHMWPE 的体外特性进行了研究。他们研究了这种材料的耐磨性和抗分层性，并通过往复单向运动与传统 UHMWPE 进行了比较。结果显示，维生素 E 浸渍的聚乙烯的耐磨性得到改善，并且未观察到分层。加速老化未导致材料的磨损和分层改变。作者得出结论：维生素 E 浸渍的聚乙烯能够抵抗分层、磨损和氧化，因此是 TKA 的有前景的材料。目前还需进行临床研究来明确含抗氧化剂的聚乙烯是否为最佳选择。如同任何材料的进展一样，应用中可能会出现意想不到或不可预测的问题而揭示出从未设想过的失败机制。

翻修膝关节置换术的干骺端增强

翻修 TKA 时，股骨远端和胫骨近端的重建可能会非常困难。除了干骺端骨质流失带来的困难外，通常还存在骨质的硬化——会限制在骨质流失区域成功构建骨水泥覆盖层的

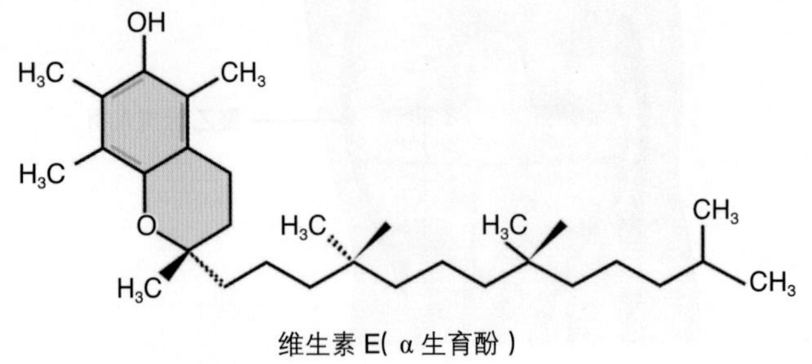

维生素 E(α 生育酚)

图 4.3 维生素 E 的结构（抗氧化剂）

能力。翻修 TKA 的最新进展（正在迅速流行）是采用了大型中心干骺端扩张技术——可以进行非骨水泥型固定。这些技术包括小梁金属（trabecular metal, TM）锥形假体和干骺端套管。大多数进行过翻修的外科医师认为，锥形假体和套管的应用可极大地影响他们在复杂翻修 TKA 中重建骨性解剖结构的能力[22]。

TM 假体有多种形状，适用于胫骨近端或股骨远端。这些锥形假体在干骺端 - 骨干交界处可实现非骨水泥型固定（图 4.4A 至 D），从而为标准骨干翻修 TKA 植入物骨水泥提供一个支撑结构。已有研究报道了这些锥形假体的短期结果，证明哪些看起来是非常可靠的非骨水泥型固定，并且未发现任何意外早期失效的证据[23-24]。此外，似乎应用 TM 锥形假

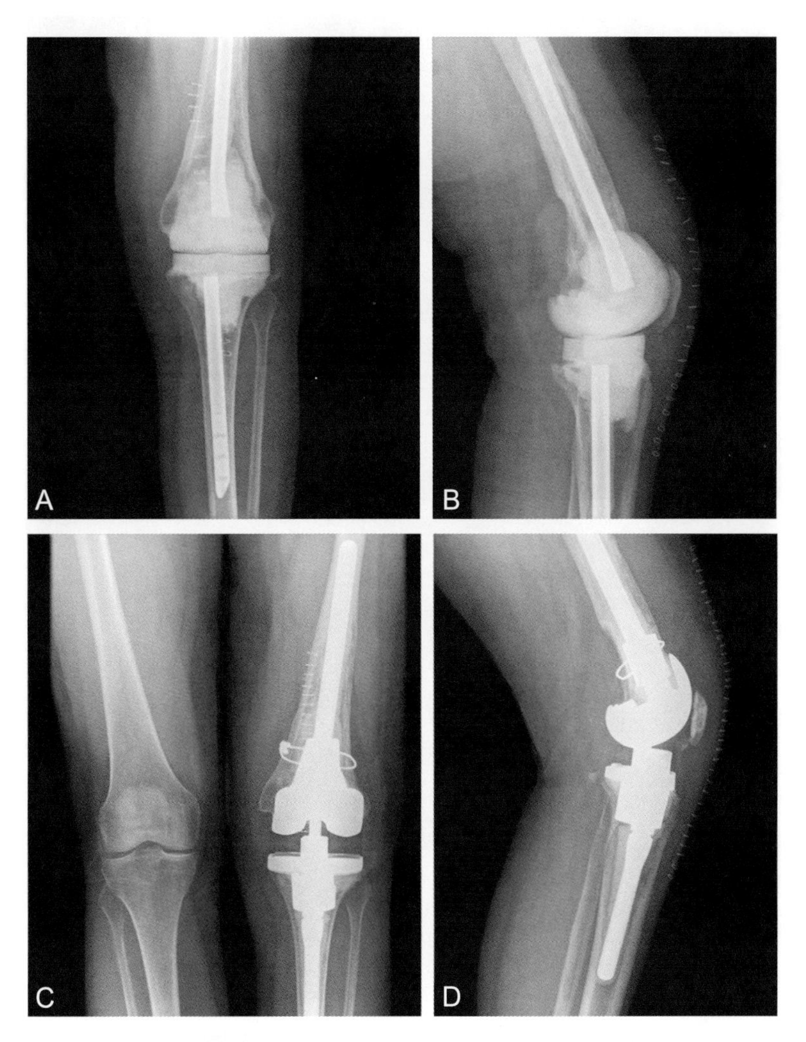

图 4.4A 至 D 小梁金属（TM）锥形假体。（A 和 B）左侧股骨间隔块植入物术前正位和侧位 X 线片；（C 和 D）使用 TM 锥形假体进行左侧股骨再植术术后正位和侧位 X 线片

体的构造在翻修 TKA 之后可表现出较稳定的早期运动模式。Jensen 等人[25]通过一项随机研究设计、采用放射立体测量分析的研究显示，应用 TM 锥形假体的翻修似乎可以带来手术后较规则的迁移模式，这可能意味着较好的长期结果。

干骺端套管（图 4.5A 和 B）是治疗大型干骺端骨缺损的另一种选择。它们在概念上与 TM 锥形假体相似，在植入技术上略有差异。与 TM 锥形假体类似，早期报道显示，它们在实现非骨水泥型干骺端固定方面获得了明显的早期成功[26]。应进行更长期的研究来证明使用锥形假体和套管进行翻修是否会为有显著骨质流失的翻修 TKA 带来生存优势。

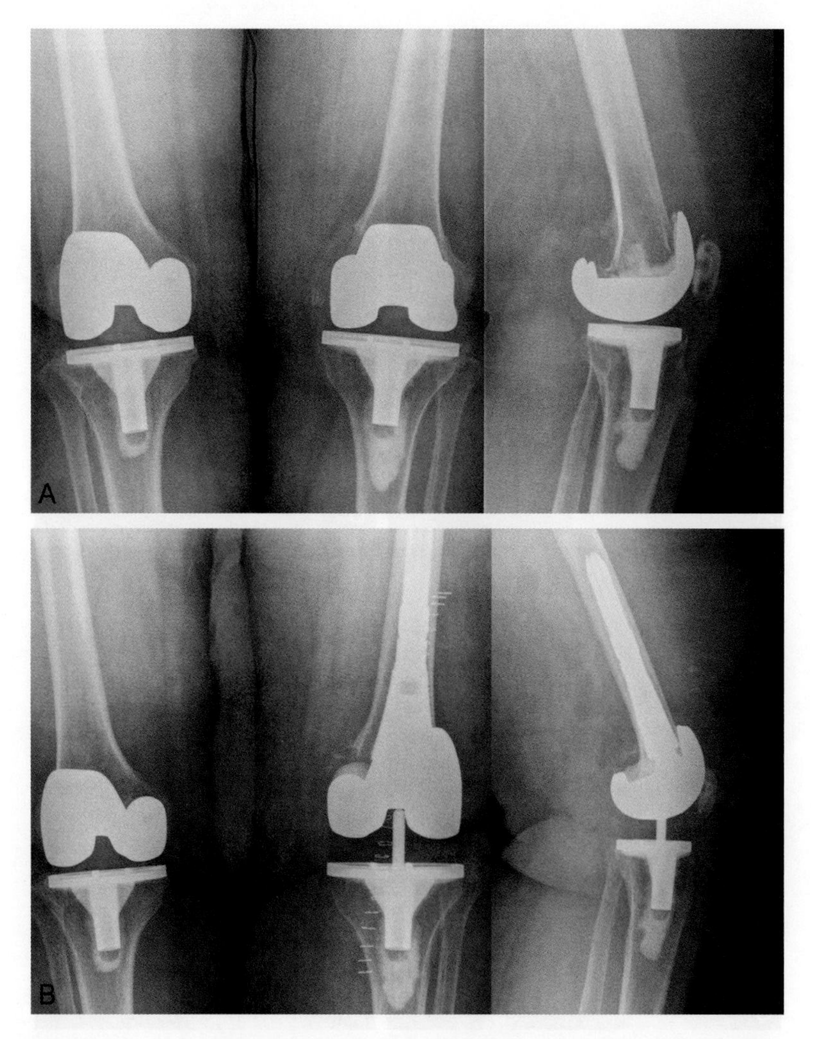

图 4.5A 和 B 干骺端套管。(A)左股骨术前正位和侧位 X 线片显示无菌性松动伴重度股骨骨质流失；(B)使用股骨干骺端套管进行左侧股骨翻修的术后正位和侧位 X 线片

助力外科医师的方法

传统的 TKA 是使用夹具来帮助外科医师完成预期的骨切口。这些夹具是用于帮助外科医师从每个骨骼的主要解剖轴线上将骨组织切下来。历史上，将夹具的切割角度定向为可使骨切口在患者平均机械轴线处与膝关节对齐，从而提供接近肢体的机械轴线的端部对齐。使用夹具还有助于股骨植入物的旋转定位——通常是基于诸如上髁轴线或后髁轴线等解剖特征。

有关 TKA 的文献普遍认为（基于最近的一些支持性证据），将植入物放置在机械轴线 3° 以内的位置可带来最佳结果。因此，已经出现了帮助外科医师实现这种定位的技术，希望比传统夹具系统更为成功。但不幸的是，这些技术显著增加了医疗成本，并且尚未显示临床结果的显著改善。

第一个重要考虑是，这些导航系统是否确实提高了植入物定位的准确性。大多数导航系统需要确定一个基线，为系统提供坐标系。这种基线确定使由外科医师在术中进行或在术前用 3D 成像进行。许多人认为，这个初始校准步骤引入的误差相当于使用传统夹具所带来的误差。虽然文献中存在一些分歧，但大多数研究似乎显示了这些导航系统在定位方面的一些改进，并且具有较少的异常值[27]。最后一个考虑是，“改进的”定位系统是否实际上可带来更好的临床结果。这种考虑可能是最重要的，因为这些系统提供的定位方式的改进实际上可能不会带来临床相关的获益。患者特异性切口导引和机器人技术是相对较新的技术，两者可被视为膝关节置换术中的进展。

患者特异性切口导引

TKA 期间外科医师的最新辅助技术是患者特异性切口导引。术前可使用各种类型的成像（MRI、CT 等）来创建患者膝关节 3D 结构。外科医师或制造公司可使用这种 3D 计算机结构来确定骨切口的最佳位置和角度。尽管对这些选择仍存在争议，但大多数外科医师更喜欢建立一个中性机械轴。一旦在 3D 模型上选择了理论切口，就可以将塑料切口导引制作成适合于骨的外边缘，以为外科医师提供适配切口导引。一旦塑料定制切口导引装置可以贴靠在患者的骨骼上，就可以根据术前 3D 结构定位切槽位置进行骨组织切除。

Barrack 等人[28] 比较了 100 例使用定制切口导引进行的 TKA 与 100 例使用传统方法进行的 TKA 的成本和定位情况。他们的成本分析包括切口导引的直接成本以及由于减少手术时间而节省的成本。他们发现，尽管切口导引因效率提高而使每个病例节省了大约

322 美元，但这种节省却可被 MRI 和切口导引的 1 500 美元的额外成本所抵消。此外，他们尚未发现术后植入物定位方面组间有任何统计学上的显著性差异，这个结果对切口引导可达到更精确定位目的的有效性提出了质疑。Nam 等人 [29] 比较了患者特异性切口导引达到的定位与计算机切口导航的定位，评估了整体对准和异常值。在他们的研究中，41 例膝关节接受了由计算机导航系统进行的 TKA，而另外 41 例膝关节接受了使用了患者特异性切口导引进行的 TKA。作者发现，计算机导航系统在 93% 的膝关节中实现了在机械轴 3° 范围内对准，患者特异性切口导引在 71% 的病例中达到了相同的精度。在另一项研究中，Clark 等人 [30] 评估了 6 位不同外科医师进行的切口导引定位的一致性。这些外科医师同时使用计算机导航系统和定制切口导引来进行 TKA。他们测量了各外科医师之间的相关系数。他们发现，所有测量的参数均显示外科医师之间具有良好相关性，这表明切口导引在宿主骨上在很大程度上可重复定位。此外，他们发现，切口导引定位可确保切骨所需要的高精度（对于大多数所测量的角度，精度＞90%，仅有几度误差）。

尽管定制切口导引因定位和效率方面的潜在改进而着实引发了兴趣，但迄今为止的文献尚未提供对这些产品有效性的一致证明。事实上，许多人怀疑这些切口导引所带来的结果是否比传统夹具更好。鉴于这一技术会给卫生系统带来大量成本，需要进行进一步的研究来证明这种技术的有效性。

机器人技术

机器人辅助 TKA 具有与计算机导航系统和患者特异性切口导引相同的潜在预期效果，即在中线机械轴对准方面达到更高的精确度。机器人技术的应用非常新，可以具有多种潜在性能。虽然已有一些应用机器人技术积极进行骨切除的设想，但也有人已经开发出更为被动的触觉反馈系统，以提醒外科医师警惕相对于计划骨切除的偏差。

Song 等人 [27] 进行了一项随机前瞻性研究，将 50 例机器人辅助植入的膝关节与 50 例以传统方法植入的膝关节进行了比较。作者发现，任何临床相关结果均无差异，两组均显示出类似的结局评分和功能。尽管机器人技术的性能特征可使手术时间平均增加 25 min，但机器人技术植入的 TKA 具有显著较少的定位异常值（0 对 24%）。Lonner 等人 [31] 也在他们的机器人辅助与传统单髁膝关节植入术的对比中比较了机器人辅助手术的准确性。他们研究了 27 例传统的单髁膝关节置换与 31 例机器人技术的单髁膝关节置换。他们发现，机器人辅助植入实现了植入物在所需角度的更一致的定位，特别是在冠状轴上。与计算机导航系统类似，似乎机器人辅助手术增加了手术时间，但减少了对准异常值的数量。

鉴于机器人辅助手术的附加成本，必须最终证明该技术可提供临床相关获益，才能为其使用提供理论依据。因此，需要进行进一步的研究，以了解这些“对准”技术是否能真正影响膝关节置换术后的最终结局。

结论

虽然历来任何关节置换术领域的进展在预期上都被认为是植入物相关的或技术依赖的，但膝关节置换术的最新重大进展与患者围术期管理相关。现在可以明确的是，最可重复的且最显著性的术后结果改变可通过采用围术期多模式方案来实现。

参考文献

1. Hopley CD, Crossett LS, Chen AF. Long-term clinical outcomes and survivorship after total knee arthroplasty using a rotating platform knee prosthesis: a meta-analysis. J Arthroplasty. 2013;28(1):68–77.e1.
2. Vessely MB, Whaley AL, Harmsen WS, et al. The Chitranjan Ranawat Award: Long-term survivorship and failure modes of 1000 cemented condylar total knee arthroplasties. Clin Orthop Relat Res. 2006;452:28–34.
3. Lamplot JD, Wagner ER, Manning DW. Multimodal pain management in total knee arthroplasty: a prospective randomized controlled trial. J Arthroplasty. 2013; In press.
4. Andres BM, Taub DD, Gurkan I, et al. Postoperative fever after total knee arthroplasty: the role of cytokines. Clin Orthop Relat Res. 2003;(415):221–31.
5. Parvataneni HK, Shah VP, Howard H, et al. Controlling pain after total hip and knee arthroplasty using a multimodal protocol with local periarticular injections: a prospective randomized study. J Arthroplasty. 2007;22(6 Suppl 2): 33–8.
6. Barrack RL, Barnes CL, Burnett RS, et al. Minimal incision surgery as a risk factor for early failure of total knee arthroplasty. J Arthroplasty. 2009;24(4): 489–98.
7. Peters CL, Shirley B, Erickson J. The effect of a new multimodal perioperative anesthetic regimen on postoperative pain, side effects, rehabilitation, and length of hospital stay after total joint arthroplasty. J Arthroplasty. 2006;21 (6 Suppl 2):132–8.
8. Skinner HB, Shintani EY. Results of a multimodal analgesic trial involving patients with total hip or total knee arthroplasty. Am J Orthop. 2004;33(2):85–92; discussion 92.
9. Fu PL, Xiao J, Zhu YL, et al. Efficacy of a multimodal analgesia protocol in total knee arthroplasty: a randomized, controlled trial. J Int Med Res. 2010;38(4): 1404–12.
10. Alshryda S, Sarda P, Sukeik M, et al. Tranexamic acid in total knee replacement: a systematic review and meta-analysis. The Journal of Bone and Joint Surgery, British Volume. 2011;93(12):1577-85.

11. Tan J, Chen H, Liu Q, et al. A meta-analysis of the effectiveness and safety of using tranexamic acid in primary unilateral total knee arthroplasty. The Journal of Surgical Research. 2013 Apr 25. PubMed PMID: 23643299.
12. Wegrzyn J, Parratte S, Coleman-Wood K, et al. The John Insall award: no benefit of minimally invasive TKA on gait and strength outcomes: a randomized controlled trial. Clin Orthop Relat Res. 2013;471(1):46–55.
13. Guy SP, Farndon MA, Conroy JL, et al. A prospective randomised study of minimally invasive midvastus total knee arthroplasty compared with standard total knee arthroplasty. Knee. 2012;19(6):866–71.
14. Lin WP, Lin J, Horng LC, et al. Quadriceps-sparing, minimal-incision total knee arthroplasty: a comparative study. J Arthroplasty. 2009; 24(7):1024–32.
15. Gandhi R, Smith H, Lefaivre KA, et al. Complications after minimally invasive total knee arthroplasty as compared with traditional incision techniques: a meta-analysis. J Arthroplasty. 2011;26(1):29-35.
16. Smith H, Jan M, Mahomed NN, et al. Meta-analysis and systematic review of clinical outcomes comparing mobile bearing and fixed bearing total knee arthroplasty. J Arthroplasty. 2011;26(8):1205–13.
17. Mehin R, Burnett RS, Brasher PM. Does the new generation of high-flex knee prostheses improve the post-operative range of movement? A meta-analysis. The Journal of Bone and Joint Surgery, British Volume. 2010;92(10):1429-34.
18. Thomsen MG, Husted H, Bencke J, et al. Do we need a gender-specific total knee replacement? A randomised controlled trial comparing a high-flex and a gender-specific posterior design. The Journal of Bone and Joint Surgery, British Volume. 2012;94(6):787-92.
19. Hui C, Salmon L, Maeno S, et al. Five-year comparison of oxidized zirconium and cobalt-chromium femoral components in total knee arthroplasty: a randomized controlled trial. The Journal of Bone and Joint Surgery, American Volume. 2011;93(7):624-30.
20. Haider H, Weisenburger JN, Kurtz SM, et al. Does vitamin E-stabilized ultrahigh-molecular-weight polyethylene address concerns of cross-linked polyethylene in total knee arthroplasty? J Arthroplasty. 2012;27(3):461-9.
21. Wannomae KK, Christensen SD, Micheli BR, et al. Delamination and adhesive wear behavior of alpha-tocopherol-stabilized irradiated ultrahigh-molecular-weight polyethylene. J Arthroplasty. 2010;25(4):635–43.
22. Haidukewych GJ, Hanssen A, Jones RD. Metaphyseal fixation in revision total knee arthroplasty: indications and techniques. J Am Acad Orthop Surg. 2011; 19(6):311–8.
23. Derome P, Sternheim A, Backstein D, et al. Treatment of large bone defects with trabecular metal cones in revision total knee arthroplasty: short term clinical and radiographic outcomes. J Arthroplasty. 2013; In press.
24. Villanueva-Martínez M, De la Torre-Escudero B, Rojo-Manaute JM, et al. Tantalum cones in revision total knee arthroplasty. A promising short-term result with 29 cones in 21 patients. J Arthroplasty. 2013; 28(6):988–93.
25. Jensen CL, Petersen MM, Schroder HM, et al. Revision total knee arthroplasty with the use of trabecular metal cones: a randomized radiostereometric analysis with 2 years of follow-up. J Arthroplasty. 2012; 27(10):1820–6.e2.

26. Alexander GE, Bernasek TL, Crank RL, et al. Cementless metaphyseal sleeves used for large tibial defects in revision total knee arthroplasty. J Arthroplasty. 2013;28(4):604-7.
27. Song EK, Seon JK, Yim JH, et al. Robotic-assisted TKA reduces postoperative alignment outliers and improves gap balance compared to conventional TKA. Clin Orthop Relat Res. 2013;471(1):118-26.
28. Barrack RL, Ruh EL, Williams BM, et al. Patient specific cutting blocks are currently of no proven value. The Journal of Bone and Joint Surgery, British Volume. 2012;94(11 Suppl A):95-9.
29. Nam D, Maher PA, Rebolledo BJ, et al. Patient specific cutting guides versus an imageless, computer-assisted surgery system in total knee arthroplasty. Knee. 2013;20(4):263-7.
30. Clark G, Leong A, McEwen P, et al. Intra-operative reliability of ShapeMatch cutting guide placement in total knee arthroplasty. Comput Aided Surg. 2013; In press.
31. Lonner JH, John TK, Conditt MA. Robotic arm-assisted UKA improves tibial component alignment: a pilot study. Clin Orthop Relat Res. 2010;468(1): 141-6.

第5章

Frank G Alberta 和 Michael A Kelly

运动医学最新进展

十年来，运动医学研究在大部分时间内是相对可预测的，专注于修复构造体强度、刚度和循环载荷的生物力学研究是常态。例如，大部分研究时间和精力是用在开发“修复”前交叉韧带（anterior cruciate ligament, ACL）破裂或远端二头肌撕裂的最佳方式上。

这些研究虽然对整体知识而言是有价值的，但对于临床医师管理患者的方式几乎没有帮助。最近，多位作者已专注于临床结局的研究，甚至进行了较大规模的系统评估和meta分析来研究临床结局。此外，美国骨科医师学会（American Academy of Orthopaedic Surgeons, AAOS）已经开始依靠这类研究来制定最新的治疗指南。最近这些研究中有许多已发表在运动医学文献中。他们的影响力已经开始改变软组织损伤患者的治疗方式。

同所有医学领域一样，另一个主要趋势是对软组织修复生物增强的探索。基于细胞的治疗在肌腱和韧带的愈合中可能起重要作用，并且人们正在充分探索这些可能性。随着人们越来越重视相对价值和临床效果，最有效的治疗方法也需要是最高效的。在过去十年中，致力于研究这些课题的研究数量激增。事实上，2000年时，在Pubmed上搜索“富血小板血浆（platelet-rich plasma）”查询到的条目就有202个。到2012年，查询到的条目数量增加至568个。

膝关节

内侧髌股韧带重建

运动员的膝关节症状来源常涉及髌骨。尽管髌股关节疼痛最常见，但可引起急性和慢性髌骨脱位的髌骨不稳定仍然是一种致残性疾病，特别是在年轻运动员中。据报道，原发性髌骨脱位的发生率为5.8例/10万[1]。非手术治疗后的复发性髌骨脱位[2]的发生率可能为15%～44%[1]。多年来，人们提出了100多种解决髌股关节不稳定的手术方法。这些方法包括软组织手术方法和骨手术方法，以重新调整髌骨的位置。

据报道，内侧髌股韧带（medial patellofemoral ligament, MPFL）是限制外侧髌骨脱位的主要软组织 [2]。MPFL 总是伴随着髌骨脱位而受损。尽管有人提出了直接修复 MPFL 的建议，但 MPFL 的重建更受青睐 [3-4]。已经报道了多种用于重建 MPFL 的外科技术，这些外科技术通常采用半腱索或股薄肌腱移植方法。目前外科医师对这些手术技术仍未达成共识。一些手术细节仍存在争议，如移植物选择、移植物张紧的膝关节屈曲角度、固定方法以及骨隧道的使用。所有人一致同意的是，相对等距移植对于得到令人满意的临床结果至关重要。

在有髌骨不稳定的患者中，MPFL 重建的成功率极高 5。然而，惊人的高并发症发生率似乎与这一手术相关。在过去 2 年中，有几篇文章对报道这一手术的并发症的研究进行了全面综述 [6-7]。这些综述还强调了可能是手术技术的变异性导致了这些并发症。

Howells 等人报道了一项对一个大型医疗中心的 MPFL 重建病例进行研究的前瞻性结果评估 [5]。他们报道了有关 193 例患者中的 211 例 MPFL 重建，平均随访时间为 16 个月。手术是通过单个髌骨和股骨隧道、利用同侧半腱索进行自体移植的，目的是实现等距移植。结果显示，没有复发脱位，90% 的患者对手术满意，并发症发生率出奇地低。既往膝关节手术（尤其是涉及髌股关节腔的手术）与预后较差相关。

Shah 等人回顾了有关 MPFL 重建并发症和 MPFL 重建失败研究的文献 [8]。与 Howells 等人报道的结果不同，他们报道，25 篇论文中 MPFL 重建的并发症发生率平均为 26.1%，并发症包括髌骨骨折、临床体检时髌骨不稳定、膝关节无法屈曲、固定物导致疼痛和伤口。发生这些并发症的患者中有许多接受了额外的手术。大部分并发症包含复发性髌骨恐惧和半脱位。他们观察到，与使用缝合技术相比，使用隧道技术的总体的并发症有所增加。然而，髌骨不稳定症状的发生率升高与重建中的缝合技术相关。有些时候，在髌骨中应用隧道与髌骨骨折相关。对于采用对接技术、锚定或将软组织附着在髌骨上的手术，没有发生过骨折的报道。最近，Parikh 等人报道了一项对接受 MPFL 重建的较年轻患者进行的大型病例研究 [7]。他们对 154 例平均年龄为 14.5 岁的患者的 171 例膝关节进行了分析，该研究平均随访时间为 16.2 个月。大多数病例使用同侧股薄肌移植进行 MPFL 重建时没有进行外侧释放；在髌骨和内侧股骨髁采用了骨隧道，目的是获得等长移植；对股骨生长板根据需要予以保护。结果显示，在 16.2% 的病例中观察到了并发症，其中大多数被视为重大并发症。作者认为，47% 的并发症是由手术技术错误导致的，这些患者中有许多需要进行额外的手术或膝关节手术。MPFL 重建后无法屈曲是 Shah 和 Parikh 报道一个重要的共同问题，有很大比例的患者需要进行膝关节手术 [7-8]。目前大多数文献都强调，尽管 MPFL 重建在预防髌骨不稳定方面已取得成功，但其并发症发生率仍然很高。显然，对于获得临床成功和尽量减少术后并发症，实现重建移植物相对等距的合适手术技术是至关重要的（表 5.1）。这种手术可用于具有开放生长板的较年轻患者。

单束 ACL 重建和双束 ACL 重建

有关解剖双束 ACL 重建与单束技术的优越性的争论仍在继续，且远未有定论。单束 ACL 重建技术通常被描述为经胫骨隧道技术或解剖技术，应用的是股骨隧道的前内侧入口。比较双束技术与单束技术的早期研究应用了传统的非解剖小腿单束手术。然而，最近，ACL 重建的解剖单束技术正在受到青睐。在这些手术中，通过 ACL 重建恢复后外侧稳定性的重要性也受到了重视 [9]。

表 5.1　内侧髌股韧带（MPFL）重建的常见并发症及其典型原因 [7]

MPFL 重建的潜在并发症和治疗建议		
并发症	技术失误 / 原因	治疗建议
髌骨骨折	隧道过大 隧道完全穿过髌骨	股薄肌移植 考虑单个内侧隧道
复发性不稳定	前路或近路隧道位置不正	通过 X 线透视来确认隧道位置 用 Beath 导针和骨缝检查等距线
	漏诊运动过强或全身性疾病	考虑同种异体移植重建和基因筛查
髌骨关节病	移植物张力过大	固定在 45° 屈曲，不要牵拉移植物 测试一个象限的外侧平移
	内侧过度牵拉移植物	避免外侧放松
骨骺阻滞 / 损伤	股骨隧道太靠近近端或陷入骺板	应用 X 线透视确认股骨隧道的位置处于骨骺的远端

Hussein 等人进行的一项 1 级研究比较了解剖双束、解剖单束和经胫骨单束 ACL 重建 [10]。这项前瞻性研究是将 320 例患者随机分入这三个重建组，其中，对 281 例患者进行了分析，平均随访时间为 51.5 个月。Lachman 试验和轴移试验评估均显示，解剖单束 ACL 重建的稳定性比经胫骨手术更好；解剖双束 ACL 重建显著优于解剖单束 ACL 重建（图 5.1 和 5.2）。他们强调了解剖重建 ACL 的重要性。芬兰的 Suomalainen 等人最近进行的两项研究评估了单束和双束 ACL 重建技术，随访时间为 2 年和 5 年 [11-12]。他们的主要发现是：2 年评估时和 5 年评估时中均发现，单束技术移植物破裂的发生率较高。2 年时，有 7 例接受单束技术和 1 例接受双束技术的患者发生了移植物破裂；5 年时，又有 4 例接受单束技术的患者发生了移植物破裂。有意思的是，两次随访均未发现膝关节评分或稳定性方面的显著差异。此外，5 年时骨关节炎的发生率也相似。

作者认为，关于双束 ACL 重建与单束 ACL 重建的总体优越性（包括膝关节骨关节炎发生率）问题仍未得到解决。在首次手术中，特别是在翻修 ACL 重建中，双束手术的复

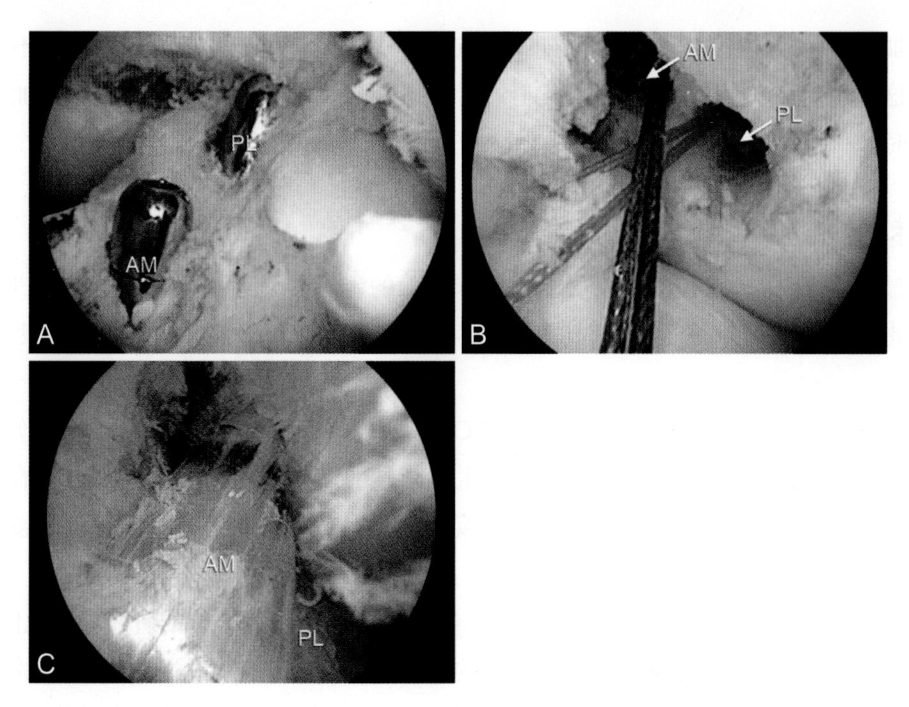

图 5.1A 至 C　双束 ACL 重建的关节镜图像，包括胫骨隧道（A）、股骨隧道（B）和完成的移植（C）（AM：前内侧；PL：后外侧）

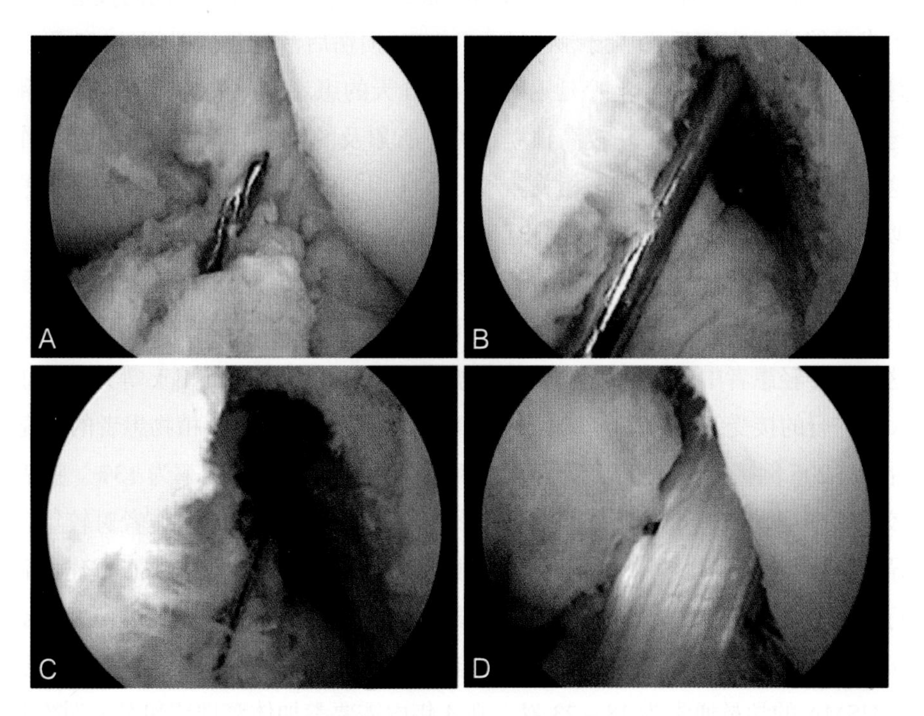

图 5.2A 至 D　单束 ACL 重建的关节镜图像，包括胫骨隧道定位（A）、股骨隧道定位（B 和 C）和完成的移植（D）

杂性增加使这一争论更大。通过额外的骨隧道，翻修 ACL 可能需要分期手术而不是单次完成。这些翻修 ACL 手术可能需要隧道的骨移植，特别是当有任何相关的隧道加宽和延迟重建时。

骨骼未成熟 ACL 损伤

在过去 10 年中，骨科医师在骨骼发育未成熟的患者中已遇到越来越多的 ACL 损伤。最近，由于全年参与单一运动的时间增加，有更多的具有开放生长板的青少年发生 ACL 撕裂。

参与各级体育竞赛的女性人数增加和 ACL 撕裂发生率增加是青少年 ACL 损伤增加的原因。由于使用标准 ACL 重建技术会增加生长紊乱的风险，在这组患者中制定治疗决策很困难。尽管骨骼成熟后进行延迟手术可避免生长紊乱问题，但有发生半月板撕裂或软骨损伤的风险。这些与长期骨关节炎相关。

Lawrence 等人回顾了一项对 ACL 重建时年龄≤14 岁的患者进行的研究[13]。他们指出，手术治疗延迟超过 12 周与内侧半月板撕裂的程度增加以及外侧和髌股软骨损伤的等级增加相关。这些病变已知可影响骨关节炎的发作。Dumont 等人报道了另一个对儿科 ACL 损伤患者的治疗的优秀综述，评估了延迟手术重建的结果[14]。该综述包含 2005—2011 年间进行了 ACL 重建的 370 例儿童患者。与 Lawrence 等人的报道相似，他们报道，对这些患者延迟手术可能造成有害后果。该综述显示，ACL 损伤后治疗延迟时间＞150 天的患者其内侧半月板撕裂的发生率高于治疗延迟时间＜150 天的患者；此外，患者的年龄和体重增加分别与内侧半月板撕裂发生率较高独立相关。所累及的膝关节骨关节炎早期发作的不良后果与这些半月板撕裂和软骨损伤相关。尽管存在相关的生长板问题，但稳定这些受伤的膝关节似乎可能是有益的。

对于 ACL 重建移植物类型的选择，对较年轻的活跃运动员与对较年长的运动员可能不同。由于移植物制备技术（如放疗和化疗）的可变性，同种异体移植研究可能难以比较。最近，在这些较年轻患者中应用同种异体移植物引起了一些关注。Van Eck 等人回顾了一项在匹兹堡大学进行的接受解剖单束和双束 ACL 重建与接受同种异体移植物患者的研究[15]。在这项研究中，206 例接受重建的患者中有 27 例移植失败，总体失败率为 13%。患者的年龄较小、较早返回运动和体重较高与移植失败发生率增加相关。因此，作者对较年轻患者应用同种异体移植物提出了质疑，并且提出了对应用同种异体移植物的 ACL 重建术后康复和早期进行体育活动的修改建议。Pallis 等人最近在美国陆军军官学校（United States Military Academy, USMA）进行了一项研究，评估了自体移植物和同种异体移植物 ACL 重建的存活情况[16]。USMA 的学员通常为 18～23 岁，在 4 年内需要参加体育训练和军事训练课程。这项研究提供了一个可以进行评估的年轻同质组。自体移植物包括骨 - 髌骨肌腱骨和腘绳肌腱移植物。122 例 ACL 膝关节中有 20 例失败，其中 16 例同种异体移植物中有 7 例失败，失败率为 44%。进入 USMA 时已有同种异体移植物的学员其移植失败的可能性比接受自体骨 - 髌骨肌腱 - 骨移植物的患者高 7.7 倍。新出现的数据表明，在年轻运动员患者中须谨慎使用同种异体移植物。过早重新开始体育运动也是一个问题。尽管患者急于在 6 个月内恢复训练，但 ACL 移植物的长期成熟可能需要谨慎对待，以防止出现文献中所述的再次损伤。

ACL 重建的长期结果

对 ACL 重建患者进行的长期随访研究开始出现。这些病例研究已就移植物类型、外科手术和重建时的共存损伤对发生膝关节骨关节炎的影响进行了比较分析。Li 等人回顾了 249 例接受单束非解剖 ACL 重建的患者，其平均年龄为 7.8 岁[17]。这项研究的重点是评估这一手术后骨关节炎的患病率和预测因素。发生骨关节炎的主要预测因素为：先前的内侧半月板切除术、2 级或 2 级以上的内侧软骨形成、随访时间和高体重指数（body mass index, BMI）。腘绳肌腱移植物的使用是抑制影像学骨关节炎发展的重要保护因素（表 5.2）。

表 5.2　影响影像学膝关节骨关节炎（OA）发展的术前、术中和术后因素

前交叉韧带（ACL）重建后影像学膝关节 OA 发展的相关因素		
术前变量	术中变量	术后变量
BMI	2～4 级内侧软骨形成	随访的时间长度
男性	2～4 级内侧软骨形成	需要翻修
既往内侧或外侧半月板切除术	并发内侧半月板切除术	
	非腘绳肌肌腱移植物（BTB 或异体）*	

* 腘绳肌腱自体移植物对OA的发生具有显著的保护作用

目前有几项研究对不同移植物的 ACL 重建进行了长期随访研究。但这些研究由于涉及半月板和相关软骨损伤的共存损伤而难度较大。Leys 等人曾尝试通过仅包含不涉及显著半月板损伤和关节软骨损伤的 ACL 重建来尽量减小这些共存损伤的效应[18]。他们报道了使用腘绳肌腱和骨 - 髌骨肌腱 - 骨自体移植物进行 ACL 重建的随访时间为 15 年的病例研究。他们也报道了该研究患者在随访时间为 10 年时的结果。研究显示，两种移植物在症状和功能方面都取得了良好的临床结果。然而，两组的移植物断裂和对侧 ACL 断裂的发生率均较高。29% 的腘绳肌腱和 32% 的髌骨肌腱重建的膝关节发生了移植物断裂或对侧 ACL 损伤。非理想状态的隧道植入和男性与移植物破裂增加相关。长期研究发现，与使用髌骨肌腱移植物组相比，使用腘绳肌腱移植物组临床结果较好，影像学骨关节炎发生

率较低。Sajovic 等人报道了一项单一外科医师病例研究，比较了 32 例使用腘绳肌腱和髌骨肌腱移植物的 ACL 重建患者随访时间为 11 年的结果 [19]。在这项评估中，两组均具有良好的主观结果和客观稳定性。有意思的是，髌骨肌腱组显示出枢轴转移试验阳性频率较高，且骨关节炎患病率较高。两组的移植失败率无显著差异。

ACL 重建后长期骨关节炎是其他几篇报道的重点。Ahn 等人回顾了一组接受骨 - 髌骨肌腱 - 骨移植物 ACL 重建患者的结果，随访时间为（10.3%）1 年 [20]。结果显示，发生于内侧、外侧和髌股关节的骨关节炎发生率分别为 30.7%、9.3% 和 7.6%。再次说明，骨关节炎的预测因素包括半月板部分切除术和较高的体重。尽管骨关节炎的发病率很高，但大多数患者表现出良好的临床结果。Murray 等人还报道了应用骨 - 髌骨肌腱 - 骨进行 ACL 重建的长期随访研究，随访时间为 13 年 [21]。结果显示，X 线片膝关节骨关节炎异常或高度异常的发生率为 33%。影像学结果不良与手术时半月板或软骨损伤相关。这些患者的临床稳定性参数与国际膝关节文献委员会（International Knee Documentation Committee, IKDC）影像学分级没有关联。

对 ACL 重建后进行的这些长期研究显示，无论移植物选择为何，都有显著的骨关节炎发病率。半月板或关节软骨的相关损伤是骨关节炎发生的重要预测因素 [22]。在 ACL 重建时对这些相关损伤进行的处理（如半月板修复）可减少将来发生骨关节炎的发生风险。应用骨 - 髌骨肌腱 - 骨移植物进行的 ACL 重建其骨关节炎的发生率较高。

富血小板血浆——髌骨肌腱炎

富血小板血浆（platelet-rich plasma, PRP），作为一种治疗肌肉骨骼疾病的方法，在过去 5 年中受到了广泛关注。一直以来，PRP 对治疗膝关节运动障碍的有效性评估难度大。人们已经提出通过引入高含量的生长因子促进局部组织修复来促进肌腱愈合进而用 PRP 来治疗慢性髌骨肌腱炎的理论。Vetrano 等人最近进行的一项研究比较了应用该 PRP 方案与应用体外冲击波疗法（extracorporeal shock wave therapy, ESWT）治疗髌骨肌腱炎的已被认可的方案。据报道，ESWT 对治疗髌骨肌腱炎有效，约 75% 的患者显示有显著改善 [23]。该研究将 46 例有髌骨肌腱炎的运动员随机分为两个治疗组，一组在 2 周内应用超声引导进行两次自体 PRP 注射，另一组进行 3 次 ESWT，两组在年龄、性别、运动参与度和治疗前临床状况方面是同质的。结果显示，虽然两组均显示症状有明显改善，但 PRP 组的改善在随访时间为 6 个月和 12 个月时均显示明显优于 EWST 组。在随访时间为 6 个月，PRP 组满意率为 82.6%，在 12 个月时达到 91.3 %；EWST 组的满意率则从 6 个月时的 65.2% 降至 12 个月时的 60.8%。由此可见，使用 PRP 治疗髌骨肌腱炎效果更好。

肩关节

不稳定手术失败预测

运动员肩关节不稳定是一个常见问题，可导致比赛失败和练习时间明显减少。随着时间的推移，对创伤性肩关节前部不稳定患者的治疗方案一直在不断演变。虽然开放式 Bankart 修复是多年来的治疗标准，但关节内镜术的兴起以使人们更倾向于使用微创技术来修复前部囊状复合体。然而，DeBeer 和 Burkhart 对关节镜 Bankart 修复（arthroscopic Bankart repair, ABR）的有效性提出了质疑，特别是当面对关节盂或肱骨骨量丢失这些问题时 [24]。DeBeer 和 Burkhart 进行的具有里程碑意义的研究显示，术前有骨量丢失显著的进行接触型运动的运动员的复发率高达 89%，骨量大量丢失患者的复发率为 4%，碰撞型患者的复发率为 7%。

预测 ABR 术后哪些患者可能复发以及对这些患者的适当治疗一直是运动医学外科医师非常感兴趣的领域。2007 年，Balg 和 Boileau 开发了不稳定严重程度指数评分（Instability Severity Index Score, ISIS）作为实现该目标的一个工具 [25]（表 5.3）。作者确定了六种复发危险因素，并建立了一个回顾性 10 分制的评分体系。ISIS＞6 分与 70% 的复发风险相关。最近，Rouleau 等人评估了 114 名患者，以确定 ISIS 的有效性和可靠性 [26]。观察者之间的可靠性非常高，更高的分数与更复杂的手术相关。作者的结论是：ISIS 的评估肩关节前部外伤不稳定的分级方法，但是，它与生活质量测量不相关，只能用于指导手术决策的制定。

表 5.3 不稳定严重程度指数评分（ISIS）作为实现这一目标的工具 [23]

不稳定严重程度指数评分	
标准	得分
年龄＜20 岁	2
对抗性体育运动	1
竞技性体育运动	2
过度松弛	1
正位 X 线片上关节盂轮廓消失	2
外旋可见 Hill-Sachs	2

Hill-Sachs 畸形的关节镜填充术

上述发现已使开放式技术再次兴起，并且使人们对治疗创伤性不稳定的较复杂手术产生了兴趣。从 Burkhart 和 Debeer 开始 [24]，Bristow-Latarjet 手术已成为治疗关节盂骨量丢失患者的一种常用方法，甚至作为一种首次外科干预。对肱骨头缺陷（即 Hill-Sachs 畸形）的治疗的研究兴趣也有所增加。Purchase 等人是最早描述通过填充关节囊和冈下肌肌腱来对 Hill-Sachs 缺陷（Hill-Sachs defect, HSD）进行关节镜“填充术”治疗的作者之一[27]（图 5.3A 至 C）。当外旋 X 线片上有可见的 Hill-Sachs 病变时，推荐使用填充术作为 ABR 的辅助手段[25]，后者具有作为关节镜手术的额外益处，所需的额外手术创伤极小。

最近进行了生物力学研究以确定 Hill-Sachs 填充术（Hill-sachs remplissage, HSR）的有益效果。在西安大略大学进行的研究比较了 HSR 技术以及 HSR 与治疗 Hill-Sachs 缺陷的其他已认可的治疗方法[28-30]。这些研究表明，Hill-Sachs 病变率为 15% 时，与单独使用 ABR 相比，HSR 没有增加稳定性[30]。所有患者的 Hill-Sachs 畸形用 30% 或 45% HSR 进行了处理[28-30]。此外，他们发现，HSR 组的关节硬度显著增加，而且内收时的伸展和内旋显著减少，外展时无此现象。Elkinson 等人[27]发现，不论使用哪种技术（即在缺陷处放置缝合锚钉的具体位置），HSR 均导致关节硬度显著增加，程度超过单独使用 ABR。作者告诫，不要穿过冈下骨在内侧放置缝合线，因为这种技术会导致最大程度的关节僵硬和运动范围受限。

临床研究已证实了实验室有关填充术的结果。Boileau 等人[64]评估了 47 例术后 2 年接受 ABR 和 HSR 联合治疗的患者。结果显示，其中 1 例发生复发脱位（2%）。平均外旋缺损为 8°，90% 的患者能恢复运动。Franceschi 等人[31]和 Nourissat 等人[32]比较了 ABR

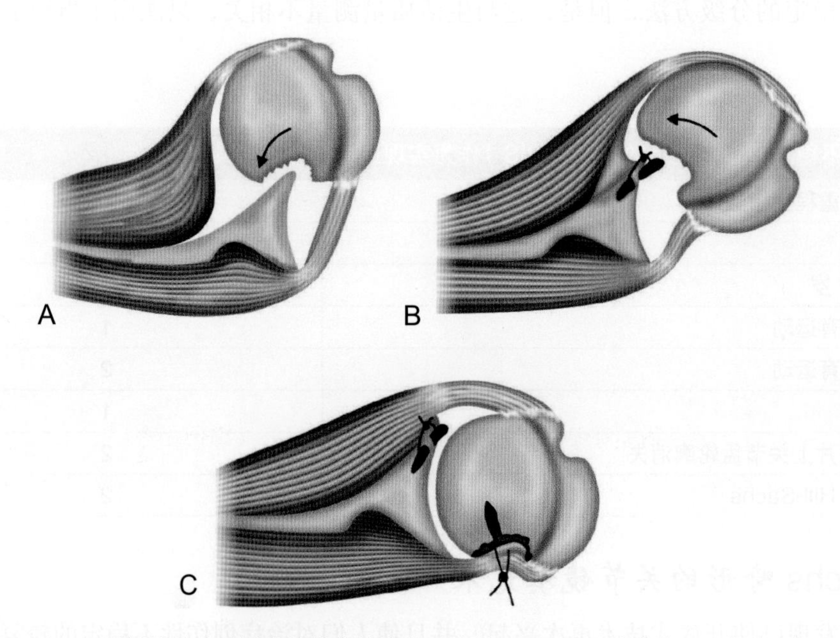

图 5.3A 至 C （A）后侧肱骨头对侧前关节窝的撞击造成的 Hill-Sachs 缺陷（HSD）;（B）Bankhart 修复本身并不能阻止 HSD 发生;（C）对 HSD 进行冈下肌填充术可恢复稳定性

联合 HSR 与单用 ABR 的研究。结果显示，他们的复发率相似，均较低。在一项意大利研究中，对 25 例患者进行了 2 年随访比较，HSR 组中无复发，单用 ABR 组中有 5 例（20%）复发。在一项法国研究中，在最低 27 个月随访时，HSR 组和单用 ABR 组两组的复发率均为 6.25%。这两项研究在任何时间点均未显示各组之间的运动范围有显著差异。上述三项研究的随访均应用了计算机断层扫描（CT）关节造影或磁共振成像（MRI），并在所有患者中均观察到了在缺损中冈下肌肌腱愈合。另有一项研究尝试了量化 Hill-Sachs 缺陷在填充术前后的量[33]。8 个月时进行的 MRI 评估显示，11 例接受 HSR 的患者的缺损填充率为 75% ~ 100%，未发现冈下肌有明显损伤，且肌腱病和萎缩率较低。

上唇盂前后撕裂的治疗和恢复运动

上唇盂和近端肱二头肌的治疗在不断发展。在美国，进行上唇盂前后（superior labrum anterior to posterior, SLAP）修复的修复率一直在稳步上升[34-35]。Zhang 等人报道，在 20 ~ 29 岁患者中，进行 SLAP 修复的修复率为 29.1/10 000。在美国骨外科委员会第二部分候选病例中，在所有报道的肩关节病例中，有 9.4% 的病例为进行 SLAP 修复。但作者认为这个数字比文献支持的高 3 倍[34]。这引起人们了对骨科住院医师和研究人员教育水平的关注。另外，值得关注的是，最近完成的多项临床研究表明，SLAP 修复后运动员（特别是那些进行过肩运动的运动员）恢复到之前比赛水平的能力受到质疑。

Brockmeier 等人回顾了 47 例有孤立性症状性Ⅱ型 SLAP 撕裂的病例[36]。在 2.7 年随访时，患者报告的满意率很高（平均 9/10），87% 的患者自我评级为良好或优秀。值得注意的是，对于因创伤性病因导致 SLAP 撕裂的运动员而言，患者报告的平均满意率显著较好。总体而言，34 例患者中有 25 例（74%）患者能恢复到之前的运动水平，而 71%（20/28）的过肩运动的运动员能够恢复到之前的运动水平。然而，12 例遭受离散创伤事件的运动员中有 11 例（92%）恢复到之前的运动水平。作者还观察到 4 例需要返回手术室的难治性僵硬病例。

Frank 等人进行了另一项回顾性研究，分析了与 SLAP 修复失败相关的预后因素[37]。在回顾的 62 例患者中，10 例患者（16.2%）未达到他们的标准［美国肩肘外科医师评分（American Shoulder and Elbow Surgeons Score, ASESS）＜50 或翻修手术］。他们发现，年龄＞40 岁、吸烟、饮酒和糖尿病与 ASESS＜50 显著相关。O'Brien 测试、Speed 测试以及体格检查中二头肌沟疼痛也与 ASESS 较低相关。在翻修手术中，年龄＜20 岁以及进行过肩运动是影响预后的重要因素。作者建议，哪些患者适用 SLAP 修复术应根据预后因素慎重选择。

Boileau 等人对 35 个月内进行手术治疗的Ⅱ型 SLAP 撕裂的 25 例患者进行了研究[38]。他们比较了接受关节镜修复作为首次治疗方法的 10 例 SLAP 撕裂患者与接受肱二头肌腱固定术作为首次治疗方法的 15 例 SLAP 撕裂患者。修复组的 Constant 评分改善至 83 分，肌腱固定组改善至 89 分。修复组中 60% 的患者由于无法恢复运动或有持续性疼痛而感到失望，而肌腱固定术组中 93% 的患者对治疗感到满意或非常满意。修复组 10 例患者中仅有 2 例可恢复到之前的运动水平，其余 8 例患者中有 4 例进行了肌腱固定翻修，并完全恢复了运动。队列间年龄有显著差异，肌腱固定组年龄较大（52 岁对 37 岁）。

一个对美国加利福尼亚州圣地亚哥海军医疗中心接受Ⅱ型 SLAP 撕裂修复的 179 例患者进行的前瞻性分析报道，失败率为 36.8%（流程图 5.1）[39]，其中失败的定义为：ASESS＜70 分，且无法恢复到全面的军事任务和体育运动 [39]。整个队列的西安大略肩关节指数（Western Ontario shoulder index, WOSI）、单次评估数值评估（Single Assessment Numeric Evaluation, SANE）和 ASESS 结果均显著改善。与失败相关的唯一因素是年龄＞36 岁（66 例失败病例中 51 例年龄＞36 岁）。50 例翻修患者中，42 例进行了肱二头肌固定术，4 例进行了腱索断裂术，4 例进行了关节内清创术。

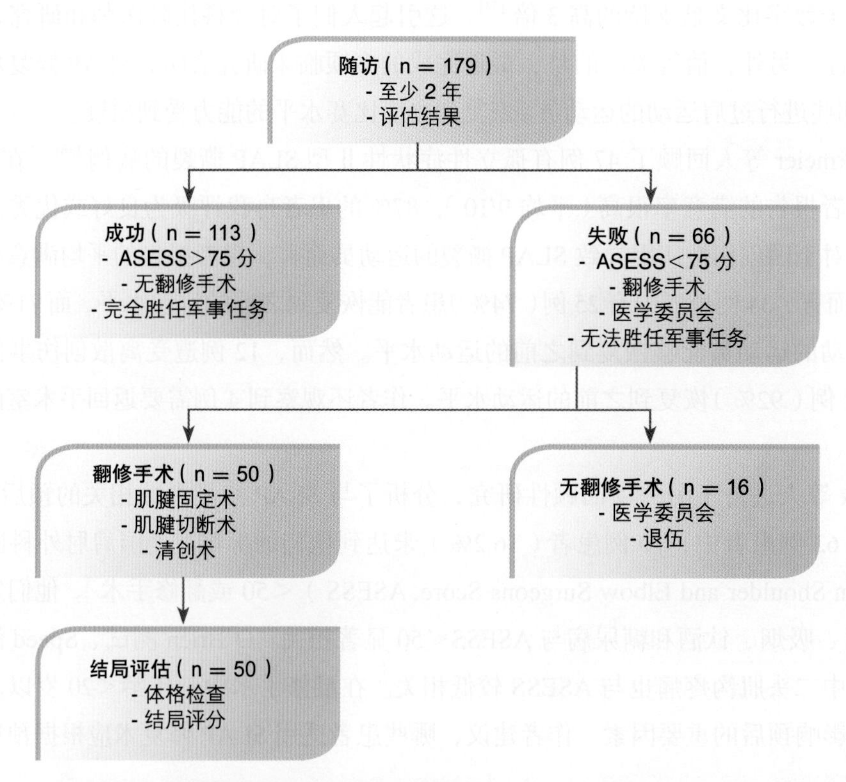

流程图 5.1 一个对美国加利福尼亚州圣地亚哥海军医疗中心（Naval Medical Center）接受Ⅱ型 SLAP 撕裂修复的 179 例病例进行的前瞻性分析，报道的失败率为 36.8%

肩袖修复的生物学增强

通过生物学手段增强肩袖愈合是改善修复后再撕裂的一个长期治疗手段。已有报道，关节镜肩袖修复（rotator cuff repair, RCR）后的大型撕裂的再撕裂率＞90%[40]。在整个骨科实践中，特别是在运动医学外科医师中，一直以来基于血小板的技术受到了普遍欢迎。源于在体外研究中观察到富血小板血浆（PRP）和富血小板纤维蛋白基质（platelet-rich fibrin matrices, PRFM）具有巨大潜力[41]。在最近对基础科学文献进行的系统综述中，尽管大多数研究显示这些技术对肌腱愈合具有积极作用，但它们在应用或制备方面尚未达成共识。它们的积极作用包括：增加体内细胞因子表达和血管生成，增加肌腱细胞增殖和胶原蛋白表达，以及在动物模型中研究中愈合较早和肌腱质量提高。

RCR 的临床应用结果却一直不太令人鼓舞。一个对文献的系统性回顾最终选定了 5 项研究，回顾了 RCR 中 PRP 治疗的增强结果[42]。对结果的定量综合显示，总体再撕裂率没有显著性差异，但显示从对照组的 31.9% 轻微减少至 PRP 治疗组的 25.6%。这种效应在中小型撕裂中较为明显（治疗组再撕裂率为 7.9%，对照组再撕裂率为 26.8%）。这种差异具有统计学显著性，但在被视作是有风险的撕裂中没有观察到任何差异。所有临床结果指标 [Constant 评分、美国肩肘外科医师评分（ASESS）、SANE 评分或加州大学洛杉矶分校（UCLA）评分] 均未发现任何差异[60]。

关于 PRFM，最近的三项研究（包括两项前瞻性随机试验）未能显示出愈合[34,42-43]、肌腱血管形成[[42]、手肌力量[42]或临床结局指标[33,43-44]方面的获益。事实上，其中两项研究表明 PRFM 治疗组的再撕裂率显著高于对照组。Rodeo 等人[43]报道，对照组有 80% 的患者完全修复，而 PRFM 治疗组仅有 67% 的患者完全修复，而 Bergeson 等人[44]报道的 PFRM 组再撕裂率为 56.2%，而有肩袖撕裂风险的对照组的再撕裂率为 38.1%。显然，需要进行更多的研究来阐明这些新兴技术的最佳应用。

肘关节

远端二头肌

肱二头肌远端肌腱断裂是临床医师和研究人员都感兴趣的领域。虽然这些损伤的发生率很低[45]，但患者的平均年龄（47 岁）较小和相关的残疾引起了更多关注。最近的研究重点放在了在单切口和双切口入路[46]、慢性断裂的治疗[47]以及神经系统并发症[48]。比较单切口和双切口入路的具有高水平证据的研究很少。Grewal 等人[46]发表了一项随机临床试验研究，评估了应用单切口缝合锚钉前路修复的二头肌远端断裂与通过骨隧道的双切口修复的结果和并发症。虽然患者在手术后几天内可以进行主动伸展和被动屈曲锻炼，但他们的锻炼是用夹板固定在 90° 屈曲位在锻炼且要持续 6 周。术后 2 年时，两组之间美国肩肘外科医师（ASES）疼痛或功能评分或手臂、肩部和手部残疾（Disabilities of the Arm, Shoulder and Hand, DASH）评分的最终结果无显著性差异。然而，在最终屈曲力量方面，双切口修复有 10% 的优势。单切口入路导致前臂外侧皮神经的一过性神经性瘫痪的发生率显著较高（40% 对 7%）。术后早期有 4 例修复失败，其中单切口组有 3 例。作者得出的结论是：两种技术都带来了类似的优异结果，应由患者和主治医师来决定使用哪种技术。

Bain 等人 [49] 于 2000 年首次报道了皮质扣固定术在远端二头肌肌腱修复中的作用。该技术由于其固定强度、技术方法和熟悉程度迅速普及而被许多人所采用。多位作者的研究已经显示，皮质扣的拉拔强度高于骨隧道和缝合锚钉 [50-52]。事实上，Greenberg 等人的研究表明，皮质扣的拉拔强度是骨隧道的 3 倍，是缝合锚钉的 2 倍。Chavan 等人 [53] 进行的一个 meta 分析证实了皮质扣固定术具有较优的固定强度。

这种固定强度水平最近起到了鼓励临床医师对慢性断裂进行直接固定而不插入移植物的尝试 [47]。Bosman 等人对 6 例 4 级病例进行了远端二头肌断裂延迟固定术病例研究。平均修复时间延迟为 79 天（范围为 35 ~ 116 天），患者平均年龄为 47.5 岁。所有患者均采用皮质扣装置进行直接修复，肘关节在 80° ~ 110° 屈曲。所有患者均接受了无固定的康复方案。平均随访时间为 20.2 个月时，6 例患者的梅奥（Mayo）肘关节性能评分均为 100 分，DASH 评分平均为 4 分。屈曲 - 伸展和旋后的运动范围分别恢复到未受伤侧的 94% 和 95%。尽管对慢性断裂的界定还没有达成共识，但 Bisson 等人 [54] 进行的研究表明，如果在损伤发生之后 14 天以上才尝试修复，则并发症发生率显著增加。其他有关自体移植物或同种异体移植物介入治疗的慢性修复研究的结果为：运动范围受限 [55]、强度下降 [56] 或两者兼而有之 [56]。目前的病例研究表明，以安全有效的方式直接修复慢性断裂可以取得优异的结果。

骨间背侧神经（posterior interosseous nerve, PIN）麻痹是远端二头肌修复后众所周知的潜在并发症。Nigro 等人 [48] 进行的一项病例研究尝试了定义单个前切口远端二头肌修复术后 PIN 麻痹的发生率、预后和恢复时间。在远端二头肌修复术后，280 例患者中有 9 例出现完全性 PIN 麻痹，发生率为 3.2%。6 例患者接受了皮质扣固定术，3 例患者接受了缝合锚钉固定术。所有患者在平均 86 天（范围为 41 ~ 145 天）时症状完全缓解。作者建议，在远端二头肌修复术后，对有 PIN 麻痹的患者进行非手术治疗，并采用扩展阻滞夹板来防止手指挛缩。应告知患者，大多数病例的 PIN 麻痹会在 3 个月内消除，最多会在 5 个月内消除。

肱骨外上髁炎

对顽固性肱骨外上髁炎或肌腱病变的最佳治疗方式仍然是运动医学外科医师感兴趣的领域。慢性“网球肘”影响 2% ~ 3% 的人口，对生产力和医疗保健资源的消耗会产生显著的负面影响[57]。多种非手术方法已有描述，并且都已纳入大多数经典治疗的讨论中，包括休息，避免刺激性、拉伸和离心运动，深层或横向按摩，使用镇痛药物（包括非甾体类抗炎药物）和皮质类固醇注射药物。大多数慢性或顽固性上髁炎患者尝试了这些方式中的部分或全部，但都失败了。最佳治疗策略（包括上述治疗方式的组合和时机以及引入新方案）仍然难以确定。

富血小板血浆（PRP）疗法是近年来新出现的治疗方法之一[58-59]。已发表的试验研究比较了 PRP 注射与丁哌卡因单药[60]、全血[58]和皮质类固醇注射[59,65]。尽管这些研究显示出有前景的早期结果，但最近发表的一些文献对 PRP 以及一些主要治疗方案的疗效提出了质疑[61-63]。2013 年初，Krogh 等人进行了一项精心设计的双盲随机对照研究，比较了 PRP、糖皮质激素和生理盐水注射液的疗效[63]。在 3 个月的主要终点，糖皮质激素和 PRP 注射均不优于单独使用生理盐水。一个对 17 项已发表的对各种注射类型的疗效进行的试验进行的系统回顾和网络 meta 分析显示，治疗建议依据的无偏倚数据非常有限。此外，Coombes 等人[61]无法从皮质类固醇注射或物理治疗（联合使用或单独使用）中找到有益效果。在他们 2013 年发表的文献中，165 例患者被随机分为设盲治疗组。各治疗组之间达到完全康复、有明显改善或 1 年后复发的患者数量没有差异。接受皮质类固醇注射的患者确实达到了短期获益，但在 1 个月后的随访中效果减弱。

Koh 等人报道了一种很有前景的新治疗方式[57]。作者使用了一种利用聚焦超声波能量的专有设备，在直接超声影像指导下进行病理损伤的微切割。该手术后第 1 周后视觉模拟量表（VAS）评分显著改善（5.5 变为 3.3），并在 1 个月、3 个月和 6 个月时保持。DASH 强制性评分和工作评分也有显著改善。20 例患者中有 18 例患者对手术表示满意。手术后 6 个月随访时超声检查显示，20 例患者中有 19 例的肌腱厚度缩小；17 例患者的血管过多现象消除或减少；18 例患者的低回声病灶减小。筋膜切开术和手术切除术（fasciotomy and surgical tenotomy, FAST）取得了初步成功，已建议将其用于其他肌腱病（Achilles、髌骨、肩袖和足底筋膜炎）的治疗。

结论

研究人员一直致力于拓展运动医学领域的知识体系。最近，大部分临床研究工作都集中在评估和改善结果上。Meta 分析和系统回顾已经成为影响 ACL 断裂、肩关节不稳定和肌腱功能障碍治疗的实践趋势和临床决策的必要条件。

基础科学研究将一直是我们理解特定手术结构的基础，人们对愈合的生物增强方面的兴趣也显著增加。随着这些治疗模式开始显示出巨大益处，它们在运动医学中的应用将变得更加普遍。

参考文献

1. Fithian DC, Paxton EW, Stone ML, et al. Epidemiology and natural history of acute patellar dislocation. Am J Sports Med. 2004;32(5):1114-21.
2. Hawkins RJ, Bell RH, Anisette G. Acute patellar dislocations. The natural history. Am J Sports Med. 1986;14(2):117-s20.
3. Sallay PI, Poggi J, Speer KP, et al. Acute dislocation of the patella. A correlative pathoanatomic study. Am J Sports Med. 1996;24(1):52-60.
4. Philippot R, Chouteau J, Wegrzyn J, et al. Medial patellofemoral ligament anatomy: implications for its surgical reconstruction. Knee Surg Sports Traumatol Arthrosc. 2009;17(5):475-9.
5. Howells NR, Barnett AJ, Ahearn N, et al. Medial patellofemoral ligament reconstruction: a prospective outcome assessment of a large single centre series. J Bone Joint Surg Br. 2012;94(9):1202-8.
6. Fisher B, Nyland J, Brand E, et al. Medial patellofemoral ligament reconstruction for recurrent patellar dislocation: a systematic review including rehabilitation and return-to-sports efficacy. Arthroscopy. 2010;26(10):1384-94.
7. Parikh SN, Nathan ST, Wall EJ, et al. Complications of medial patellofemoral ligament reconstruction in young patients. Am J Sports Med. 2013;41(5):1030.
8. Shah JN, Howard JS, Flanigan DC, et al. A systematic review of complications and failures associated with medial patellofemoral ligament reconstruction for recurrent patellar dislocation. Am J Sports Med. 2012;40(8):1916-23.
9. Kim SJ, Choi DH, Hwang BY. The influence of posterolateral rotatory instability on ACL reconstruction: comparison between isolated ACL reconstruction and ACL reconstruction combined with posterolateral corner reconstruction. J Bone Joint Surg Am. 2012;94(3):253-9.
10. Hussein M, van Eck CF, Cretnik A, et al. Prospective randomized clinical evaluation of conventional single-bundle, anatomic single-bundle, and anatomic double-bundle anterior cruciate ligament reconstruction: 281 cases with 3- to 5-year follow-up. Am J Sports Med. 2012;40(3):512-20, 59.
11. Suomalainen P, Moisala AS, Paakkala A, et al. Double-bundle versus single-bundle anterior cruciate ligament reconstruction: randomized clinical and magnetic resonance imaging study with 2-year follow-up. Am J Sports Med. 2011;39(8):1615-22.
12. Suomalainen P, Järvelä T, Paakkala A, et al. Double-bundle versus single-bundle anterior cruciate ligament reconstruction: a prospective randomized study with 5-year results. Am J Sports Med. 2012;40(7):1511-8.

13. Lawrence JT, Argawal N, Ganley TJ. Degeneration of the knee joint in skeletally immature patients with a diagnosis of an anterior cruciate ligament tear: is there harm in delay of treatment? Am J Sports Med. 2011;39(12):2582-7.
14. Dumont GD, Hogue GD, Padalecki JR, et al. Meniscal and chondral injuries associated with pediatric anterior cruciate ligament tears: relationship of treatment time and patient-specific factors. Am J Sports Med. 2012;40(9): 2128-33.
15. van Eck CF, Schkrohowsky JG, Working ZM, et al. Prospective analysis of failure rate and predictors of failure after anatomic anterior cruciate ligament reconstruction with allograft. Am J Sports Med. 2012;40(4):800-7.
16. Pallis M, Svoboda SJ, Cameron KL, et al. Survival comparison of allograft and autograft anterior cruciate ligament reconstruction at the United States Military Academy. Am J Sports Med. 2012;40(6):1242-6.
17. Li RT, Lorenz S, Xu Y, et al. Predictors of radiographic knee osteoarthritis after anterior cruciate ligament reconstruction. Am J Sports Med. 2011;39(12): 2595-603.
18. Leys T, Salmon L, Waller A, et al. Clinical results and risk factors for reinjury 15 years after anterior cruciate ligament reconstruction: a prospective study of hamstring and patellar tendon grafts. Am J Sports Med. 2012;40(3):595-605.
19. Sajovic M, Strahovnik A, Dernovsek MZ, et al. Quality of life and clinical outcome comparison of semitendinosus and gracilis tendon versus patellar tendon autografts for anterior cruciate ligament reconstruction: an 11-year follow-up of a randomized controlled trial. Am J Sports Med. 2011;39(10): 2161-9.
20. Ahn JH, Kim JG, Wang JH, et al. Long-term results of anterior cruciate ligament reconstruction using bone-patellar tendon-bone: an analysis of the factors affecting the development of osteoarthritis. Arthroscopy. 2012;28(8):1114-23.
21. Murray JR, Lindh AM, Hogan NA, et al. Does anterior cruciate ligament reconstruction lead to degenerative disease? Thirteen-year results after bone-patellar tendon-bone autograft. Am J Sports Med. 2012;40(2):404-13.
22. Potter HG, Jain SK, Ma Y, et al. Cartilage injury after acute, isolated anterior cruciate ligament tear: immediate and longitudinal effect with clinical/MRI follow-up. Am J Sports Med. 2012;40(2):276-85.
23. Vetrano M, Castorina A, Vulpiani MC, et al. Platelet-rich plasma versus focused shock waves in the treatment of jumper's knee in athletes. Am J Sports Med. 2013;41(4):795-803.
24. Burkhart SS, De Beer JF. Traumatic glenohumeral bone defects and their relationship to failure of arthroscopic Bankart repairs: significance of the inverted-pear glenoid and the humeral engaging Hill-Sachs lesion. Arthroscopy. 2000;16(7):677-94.
25. Balg F, Boileau P. The instability severity index score. A simple pre-operative score to select patients for arthroscopic or open shoulder stabilisation. J Bone Joint Surg Br. 2007;89(11):1470-7.
26. Rouleau DM, Hébert-Davies J, Djahangiri A, et al. Validation of the instability shoulder index score in a multicenter reliability study in 114 consecutive cases. Am J Sports Med. 2013;41(2):278-82.

27. Purchase RJ, Wolf EM, Hobgood ER, et al. Hill-sachs "remplissage": an arthroscopic solution for the engaging hill-sachs lesion. Arthroscopy. 2008;24(6):723-6.
28. Giles JW, Elkinson I, Ferreira LM, et al. Moderate to large engaging Hill-Sachs defects: an in vitro biomechanical comparison of the remplissage procedure, allograft humeral head reconstruction, and partial resurfacing arthroplasty. J Shoulder Elbow Surg. 2012;21(9):1142-51.
29. Elkinson I, Giles JW, Boons HW, et al. The shoulder remplissage procedure for Hill-Sachs defects: does technique matter? J Shoulder Elbow Surg. 2013;22(6):835-41.
30. Elkinson I, Giles JW, Faber KJ, et al. The effect of the remplissage procedure on shoulder stability and range of motion: an in vitro biomechanical assessment. J Bone Joint Surg Am. 2012;94(11):1003-12.
31. Franceschi F, Papalia R, Rizzello G, et al. Remplissage repair–new frontiers in the prevention of recurrent shoulder instability: a 2-year follow-up comparative study. Am J Sports Med. 2012;40(11):2462-9.
32. Nourissat G, Kilinc AS, Werther JR, et al. A prospective, comparative, radiological, and clinical study of the influence of the "remplissage" procedure on shoulder range of motion after stabilization by arthroscopic Bankart repair. Am J Sports Med. 2011;39(10):2147-52.
33. Park MJ, Garcia G, Malhotra A, et al. The evaluation of arthroscopic remplissage by high-resolution magnetic resonance imaging. Am J Sports Med. 2012;40(10):2331-6.
34. Weber SC, Kauffman JI, Parise C, et al. Platelet-rich fibrin matrix in the management of arthroscopic repair of the rotator cuff: a prospective, randomized, double-blinded study. Am J Sports Med. 2013;41(2):263-70.
35. Zhang AL, Kreulen C, Ngo SS, et al. Demographic trends in arthroscopic SLAP repair in the United States. Am J Sports Med. 2012;40(5):1144-7.
36. Brockmeier SF, Voos JE, Williams RJ, et al. Hospital for Special Surgery Sports Medicine and Shoulder Service. Outcomes after arthroscopic repair of type-II SLAP lesions. J Bone Joint Surg Am. 2009;91(7):1595-603.
37. Frank RM, Nho SJ, McGill KC, et al. Retrospective analysis of arthroscopic superior labrum anterior to posterior repair: prognostic factors associated with failure. Adv Orthop. 2013;p7.doi:10.1155/2013/125960.
38. Boileau P, Parratte S, Chuinard C, et al. Arthroscopic treatment of isolated type II SLAP lesions: biceps tenodesis as an alternative to reinsertion. Am J Sports Med. 2009;37(5):929-36.
39. Provencher MT, McCormick F, Dewing C, et al. A prospective analysis of 179 type 2 superior labrum anterior and posterior repairs: outcomes and factors associated with success and failure. Am J Sports Med. 2013;41(4):880-6.
40. Galatz LM, Ball CM, Teefey SA, et al. The outcome and repair integrity of completely arthroscopically repaired large and massive rotator cuff tears. J Bone Joint Surg Am. 2004;86-A(2):219-24.
41. Baksh N, Hannon CP, Murawski CD, et al. Platelet-rich plasma in tendon models: a systematic review of basic science literature. Arthroscopy. 2013;29(3):596-607.

42. Chahal J, Van Thiel GS, Mall N, et al. The role of platelet-rich plasma in arthroscopic rotator cuff repair: a systematic review with quantitative synthesis. Arthroscopy. 2012;28(11):1718-27.
43. Rodeo SA, Delos D, Williams RJ, et al. The effect of platelet-rich fibrin matrix on rotator cuff tendon healing: a prospective, randomized clinical study. Am J Sports Med. 2012;40(6):1234-41.
44. Bergeson AG, Tashjian RZ, et al. Effects of platelet-rich fibrin matrix on repair integrity of at-risk rotator cuff tears. Am J Sports Med. 2012;40(2):286-93.
45. Safran MR, Graham SM. Distal biceps tendon ruptures: incidence, demographics, and the effect of smoking. Clin Orthop Relat Res. 2002;404:275-83.
46. Grewal R, Athwal GS, MacDermid JC, et al. Single versus double-incision technique for the repair of acute distal biceps tendon ruptures: a randomized clinical trial. J Bone Joint Surg Am. 2012;94(13):1166-74.
47. Bosman HA, Fincher M, Saw N. Anatomic direct repair of chronic distal biceps brachii tendon rupture without interposition graft. J Shoulder Elbow Surg. 2012;21(10):1342-7.
48. Nigro PT, Cain R, Mighell MA. Prognosis for recovery of posterior interosseous nerve palsy after distal biceps repair. J Shoulder Elbow Surg. 2013;22(1):70-3.
49. Bain GI, Prem H, Heptinstall RJ, et al. Repair of distal biceps tendon rupture: a new technique using the Endobutton. J Shoulder Elbow Surg. 2000;9(2):120-6.
50. Kettler M, Lunger J, Kuhn V, et al. Failure strengths in distal biceps tendon repair. Am J Sports Med. 2007;35(9):1544-8.
51. Mazzocca AD, Burton KJ, Romeo AA, et al. Biomechanical evaluation of 4 techniques of distal biceps brachii tendon repair. Am J Sports Med. 2007;35(2):252-8.
52. Greenberg JA, Fernandez JJ, Wang T, et al. EndoButton-assisted repair of distal biceps tendon ruptures. J Shoulder Elbow Surg. 2003;12(5):484-90.
53. Chavan PR, Duquin TR, Bisson LJ. Repair of the ruptured distal biceps tendon: a systematic review. Am J Sports Med. 2008;36(8):1618-24.
54. Bisson L, Moyer M, Lanighan K, et al. Complications associated with repair of a distal biceps rupture using the modified two-incision technique. J Shoulder Elbow Surg. 2008;17(1 Suppl):67S-71S.
55. Hallam P, Bain GI. Repair of chronic distal biceps tendon ruptures using autologous hamstring graft and the Endobutton. J Shoulder Elbow Surg. 2004;13(6):648-51.
56. Sotereanos DG, Pierce TD, Varitimidis SE. A simplified method for repair of distal biceps tendon ruptures. J Shoulder Elbow Surg. 2000;9(3):227-33.
57. Koh JS, Mohan PC, Howe TS, et al. Fasciotomy and surgical tenotomy for recalcitrant lateral elbow tendinopathy: early clinical experience with a novel device for minimally invasive percutaneous microresection. Am J Sports Med. 2013;41(3):636-44.
58. Thanasas C, Papadimitriou G, Charalambidis C, et al. Platelet-rich plasma versus autologous whole blood for the treatment of chronic lateral elbow epicondylitis: a randomized controlled clinical trial. Am J Sports Med. 2011;39(10):2130-4.

59. Peerbooms JC, Sluimer J, Bruijn DJ, et al. Positive effect of an autologous platelet concentrate in lateral epicondylitis in a double-blind randomized controlled trial: platelet-rich plasma versus corticosteroid injection with a 1-year follow-up. Am J Sports Med. 2010;38(2):255-62.
60. Mishra A, Pavelko T. Treatment of chronic elbow tendinosis with buffered platelet-rich plasma. Am J Sports Med. 2006;33(11):1774-8.
61. Coombes BK, Bisset L, Brooks P, et al. Effect of corticosteroid injection, physiotherapy, or both on clinical outcomes in patients with unilateral lateral epicondylalgia: a randomized controlled trial. JAMA. 2013;309(5):461-9.
62. Krogh TP, Bartels EM, Ellingsen T, et al. Comparative effectiveness of injection therapies in lateral epicondylitis: a systematic review and network meta-analysis of randomized controlled trials. Am J Sports Med. 2013;41(6):1435-46.
63. Krogh TP, Fredberg U, Stengaard-Pedersen K, et al. Treatment of lateral epicondylitis with platelet-rich plasma, glucocorticoid, or saline: a randomized, double-blind, placebo-controlled trial. Am J Sports Med. 2013;41(3):625-35.
64. Boileau P, O'Shea K, Vargas P, et al. Anatomical and functional results after arthroscopic Hill-Sachs remplissage. J Bone Joint Surg Am. 2012;94(7):618-26.
65. Gosens T, Peerbooms JC, van Laar W, et al. Ongoing positive effect of platelet-rich plasma versus corticosteroid injection in lateral epicondylitis: a double-blind randomized controlled trial with 2-year follow-up. Am J Sports Med. 2011;39(6):1200-8.

第6章

Charles L Getz

肩关节和肘关节外科最新进展

肩关节置换术

在全肩关节置换术中，肩臼松动是一个常见的问题。很多外科医师喜欢固定式关节盂的使用，但对其影像学结果或临床结果却不甚了解。最近有一项描述短期影像学结果和临床结果的中型研究报道[1]。该研究包含41例患者，接受了44个肩关节置换术，随访时间为4年，影像学随访平均时间为3年。结果显示，所有患者的简明肩关节功能测试（Simple Shoulder Test, SST）评分均得到了改善，只有1例有与关节盂植入物不相关的并发症。该研究对患者关节盂进行的影像学评价指标包括：中心钉周围的骨内向生长、透射线和移植物位置正确。中心钉周围的骨内向生长和关节盂组件的适当就位与术前关节盂畸形直接相关。在该研究的最后一次随访中，总体评分X线片显示完美肩关节就位和中心内向生长者为20/44例（45%），在肩关节中观察到中心钉周围松解者为3/44例（7%）。

如上所述，关节盂组件的适当植入与植入物的稳定性和植入物是否融入天然骨密切相关。应用患者特异性器械来引导关节盂组件的植入可能有助于提高全肩关节置换术的准确性[2]。一项包含31例患者的病例研究比较了应用标准关节盂组件植入技术和应用患者特异性器械植入技术的结果。患者的术前计划是基于三维CT软件进行的。主要结果是术后CT上关节盂相对于术前计划的位置。总体而言，尽管作为一个组，应用患者特异性器械植入技术的结果较为精确，且关节盂组件就位位置相对于计划变异较小，但关节盂转角>15°的患者的获益似乎最大。因此，或许可以通过更好的关节盂组件植入技术进行更准确的植入而获得更好的结果。

由于人们一直担心全肩关节置换术后有关节盂组件的松动，人们对肩关节炎行半关节置换术治疗保持着兴趣。已有几篇报道认为，关节炎患者接受全肩关节置换术治疗后其疼痛缓解和功能比行半关节置换术好。但也有些人仍然认为，半关节置换术和全肩关节置换术的效果相当。然而，据报道，半关节置换术的长期结果令人担忧[3]。在平均为期 17 年的随访中，仅有 25% 的患者对其结果表示满意。虽然这种较低的满意率令人担忧，但该研究缺乏用于比较的对照组（例如，全肩关节置换术队列），因而其结果令人质疑。

过去几年，肩关节置换术中肩胛下骨的治疗一直是肩关节治疗领域的热门话题。小结节截骨术已经普及，因为其依赖于骨 - 骨愈合，可在 X 线平片上进行监护，并且与软组织修复相比具有较高的初始修复强度。对此人们刚刚开始对其临床结果的影响进行研究。Lapner 及其同事进行的前瞻性随机研究是，在行肩关节置换术时将患者随机分为截骨术组和肩胛下肌剥离组，然后在 2 年随访时应用各种以患者为中心的结果评估工具评估患者的肩胛下肌肌力[4]。最初研究纳入了 87 例患者，但最终分析中截骨术组有 36 例患者，肩胛下肌剥离组有 37 例患者。该研究显示，没有观察到肩胛下肌肌力或结果方面的组间差异。

肩关节置换术中，有关植入物设计的改进已将注意力转移到了较长期的并发症上。由于大多数因关节炎接受肩关节置换术治疗的患者为老年人，容易出现肩袖相关问题。一项跨国、多中心研究发现，在平均随访时间为 103.6 个月时，肱骨的严重上移率为 16.8%[5]。有意思的是，当比较未出现肱骨上移的患者和出现肱骨上移的患者时，未出现肱骨上移的患者有较好的上举、较高的满意度评分和较少的透射线，但翻修率两者相似。

反向肩关节置换术

在治疗各种肩关节疾病方面，反向全肩关节置换术的应用在持续上升。然而，该手术有一个公认的并发症，即假体脱位。对此一些人主张，在行反向全肩关节置换术时应进行肩胛下肌修复以改善稳定性。Clark 报道了一项回顾性研究，该研究对接受反向全肩关节置换术的患者进行与不进行肩胛下肌修复进行了配对病例研究[6]。在该研究中，在接受反向全肩关节置换术的患者中，55 例患者进行了肩胛下肌修复，65 例患者未进行肩胛下肌修复。结果显示，修复组有 2 例发生了假体脱位，未修复组有 3 例发生了假体脱位，即两组的并发症发生率均为 20%。因此，在该研究中肩胛下肌修复对于反向全肩关节置换术的稳定性几乎没有发挥作用。

一项病例研究已推荐将反向肩关节置换术作为一些近端肱骨畸形愈合的首选治疗方法。该研究显示，16 例患者平均随访 2 年的结果表明，患者的疼痛和功能评分显著改善，但肩关节评分平均为 50% 的正常值且能够执行简单肩关节试验的平均四项功能的患者仍然存在显著的功能缺陷[7]。因此，虽然患者在疼痛控制方面能从反向肩关节置换术中获益，但功能性结果劣于对肩袖撕裂关节病行反向置换术。

对于横向偏移式反向肩关节置换术，有研究建议植入物采取小下倾角度植入的方法来改善基板稳定性。一些人认为，这种技术也可用于内侧旋转中心反向置换术。Edwards 进行了一项前瞻性随机对照病例研究，该研究包含 52 例患者，对盂球以中立位或 10° 的下倾角度植入进行了比较[8]。该研究对植入的精确度是用术中导航确认的。在随访时间为 1 年时，两组的缺口率和缺口等级均相似。因此，该研究认为，外科医师可以采取一个小倾斜角度植入假体，或将盂球放置在中立倾斜位置，而不必担心会增加缺口。

感染

梅奥诊所（Mayo Clinic）对接受翻修全肘关节置换术患者进行了研究，这些患者的术中提取物样本培养呈阳性，但他们的假体感染的临床怀疑水平低[9]。重要的是，这些患者既往均没有感染史或未曾出现过临床感染。该研究对术中提取物进行的有氧培养时间为 7 天。结果显示，在 213 例患者中共有 16 例患者的样本呈阳性。其中，10 例患者被认为是样本受到了污染，因而未予以治疗；这些患者中有 9 例在随访 2 年中未出现感染征象。在其余 6 例患者中，1 例因感染进行了肘关节翻修，但其培养阳性微生物与原始手术时的阳性微生物不同；1 例因有疑似亚临床感染给予了终身抑制治疗；3 例给予了口服抗生素 2 周治疗，他们在最近一次随访时没有感染征象；仅有 1 例在接受终身抑制治疗 8 年后出现了感染复发。该研究结果引发了人们对翻修肘关节手术常规采集培养物提出了质疑。

痤疮丙酸杆菌一直以来被认为是肩关节置换术失败的一个重要原因。痤疮丙酸杆菌通常难以培养，并且在手术前其感染通常没有感染的外部征象。由于痤疮丙酸杆菌感染的诊断在术前、术中和术后都很困难，Pottinger 及其同事曾尝试寻找与翻修肩关节置换术中采集到的培养物阳性相关的危险因素[10]。在他们的一项包含 193 例肩关节的研究中，108 例有阳性培养结果，其中 75 例为痤疮丙酸杆菌。该研究显示，在术前因素中，男性性别和肱骨骨溶解是与痤疮丙酸杆菌相关性最高的因素；在术中因素中，发现液体浑浊是最强的术中预测因素；与阳性培养结果相关的还有盂唇磨损、肱骨松动和膜形成。有意思的是，超过一半的培养物痤疮丙酸杆菌需要一周时间才能转为阳性。与大多数新的和有争议的话题一样，这项研究将在许多方面引发了辩论。虽然痤疮丙酸杆菌感染的实际真实率可能会受到质疑，但没有什么人质疑已确定的这些危险因素。

肩袖

有人认为，双排修复是最强的修复方法，但几乎没有证据显示这种方法对愈合和患者结局具有临床影响。一些作者已经从几个角度比较了单排修复和双排修复的强度。Jost 进行了一项生物力学研究，研究了对仅有冈上肌撕裂的患者进行修复的几种方法的修复强度[11]。

有意思的是，该研究结果显示，修复强度最高的是应用两根三股缝合线和锚钉的修复方法，即用六根缝合线穿过锚钉并打结的方法；所有应用缝合线穿过组织的修复方法（单排或双排）的强度是相当的；表现最差的是用两根缝线穿过肩袖的方法。因此，作者认为，决定修复强度的最重要的因素不是锚钉的数量，而是穿过组织的缝线数量。

Lapner 在一项前瞻性随机双盲研究中再次比较了单排修复和双排修复的有效性。该研究包含 39 例进行单排修复的患者和 34 例进行双排修复的患者，修复的有效性根据临床测量和解剖学测量数据评估 [12]。结果显示，经过 2 年的随访，两组患者相对于基线评分均有显著改善，且评分基本相同。尽管单排修复组的愈合率为 67%，双排修复组的愈合率为 78%，但两组的愈合率无统计学差异。修复强度与愈合率密切相关。虽然这项研究未能显示结局或愈合率的差异，但双排修复组确实有较好的愈合趋势。

在医疗实践追求成本效果的时代，Genuardi 及其同事对双排修复方法的实际成本效用进行了研究 [13]。他们收集了理论上将进行单排或双排修复患者的治疗和结果资料，并基于现有的愈合率、临床结局和 2009 年的费用资料计算了增量成本效果比。他们的研究结果表明，双排修复方法是否是成本效果好的方法取决于撕裂的大小；对于撕裂＜3 cm 的病例，增加的费用要＜287 美元（$）才能说明双排修复方法是成本效果好的方法；对于撕裂＞3 cm 的病例，增加的费用则需要＜$352。鉴于当前锚钉的成本和延长手术室时间带来的费用，双排修复似乎不是成本效果好的方法。

不稳定

复发性肩关节不稳定的治疗方案的有很多，包括关节镜软组织修复和开放式骨增强重建。有几位作者对填充术和 Latarjet 手术的稳定性结果进行了研究。

在肩关节前方不稳定中，肱骨骨丢失的关节镜下手术方法是将冈下骨转移到 Hill-Sachs 缺陷中。这种手术被称为“填充术”，目前该手术已用于临床治疗，但尚未有相关的研究。Boileau 报道了肩关节全关节镜稳定术（包括填充术）患者的第一个短期结果 [14]。该研究对接受肩关节手术的 47 例患者有 Hill-Sachs 病变，其软骨下骨存在较大缺损，所有患者均极少有关节盂前方骨丢失。其中 42 例患者通过关节造影 CT 或 MRI 进行了评估。结果显示，1 例患者出现了复发性脱位；其他所有患者的结果则均为满意或非常满意，他们的平均单次评估数值评估（SANE）评分从 58% 增加到 90%。随访影像学检查发现，31 例（74%）肩关节有 75% 或以上肱骨缺损者通过转移进行了填充。这项研究的结果令人鼓舞，表明许多肱骨缺损可在关节镜下进行治疗。

为了理解填充术的生物力学方面的局限性，Elkinson 用尸体肩关节建立了一个生物力学模型 [15]。他制造了两个大小不一样的 Hill-Sachs 缺损，一个是较小的缺损，去除了关节面的 15%，另一个是较大的缺损，去除了关节面的 30%。对于较小的缺损（15%），他使用了一个缝合锚钉将冈下肌转移到缺损中；对于较大的缺损（30%），他使用了两个缝合钉将冈下肌转移到缺损中。

研究人员对肩关节标本在脱位前、脱位后、单纯 Bankart 修复后和联合填充术后的关节稳定性和活动范围分别进行了分析。作者发现，对于较小的缺损（15%），在 Bankart 修复后，Hill-Sachs 病变无法完成任何手臂位；而在填充术后，与完好状态相比，手臂的外旋活动范围显著下降，只能置于侧位但无法外展。在 Bankart 修复后，有 30% 的病变标本可完成手臂的外展和外旋。填充术使所有标本无法完成体位动作，且 4 例标本实际上变为中间位并引起关节分离。对于较大的病变，运动损失的范围更大。该生物力学研究首次将填充术描述为一系列预防复发脱位的运动性检查（motion stopcheck）。

Latarjet 手术是济贫院治疗肩关节不稳的治疗方案，已建议将其用于某些关节稳定手术过程。Schmid 报道，其在至少有一次失败的稳定手术的患者中，在平均 38 个月内有良好结果 [16]。没有患者发生脱臼或进行翻修，但有 3 例结果一般，3 例结果不良。大部分不良结果是由于有持续的疼痛。作者发现，术前出现显著的疼痛可使术后疼痛的发生率提高 20 倍。作者同时指出，如果移植物植入完美，则关节炎进展较轻，临床效果较好。

尽管 Latarjet 手术取得了令人鼓舞的临床结果，但在 Shah 报道的包含 47 例患者的病例研究中，并发症发生率为 25%[17]。8% 的复发性不稳定发生率并不令人意外，但 6% 的感染发生率和 10% 的神经系统损伤发生率均高于之前的报道。这些是有关初次 Latarjet 手术和翻修 Latarjet 手术的组合的研究，其中 73% 的患者既往接受过手术。对于是否要继续使用 Latarjet 手术，还需要更好地了解其并发症和相关的预防措施。

关节内镜术

Stephenson 的研究显示，上盂唇前后（superior labrum anterior-posterior, SLAP）撕裂修复所采用的跨肌腱入口可导致显著降低死亡率 [18]。6 例患者在 SLAP 修复后有持续肩关节疼痛，这至少部分归因于在指定手术中套管是通过肩袖放置的。在修复肩袖撕裂后，所有患者的症状均有显著改善，其中 3 例患者还在进行唇盂翻修。这份研究报道强调了所有穿过肩袖的入口应尽可能小的重要性。

骨折

对于老年人的肱骨近端复杂骨折，最佳治疗方法仍存在争议。随着锁定板的出现，较复杂的骨折可以得到成功的修复；只有对最严重的骨折才考虑进行关节置换术。Boons 及其同事进行的研究将65岁及以上的肱骨近端四部份移位性骨折患者随机分为半关节置换术治疗组或非手术治疗组[19]。有意思的是，在术后第3个月和第13个月随访时，这两组患者的单纯肩关节试验和Constant评分结果类似；由此对半关节置换术用于治疗老年人的重度近端肱骨骨折的可靠性提出了质疑。

Garrigues报道了接受半关节置换术或反向肩关节置换术治疗的近端肱骨骨折患者的研究结果[20]。该研究由外科医师选择接受治疗的患者并对其进行了随机分组，患者的平均随访时间为3.6年；对14例患者进行了单次评估数值评估（SANE）以及美国肩肘外科医师评分（ASESS）和宾夕法尼亚大学肩关节量表（University of Pennsylvania Shoulder Scale, PENN）的评分。该研究显示，反向肩关节置换术组患者的结局评分显著优于半关节置换术组患者。

累及外科颈且有大量内侧距粉碎的肱骨近端骨折难以重建。使用髓内腓骨或其他同种异体移植物以及锁定板有助于恢复初始稳定性。Hettrich报道了通过这种技术进行近侧肱骨固定术的患者的短期影像学结果[21]。在27例70岁以上的患者中，仅1例患者在第1年时失去了原有的骨折线。这个结果令人鼓舞，这种技术的使用为骨折愈合带来了显著的稳定性。

关节窝移位性骨折是一种严重的损伤，关于这种损伤的手术效果知之甚少。Anavian（JBJS 2012）随访了33例接受手术治疗的关节脱落>4 mm的患者，平均随访时间为27个月[22]。该研究未报道有骨不愈合患者；30例患者没有疼痛或有轻度疼痛，活动时间延长，90%恢复到伤前功能状态。虽然有几例患者的预后不佳，但关节窝重建的结果令人鼓舞。

肩锁关节

肩锁（acromioclavicular, AC）关节的解剖重建已成为严重关节损伤的常用治疗手段。Milewski的研究报道了27例患者的并发症，这些患者接受了喙突骨隧道手术或喙突下移植物环绕植入手术[23]。其中，喙突骨隧道组10例患者中有8例出现了并发症，移植物环绕植入组17例患者中有6例出现并发症。并发症包括喙突骨折、锁骨骨折、复位丢失和粘连性关节囊炎。尽管相对令人鼓舞的生物力学数据支持进行解剖AC关节重建，但尚需进行大量工作来改善技术以减少并发症。

远端锁骨切除后，水平方向的不稳定是难以治疗的，因此，予以预防至关重要。Beitzel在尸体模型中检查了AC韧带切开和骨切除对水平方向不稳定的影响[24]。在70牛顿力的作用下，完整的关节大约有8 mm的前向平移和9 mm的向后平移。对于单纯下关节囊或 5 mm 的骨切片，平移并未显著增加。然而，在切除 1 cm 远端锁骨后，平移增加至与完全 AC 关节囊释放量大致相同的量。因此，作者建议，切除远端锁骨应仔细以避免过度切除。

肘关节

关于肱二头肌远端损伤的单切口和双切口修复的争论仍在继续。Athwal 为此对 81 例患者进行了一项随机前瞻性临床试验[25]。单切口修复采用两根缝合锚钉，双切口修复采用骨隧道。虽然两种技术在功能恢复和最终结局评分方面表现相似，但接受双切口修复的患者在第 1 年时有 10% 的屈曲强度优势（差异具有显著性）。此外，单切口技术有较多的一过性神经系统事件。在这项试验中，虽然优势很小，但双切口技术表现较好。

夹板可以为僵硬的肘关节提供持续的伸展，长期以来在治疗中一直使用。尽管静态渐进式夹板和动态夹板均可能有效，但之前从未对两者进行过头对头的比较。Lindenhovius 报道了将 66 例创伤后有肘关节僵硬的患者随机分组为静态夹板组和动态夹板组的研究[26]。该研究通过在不同的时间点进行测量，1 年后，两组患者的手臂、肩部和手部残疾（DASH）评分和活动范围均有类似的改善。因此，这项研究未发现其中一种夹板技术优于另一种。

当使用夹板无法成功恢复功能性肘关节活动范围时，可以进行手术解压。在施行这些解压手术时，对于是否需要进行尺神经解压手术仍存在争议。Williams 对因创伤后肘关节僵硬而接受手术解压的所有研究进行了回顾[27]。在这些研究中，只有存在尺神经症状或临床表现的患者接受了同期尺神经手术。在 87 例无神经手术的患者中有 7 例（8.1%）在解压手术中发生了尺神经症状，这 7 例患者中有 5 例最终接受了尺神经手术治疗以改善持续性症状。研究者将术前肘关节屈曲角度＜100° 作为一个显著危险因素。虽然这些发现在统计学上并无显著性，但这些研究对于在进行解压手术以显著增加肘关节屈曲的同时进行尺骨神经保护提供了进一步支持。

随着时间的推移而发生的全肘关节失效通常是由于机械松动造成的。Jeon 对基于不同植入物表面涂层的单一设计的铰链假体的存活率进行了比较[28]。结果显示，采用甲基丙烯酸甲酯预涂层的全肘关节置换术在第 7 年时的存活率为 83%，而采用等离子喷射珠的存活率为 100%，采用烧结珠的存活率为 93.1%；即该研究显示，采用预涂层的全肘关节置换术的松动率明显高于其他所研究的涂层，因此不应使用。

一些人主张，半关节置换术可作为一些肱骨远端骨折患者的一种治疗选择［在美国未获得食品药品监督管理局（FDA）批准］。Adolfsson 报道了一项有 8 例有 Kudo（Biomet Lts, Brigend, UK）肱骨组件的患者的研究[29]。患者的平均年龄为 79 岁，在平均 4 年的随访中，一半患者显示有尺骨磨损，1 例患者发生了假体周围骨折，1 例患者有非功能性运动范围。该研究的总体结果是令人满意的，然而，有发生尺骨磨损的担心。这项研究中的患者的平均年龄较高。许多主张使用半关节置换术的人倾向于将其永远较年轻活跃的患者。在低需求患者人群中，短时间内的磨损量是非常令人担忧的。因此，不鼓励使用 Kudo 植入物来进行半关节置换术。

桡骨头置换术的优化设计尚不明了。有些人主张使用光滑骨干植入物——通过漂浮在骨内起到类似双极性的作用。其他人则更青睐于固定良好的假体——其具有内置于假体头部或颈部中的双极性特征或解剖特征。Flinkkilä 报道了接受采用组配式假体的桡骨头置换术的 42 例患者的结果[30]。平均随访时间为 50 个月。尽管临床结果数据是良好的，但影像学结果仍令人担心。9 例患者的植入物已被移除或翻修，另外 3 例患者的植入物已证实出现了松动，即并发症发生率为 28.5%。松动通常在第一年开始发生。当需要进行置换术时，在选择桡骨头植入物的类型时，需要考虑桡骨柄相关问题。

参考文献

1. Wirth MA, Loredo R, Garcia G, et al. Total shoulder arthroplasty with an all-polyethylene pegged bone-ingrowth glenoid component: a clinical and radiographic outcome study. J Bone Joint Surg Am. 2012;94(3):260-7.
2. Hendel MD, Bryan JA, Barsoum WK, et al. Comparison of patient-specific instruments with standard surgical instruments in determining glenoid component position: a randomized prospective clinical trial. J Bone Joint Surg Am. 2012;94(23):2167-75.
3. Levine WN, Fischer CR, Nguyen D, et al. Long-term follow-up of shoulder hemiarthroplasty for glenohumeral osteoarthritis. J Bone Joint Surg Am. 2012; 94(22):E1641-7.
4. Lapner PL, Sabri E, Rakhra K, et al. Comparison of lesser tuberosity osteotomy to subscapularis peel in shoulder arthroplasty: a randomized controlled trial. J Bone Joint Surg Am. 2012;94(24):2239-46.
5. Young AA, Walch G, Pape G, et al. Secondary rotator cuff dysfunction following total shoulder arthroplasty for primary glenohumeral osteoarthritis: results of a multicenter study with more than five years of follow-up. J Bone Joint Surg Am. 2012;94(8):685-93.
6. Clark JC, Ritchie J, Song FS, et al. Complication rates, dislocation, pain, and postoperative range of motion after reverse shoulder arthroplasty in patients with and without repair of the subscapularis. J Shoulder Elbow Surg. 2012;21(1): 36-41.
7. Willis M, Min W, Brooks JP, et al. Proximal humeral malunion treated with reverse shoulder arthroplasty. J Shoulder Elbow Surg. 2012;21(4):507-13.
8. Edwards TB, Trappey GJ, Riley C, et al. Inferior tilt of the glenoid component does not decrease scapular notching in reverse shoulder arthroplasty: results of a prospective randomized study. J Shoulder Elbow Surg. 2012;21(5):641-6.

9. Wee AT, Morrey BF, Sanchez-Sotelo J. The fate of elbows with unexpected positive intraoperative cultures during revision elbow arthroplasty. J Bone Joint Surg Am. 2013;95(2):109-16.
10. Pottinger P, Butler-Wu S, Neradilek MB, et al. Prognostic factors for bacterial cultures positive for Propionibacterium acnes and other organisms in a large series of revision shoulder arthroplasties performed for stiffness, pain, or loosening. J Bone Joint Surg Am. 2012;94(22):2075-83.
11. Jost PW, Khair MM, Chen DX, et al. Suture number determines strength of rotator cuff repair. J Bone Joint Surg Am. 2012;94(14):E1001-7.
12. Lapner PL, Sabri E, Rakhra K, et al. A multicenter randomized controlled trial comparing single-row with double-row fixation in arthroscopic rotator cuff repair. J Bone Joint Surg Am. 2012;94(14):1249-57.
13. Genuario JW, Donegan RP, Hamman D, et al. The cost-effectiveness of single-row compared with double-row arthroscopic rotator cuff repair. J Bone Joint Surg Am. 2012;94(15):1369-77.
14. Boileau P, O'Shea K, Vargas P, et al. Anatomical and functional results after arthroscopic Hill-Sachs remplissage. J Bone Joint Surg Am. 2012;94(7):618-26.
15. Elkinson I, Giles JW, Faber KJ, et al. The effect of the remplissage procedure on shoulder stability and range of motion: an *in vitro* biomechanical assessment. J Bone Joint Surg Am. 2012;94(11):1003-12.
16. Schmid SL, Farshad M, Catanzaro S, et al. The Latarjet procedure for the treatment of recurrence of anterior instability of the shoulder after operative repair: a retrospective case series of forty-nine consecutive patients. J Bone Joint Surg Am. 2012;94(11):e75.
17. Shah AA, Butler RB, Romanowski J, et al. Short-term complications of the Latarjet procedure. J Bone Joint Surg Am. 2012;94(6):495-501.
18. Stephenson DR, Hurt JH, Mair SD. Rotator cuff injury as a complication of portal placement for superior labrum anterior-posterior repair. J Shoulder Elbow Surg. 2012;21(10):1316-21.
19. Boons HW, Goosen JH, van Grinsven S, et al. Hemiarthroplasty for humeral four-part fractures for patients 65 years and older: a randomized controlled trial. Clin Orthop Relat Res. 2012;470(12):3483-91.
20. Garrigues GE, Johnston PS, Pepe MD, et al. Hemiarthroplasty versus reverse total shoulder arthroplasty for acute proximal humerus fractures in elderly patients. Orthopedics. 2012;35(5):e703-8.
21. Hettrich CM, Neviaser A, Beamer BS, et al. Locked plating of the proximal humerus using an endosteal implant. J Orthop Trauma. 2012;26(4):212-5.
22. Anavian J, Gauger EM, Schroder LK, et al. Surgical and functional outcomes after operative management of complex and displaced intra-articular glenoid fractures. J Bone Joint Surg Am. 2012;94(7):645-53.
23. Milewski MD, Tompkins M, Giugale JM, et al. Complications related to anatomic reconstruction of the coracoclavicular ligaments. Am J Sports Med. 2012;40(7):1628-34.
24. Beitzel K, Sablan N, Chowaniec DM, et al. Sequential resection of the distal clavicle and its effects on horizontal acromioclavicular joint translation. Am J Sports Med. 2012;40(3):681-5.

25. Grewal R, Athwal GS, MacDermid JC, et al. Single versus double-incision technique for the repair of acute distal biceps tendon ruptures: a randomized clinical trial. J Bone Joint Surg Am. 2012;94(13):1166-74.
26. Lindenhovius AL, Doornberg JN, Brouwer KM, et al. A prospective randomized controlled trial of dynamic versus static progressive elbow splinting for posttraumatic elbow stiffness. J Bone Joint Surg Am. 2012;94(8):694-700.
27. Williams BG, Sotereanos DG, Baratz ME, et al. The contracted elbow: is ulnar nerve release necessary? J Shoulder Elbow Surg. 2012;21(12):1632-6.
28. Jeon IH, Morrey BF, Sanchez-Sotelo J. Ulnar component surface finish influenced the outcome of primary Coonrad-Morrey total elbow arthroplasty. J Shoulder Elbow Surg. 2012;21(9):1229-35.
29. Adolfsson L, Nestorson J. The Kudo humeral component as primary hemi-arthroplasty in distal humeral fractures. J Shoulder Elbow Surg. 2012; 21(4): 451-5.
30. Flinkkilä T, Kaisto T, Sirniö K, et al. Short- to mid-term results of metallic press-fit radial head arthroplasty in unstable injuries of the elbow. J Bone Joint Surg Br. 2012;94(6):805-10.

第 7 章

David I Pedowitz 和 Boleslaw Czachor

足部和踝关节最新进展

骨科足部和踝关节手术近年来再度受到青睐。该领域中各个方面都取得了众多进展，环绕着各种各样的论题。本章介绍的内容包含过去一年有关进展的最新参考文献。对于骨科医师而言，本专业作为一个整体的方方面面的进展其范围之广，对他们跟上潮流的确是一个挑战。本章的目标是以一种有助于日常实践的形式总结这些进展，并介绍在美国骨科医师学会（AAOS）和美国矫形外科足踝协会（American Orthopedic Foot and Ankle Society, AOFAS）最近会议上所展示的材料。

肌腱病变/不稳定

在普通人群中，踝关节不稳定和肌腱病变是常见的足部和踝关节病变。据引述，踝关节扭伤的发生率（基于对美国急诊室的监测）为 2.57/1 000 人年[1]。这个数字虽然是指踝关节扭伤的，但也反映了发生不稳定相关损伤的发生率。同样，肌腱病变也是一种常见损伤，例如跟腱断裂，其发生率为 7.6 次 /100 000 人[2]。这反映了肌腱病变和不稳定在足部和踝关节专业领域中的重要性。因此，近期这方面的研究非常多。

一个例子是有关肌腱结合部跟腱断裂的一篇回顾性综述[3]。这篇综述将跟腱断裂按其解剖位置分为中间部、插入部和肌腱结合部跟腱断裂。这篇综述的重点是在肌腱结合部跟腱断裂，旨在研究非手术治疗患者的结局。跟腱断裂的位置是由磁共振成像（MRI）证实。所有患者均采用非手术治疗，至使用 Bledsoe Achilles 靴负重，患者平均年龄为 40.8 岁。这项研究的结果显示，100% 的患者（31/31）在平均随访 28 个月时在临床上达到了完全康复（通过单腿脚跟抬高能力进行测量）；结局评分显著改善，如足部和踝关节能力测量 - 日常生活活动（foot and ankle ability measure-activities of daily living, FAAM-ADL）和疼痛评分，并且所有患者在工作中均能完全恢复正常活动。这项研究表明，跟腱断裂的非手术治疗可使较高比率的患者得到功能改善和疼痛减轻。这项研究是迄今为止这种类别的唯一一项研究。

在另一项最近的研究中，Young 等人报道了负重在急性跟腱腱断裂非手术治疗中的作用[4]。他们的研究是一项随机对照试验，比较了传统石膏和 Bohler- 铁负重石膏治疗急性跟腱断裂的疗效。这项研究纳入了 83 例患者，在其伤后一周内将其随机分入传统非负重石膏组和 Bohler- 铁石膏负重组。研究发现，这两种非手术方式的再断裂率均较低（Bohler- 铁石膏负重组为 2%，传统非负重石膏组为 5%），但差异无统计学意义（$P = 0.62$）。在患者满意度、重返工作或重返运动方面也没有统计学显著差异。因此，作者认为，与传统非负重治疗方法相比，急性跟腱断裂的负重治疗至少可带来相同的结果。

Krause 等人还提出了一个急性跟腱断裂的非手术治疗流程的建议[5]。他们的研究是包含 91 例急性跟腱断裂患者的一项前瞻性队列研究。该研究的治疗方法是：在患者的足在 20° 马蹄足位做一个短的踝关节铸模，穿一只带有两个足跟嵌体的专用康复靴，连续 6 周，允许他们立即承重；在 6 周末时，将患者的铸模取下，再穿康复靴 6 周，在此期间每 2 周移除一个足跟楔。这项研究发现，队列中 92.3% 的患者的结果为“非常好”或“良好”，共发生 5 例（5.4%）并发症，并发症发生率为 6.6%（包括足底筋膜炎、腱内浆液肿、压力性溃疡、暂时性感觉减退、复杂型局部疼痛综合征和 2 例深静脉血栓形成）。鉴于再断裂和并发症发生率低，作者认为，这些损伤的非手术治疗为跟腱断裂患者提供了一种可行的治疗选择。

跟腱疾病的非手术治疗不仅适用于跟腱断裂。Murphy 等人研究了补充性常规物理疗法联合离心加强方案与单独使用常规物理疗法治疗慢性插入性跟腱炎的有效性[6]。这是一项单盲随机对照研究，用于检查离心疗法治疗跟骨插入 2 cm 内的慢性跟腱疾病患者的有效性。在初始评估、第 6 周评估和第 12 周评估中，使用视觉模拟量表（VAS）评分和 SF-36 结果问卷对两组患者进行了评估。研究显示，两组患者在初始评估和第 12 周评估之间有显著差异。然而，各方案的结果之间没有显著差异。他们指出，自我报告有骨关节炎、糖尿病和偏头痛病史的患者其改善较慢或评分增加较小。他们还指出，肥胖患者 [体重指数（body mass index, BMI）＞30] 的治疗方案未完成率较高。

治疗肌腱疾病方面还有其他辅助疗法。例如，将患者产生的血浆制成的制剂重新注射至其受累部位得到了越来越多的应用，并且在用于治疗高体能消耗的专业运动员时还受到了媒体的吹捧。Kaniki 等人研究了将自体条件血浆（autologous conditioned plasma, ACP）作为跟腱断裂的一种替代治疗方式的有效性[7]。他们进行了一项前瞻性队列研究，在包含物理治疗和早期下床活动的非手术治疗方案中添加了 ACP。这项研究共纳入了 145 例患者（对照组 72 例，ACP 注射组 73 例）。两组患者在年龄、身高、体重和活动能力方面是均衡的。ACP 注射组为在基线和 2 周后接受注射。结果显示，在伤后 1 年比较等速运动跖屈屈曲强度、跖屈活动范围、小腿围和 Leppillhati 评分时，两组之间无显著性差异。

对类似的治疗辅助剂在其他病变（如足底筋膜炎）中的作用也已进行了研究。最近一项研究比较了富血小板血浆（platelet-rich plasma, PRP）与可的松注射剂治疗慢性重度足底筋膜炎的有效性[8]。在这项研究中，36 例既往 应用传统非手术治疗失败的患者（男性 16 例，女性 20 例）被随机分为两组：第 1 组在超声引导下注射甲基泼尼松龙，第 2 组在单次超声引导下在损伤部位注射无缓冲自体 PRP。在治疗前、治疗后、第 6 个月随访和第 12 个月随访时采用 AOFAS 结局评分来测量结果。结果显示，PRP 组（第 2 组）在 AOFAS 评分方面有较大的改善，且疗效比甲基泼尼松龙注射更持久。甲基泼尼松龙组患者治疗前平均评分为 52 分，治疗后平均评分为 81 分，治疗第 12 个月的平均评分为 58 分。PRP 组患者治疗前平均评分为 51 分，治疗后第 3 个月的平均评分首次达到 95 分，治疗后第 12 个月的平均评分高达 94 分。虽然 PRP 治疗可能并不普及，但这项研究表明，PRP 是一种可行的选择，并且可能为非手术治疗失败的慢性足底筋膜炎患者带来优于可的松注射的结果。

Usuelli 等人对 15 例接受跟腱手术治疗的跟腱断裂患者（12 例男性和 3 例女性）进行了前瞻性研究，这些患者从受伤到手术的平均时间为 5.2 个月。这项研究提出了一个根据缺损大小进行治疗的流程：第 1 组缺损为 1 ~ 2 cm，使用微创 Achillon 设备进行直接端对端修复治疗；第 2 组缺损为≥2 cm，使用相同的端对端修复治疗，但增加了踇长屈肌（flexor hallucis longus, FHL）肌腱移植；第 3 组缺损为≥5 cm，根据 Mafulli 技术使用半腱肌移植治疗。他们的研究结果显示，使用该流程选择手术方案进行治疗至完全负重的中位时间为 35 天。他们还指出，在最终的随访中，研究中的所有患者均能用修复侧腿的足尖站立，并且只有 1 例患者自述其踇间（interphalangeal, IP）关节无法弯曲。另外，值得注意的是，作者指出，MRI 中的间隙大小并不一定与真正的差距相关，因为有 2 例患者最初被判定为第 2 组患者，后来又被判定为第 1 组患者。总体而言，作者认为，在考虑缺损大小的情况下，微创修复是治疗漏诊的跟腱断裂患者的可行治疗方案[9]。由于许多临床医师只考虑用微创修复治疗急性断裂，这项研究表明，外科医师可能要考虑扩展微创修复的适应证，但微创修复仅适用于肌腱末端之间存在小间隙的病例。

随着成本节约在医疗中越来越重要，Bhat 等人比较了临床检查与 MRI 在诊断跟腱断裂方面的成本[10]。这项研究在人群水平上对跟腱断裂进行临床诊断和 MRI 诊断的成本进行了比较。基于患者特征、文献和临床管理体系（CMS）医师收费数据（Physician Fee Schedule data）进行的统计学模拟，MRI 诊断的额外成本为 $10 678.80 /100 000 患者。这代表了总体年度费用超额 $32 475 603.35。作者指出，费用显著增加说明了准确有效诊断常见病症（例如足部和踝关节医师及整个卫生保健系统对跟腱断裂的诊断）的重要性。

当回顾新的文献和研究时，人们仍应始终考虑，对于任何给定病变，其护理标准是什么。美国骨科医师学会（AAOS）制定的治疗急性跟腱断裂的总体共识指南仍然为治疗策略的变化留下了充足空间[11]。根据AAOS的共识声明，所有疑似跟腱断裂的患者均应进行全面的病史采集和体格检查。体格检查应至少包括以下四个检查中的两个：汤普森（Thompson）试验，跖屈力量减小，跟腱肌腱可触及间隙，以及应用轻柔被动手法可增加踝关节背屈。AAOS未能确切推荐用于评估跟腱断裂的影像学方法。非手术治疗被认为是治疗跟腱断裂的一种选择，但推荐水平有限。有意思的是，对于手术治疗推荐水平也同样是有限的。治疗指南委员会确实注意到，虽然手术治疗是一种选择，但建议慎用于有糖尿病、神经病变、65岁以上、吸烟、久坐生活方式、肥胖（BMI＞30）、外周血管疾病或局部/全身皮肤疾病的患者。关于术前固定或负重情况尚无定论。该委员会指出，开放式技术、有限开放式技术和经皮技术均为跟腱固定手术的治疗方案，其推荐程度均为有限。关于跟腱修复的同种异体移植物、自体移植物或其他辅助治疗尚无确切的推荐意见。同样，关于跟腱断裂患者深静脉血栓形成（deep vein thrombosis, DVT）的预防方面也没有确切的推荐意见。该委员会确实推荐，跟腱修复患者应尽早在术后进行保护下的负重，推荐程度为中度。关于跟腱断裂患者的术后物理治疗尚无确切的推荐意见。关于恢复日常生活活动的适当时间尚无可以推广到所有患者的具体推荐意见。尽管如此，该委员会指出，运动员在接受跟腱断裂手术治疗后，可以选择在3～6个月内重新开始运动。同样的推荐意见不适用于接受非手术治疗的运动员。

关于踝关节不稳定的论题，Cho等人研究了应力位X线片在慢性外侧踝关节不稳定中的用处[12]。他们的研究纳入了42例（在38例患者）前趾腓韧带完全破裂预定接受改良的Brostrom手术的病例和120例对照病例（60例无踝关节损伤病史且体检未发现不稳定的成年人）。使用Telos设备通过前内翻应力位X线片进行距骨倾斜角度和前距骨平移的影像学测量。成人的正常距骨倾斜角度＜8.3°，前距骨平移的正常范围＜7.6 mm。这些结果证实，踝关节应力位X线片是评估慢性踝关节不稳定的有用检查方法。但应注意的是，应力位X线片正常并不能完全排除功能性不稳定的可能性，需要进行进一步的干预。

另一项研究将应力位X线片与MRI进行了比较[13]。在这项研究中，Jeong等人回顾性地分析了病史和体格检查有慢性外侧踝关节不稳定的45例踝关节。该研究将患者分为以下几组：应力位X线片结果阳性的患者、应力位X线片结果阴性的患者、MRI结果阳性（前距腓韧带或跟腓韧带撕裂）的患者和MRI结果阴性的患者。该研究使用术前和术后AOFAS后足评分（AOFAS Hindfoot Scores，AOFASHS）以及术后满意率来分析患者的结果。结果显示，未发现任何组间差异。这意味着，基于成像模式，使用MRI与使用应力位X线片确认外侧踝关节不稳定不会带来不同的结果。

治疗不稳定的其他新进展是以手术技术的形式出现的。例如，Acevedo等人回顾性地研究了慢性踝关节不稳定的关节镜下外侧韧带重建的结局[14]。该研究对 22 例慢性踝关节不稳定患者使用单侧或双侧关节镜下固定的锚钉进行外侧韧带重建。平均随访时间为 1 年时，22 例患者中有 20 例报告了良好至优异的结果，仅有 2 例患者报告了一般结果。所有患者均报告其临床症状得到了改善。4 例患者的术后应力位 X 线片中发现有残余松弛。由此作者得出的结论是，这些结果支持使用关节镜下外侧韧带重建作为标准开放式技术的替代方法。

目前，AAOS 尚无针对踝关节外侧韧带性不稳定的治疗指南。对于这一问题，人们已经提出了许多治疗方法。以物理治疗的形式进行非手术治疗以促进本体感觉和肌力仍是主要治疗方式。当保守治疗失败且不稳定的临床体征持续存在时，可采用外侧韧带重建（开放式和关节镜下）这一手术干预进行治疗。对于哪种手术方式最适合踝关节不稳定也存在很多争议。根据最近的循证医学数据库评论，目前仍没有足够的证据支持任何一种特定的手术方式（即 Brostrom-Gould）[15]。未来在踝关节不稳定领域的研究将继续阐明更加完善的诊断工具以及更多微创技术的作用。

关节内镜术/OCD

一般而言，有关踝关节软骨损伤的治疗一直是一个研究热点，甚至有关这种病变的基本假设都受到了质疑。例如，Hembree 等人对有关距骨骨软骨损伤（osteochondral lesions of the talus, OLT）的临床特征和 MRI 特征进行了回顾性研究[16]。他们的研究质疑了将 OLT 定位为前外侧或后内侧位置的传统定位。该研究对 77 例踝关节用 MRI 来确认 OLT。然后，使用这些 MRI 数据来描述病变的位置和发生率并确定病变位置和大小、临床数据、外侧韧带损伤和不稳定病变标志物之间是否存在相关性。该研究发现，病灶最常位于距骨穹隆的内侧和中央，次常位于外侧和中央，与病变位置和大小没有统计学显著性差异。其他的测量特征（例如临床数据、外侧韧带损伤和不稳定标志物）也没有统计学显著相关性。

手术治疗这些类型的病变的一种常见方式是踝关节内镜术。有关研究对关节内镜术及其治疗 OLT 的有效性进行了评估。例如，Jo 等人研究了 OLT 范围和位置对预后的影响[17]。该研究回顾性地分析了 399 例应用关节内镜术治疗的 OLT 患者。该研究根据病变范围（病变位于距骨肩部或非肩部）、位置（内侧或外侧）以及两者的不同组合（即内侧肩部、外侧非肩部等）对患者进行了分组，并根据病变大小将患者分为四层。该研究发现，病变范围与结果之间存在统计学显著关系。换言之，如果一个病变没有骨性和软骨边界，它们会有不同的结果：与局限性病变相比，无论在哪个部位，非局限性病变或肩部病变的结局均较差。

大多数研究认为，OLT 治疗后应有一段非负重时期，以便缺损部位可以有生物组织生长——以便承担起日常活动带来的负重。通常这需要 2 ~ 6 周的时间。Lundeen 等人进行的一项研究对长期以来的假设提出了质疑，他们研究了行关节内镜下刮除术后立即对大型 OLT 进行无限制负重的结果 [18]。排除了一些患者后，该研究保留了 28 例患者，平均随访时间为 26.9 个月。大缺损被定义为面积＞1 cm^2 的缺损。所有这些患者均采取了术后不限制负重的治疗方案（患者避免遭受反复撞击）。尽管缺乏术前测量，该研究报道，足部功能指数（foot function index, FFI）评分、视觉模拟量表（VAS）评分和 AOFASHS 改善了（FFI = 51，VAS = 28.5，AOFASHS = 82）。作者得出的结论是，与传统非负重方案相比，术后立即负重对于管理关节内镜下治疗的 OLT 是安全的，并且改善了患者术后下床活动的能力。

近期还有对关节内镜术进行的长期结果评估。Van Bergen 等人报道了有关关节内镜下治疗 OLT 后的长期随访研究 [19]。他们的研究包含 50 例患者，平均随访时间为 12 年。该研究使用 Ogilvie-Harris 评分、Berndt 和 Harty 评分、AOFASHS 和 SF-36 评分对患者进行评估。结果显示，对于采用的所有评分方式，患者的手术肢体均获得了极大改善。该研究对患者的术前和术后 X 线片也进行了评估，67% 的患者显示在骨关节炎评分方面没有进展，33% 的患者仅进展一个级别。值得注意的是，该研究还研究了患者性别、年龄、左侧或右侧、创伤病因、症状持续时间、术前骨关节炎、随访、BMI、病变大小、位置和分类特征，发现这些特征与 Ogilvie-Harris 评分或骨关节炎进展均无显著相关。该研究得出的结论是，关节内镜术治疗 OLT 的初始成功率随着时间的推移可以维持。

新进行的研究还对手术治疗 OLT 的其他方式进行了评估。Murawski 等人评估了 OLT 治疗——自体骨软骨移植——的恢复技术。该研究包含 72 例接受自体骨软骨移植患者，研究了距骨自体骨软骨移植的功能结果 [20]。该研究使用 AOFAS 评分和 SF-12 评分对患者报告的结结果进行随访，平均随访时间为 28.02 个月。在第 1 年时还对所选患者进行了定量 T2 绘图，以评估患者软骨修复部位的胶原微观结构。AOFAS 评分和 SF-12 评分从术前到术后均有所改善。定量绘图还显示，术后 MRI 值与术前值无显著性差异。这是对移植软骨质量的间接测量，表明移植的自体移植物与原生距骨软骨相似。因此，该研究得出的结论是，自体骨软骨移植是大型 OLT 初级治疗的可行方案，可带来与原生距骨软骨相似的软骨。

随着软骨修复领域的不断发展，新的治疗策略也将不断完善。另一个治疗大型 OLT 的方法是新鲜骨软骨同种异体移植。Villacis 等人研究了新鲜骨软骨同种异体移植治疗 OLT 的结果 [21]。该研究回顾性地分析了 42 例进行新鲜骨软骨同种异体移植的病例，平均随访时间为 38 个月，采用 AOFASHS 和 VAS 评分来评估结果。结果显示，这两项评分从术前到术后均有所改善。大多数患者的满意度为优秀、非常好或良好。总之，这项研究表明，新鲜骨软骨同种异体移植是治疗大型 OLT 的一种可行和有效的方法。

另一个治疗 OLT 的新策略是由 Wiewiorski 等人研究提出的，即自体基质诱导的软骨形成[22]。该研究探查了自体基质诱导的软骨形成作为一种治疗 OLT 的可行方法的价值，即避免了与更多标准治疗（如自体软骨细胞移植、自体骨软骨移植系统和基质诱导自体软骨细胞移植）相关的一些负面作用。作者指出，这些其他方法都存在着一些缺点，如牺牲另一关节的健康软骨用于移植，需要两步手术，费用高。这项研究纳入 25 例患者，预期平均随访至少 24 个月。记录了 AOFAS 评分和 VAS 评分。手术包括 OLT 清创术、髂嵴的海绵体成形术和市售Ⅰ/Ⅲ胶原膜覆盖。结果显示，两种评分均显示统计学显著性改善。术后常规 X 线片和 MRI 显示移植物结合良好。由此，作者判断，自体基质诱导的软骨形成的结果与自体软骨细胞移植、自体骨软骨移植系统和基质诱导自体软骨细胞移植的结果相当，并可避免与前述手术相关的一些缺点。

人们还提出了治疗 OLT 的非生物学方法。Van Bergen 等人对使用金属植入物治疗距骨继发性骨软骨病变进行了研究[23]。他们的研究是一项前瞻性病例研究，纳入了 10 例患者，所有患者的 OLT 均为 12 mm 或更大，且出现临床症状时间超过 1 年，且所有患者之前均有一次或两次失败的 OLT 手术。该研究的主要结果指标为休息、行走、跑步和爬楼梯时的数字评定量表（numeric rating scale, NRS）评分。该研究还使用了其他评分，如 FOAS、AOFAS 后足评分。中位随访时间为 2 年。结果显示，所有列出类别中的 NRS 评分均得到了改善并具有统计学显著性。FAOS 评分和 AOFAS 评分也得到了改善。鉴于这些结果，该研究得出的结论是，对于这种困难的临床情况，应用金属植入物治疗距骨继发性 OLT 是一种合理的选择。

显然，足部和踝关节的关节内镜术和骨软骨病变领域正在不断发展。本章纳入的研究仅仅是正在进行的研究和使用的新技术的例子。这些复杂的病变的治疗既可用生物学方法也可用非生物学方法，它们都显示出了良好的前景。再次需要说明的是，尽管目前缺乏 AAOS 的共识指南，在距骨骨软骨病变的治疗中仍有一定的趋势。关节内镜术结合诸如微骨折等辅助治疗是一种常见的治疗方法。这种类型的治疗通常限于病变直径≤15 mm 的病变[24]。针对较大、较复杂病变的其他治疗方法更多样化，包括自体骨软骨移植、同种异体骨软骨移植、自体软骨细胞植入以及生物辅助剂如浓缩骨髓抽吸物和富血小板血浆（PRP）。关于距骨骨软骨病变的治疗尚无 AAOS 共识声明，且仍存在重大争议。关于软骨修复，需要进行进一步的随访和研究，以获得关于治疗骨软骨病变的最佳方式的更确切结论。

踝关节炎

在过去 10 年中，对关节炎进行关节镜清创术的有效性受到了质疑，特别是在膝关节，因为人们发现这样治疗的长期获益不大，因此不再推荐[25]。这种治疗的理论获益是可以为患者提供较少参与度的保护关节的（less involved joint-sparing）手术——可能可以延缓或消除患者对关节重建的需求。Yoon 等人进行了对踝关节进行关节镜清创术在胫骨关节炎治疗中的作用的研究 [26]。他们的研究对 63 例经历了关节镜清创术的患者进行了回顾性研究。在平均随访时间为 71 个月时，他们使用多种临床评分系统和患者满意度标准对患者进行了评估。他们发现，53.9% 的患者认为他们的手术是成功的。最大的改善仅在术后 6 个月出现，并且改善到 2 年。然而，正如预期的那样，他们的临床评分随着时间的推移而稳步下降，正如胫骨关节炎的自然病史。作者认为，关节镜清创术可以延缓胫骨关节炎患者的大手术需求。Ogilvie-Harris 等人 1995 年完成的一项先前的研究证实了这一观点。目前关于踝关节炎的关节内镜术尚无官方的共识指南，但是，这两篇文献都支持这种干预在骨关节炎自然进展方面具有临时作用。然而，要充分认识这种技术的作用还需要对更多的患者进行进一步研究。

一旦需要进行关节重建，治疗方法通常是关节融合术或关节置换术。为了更好地理解接受这些手术对患者的意义，Daniels 等人使用步态分析和结局测量指标对接受这两种手术治疗方法的患者的术后情况进行了比较研究，以阐明这两种治疗方法与健康对照组比较时的差异 [27]。该研究对 7 年间接受踝关节融合术或关节置换术的孤立性踝关节炎患者进行了前瞻性术前和术后 1 年的步态分析。研究结果表明，与关节融合术相比，三组件移动承重全踝关节置换术（total ankle arthroplasty, TAA）术后患者的步态模式更接近于正常步态。背部矢状面中的运动是造成这种差异的主要原因。该研究的步态分析没有针对为什么患者一般偏好关节置换术阐明任何新的理解。在临床医师治疗终末期踝关节骨关节炎之前，这项研究获得的结果可以增加其告知患者功能预测结果的能力。

在美国，虽然可供使用的移动式承重全关节装置只有一种，但可供使用的固定式承重 TAA 系统有数种。在最大型的已知病例研究中，Nunley 等人报道了接受现代固定式承重假体植入的终末期踝关节炎患者的早期结果 [28]。该研究通过步态分析、临床评分、临床检查及影像学检查，在平均随访时间为 31 个月时前瞻性随访了 75 例患者。该研究发现，植入物存活率为 99%，并且患者的生活质量和功能显著改善了。这些早期的临床结果表明，现代固定式承重 TAA 系统可以显著改善终末期踝关节炎患者的疼痛、生活质量和功能。

TAA 的一个常见但不受关注的论题是异位骨化。为了确定其发生率和临床作用，Kim 等人评估了异位骨化的发生率，并确定了异位骨化的程度是否与 TAA 关节炎患者的临床结果相关 [29]。他们回顾性地分析了 90 例踝关节，观察了异位骨化的程度和患者的症状、功能和运动范围。他们发现，异位骨化与术后临床结果无显著相关性。此外，他们发现，后踝关节的异位骨化的程度也与后踝关节疼痛、AOFAS 评分和运动范围无显著相关性。他们得出的结论是，当症状和功能限制归因于后踝关节的异位骨化时，在决定进行关节置换术后，切除异位骨时应谨慎。

最后，对有大量无血管性坏死、挤压伤或距骨体肿瘤的患者进行挽救手术极其困难，且结果常常不令人满意。在这些具有挑战性的临床情况中，应用陶瓷距骨体假体是一种治疗方法。在一项对 35 例应用距骨体假体患者进行的术后至少 10 年的回顾研究中，Harnroongroj 等人发现，距骨体假体可提供令人满意的踝关节 - 足功能，但是其对踝关节运动有显著限制[30]。在世界范围内，在没有这种植入物的地区，这些结果可能表明，如果无法应用这种植入物恢复运动范围，则其他挽救手术（例如大体积同种异体移植物融合术）可能是聊胜于无的替代选择。

选用关节置换术还是选择关节融合术治疗踝关节骨关节炎是一种困难的临床情况。针对两者之间的选择没有明确共识。这两种手术方法的主要适应证是终末期踝关节炎。TAA 的禁忌证包括：感染史、神经肌肉疾病、重度骨质减少和距骨骨坏死[31]。一般而言，较年轻和有较高需求的患者佩戴全踝关节假体的可能性增加，因此理论上会从融合术中获益。没有先前提及的禁忌证的老年、低需求患者可能从全踝关节置换术中获益。显然，这两种治疗方法之间的比较研究将有助于更好地定义影响这一复杂决策的人口统计学和临床特征。

前足掌、创伤和其他

前足掌畸形矫正

Choi 等人对应用 Scarf 截骨术矫正中度至重度踇外翻的术后 5 年以上的耐用性进行了研究[32]。研究显示，所有患者的 AOFAS 评分均有所改善，几乎所有患者的籽骨排列均良好，跖骨间夹角和踇外翻角均得到了矫正。仅有 1 例踇外翻畸形报道。无骨不连、畸形愈合或无血管性坏死病例。他们得出的结论是，术后第 5 年，Scarf 截骨术是治疗踇外翻的可靠技术，具有出色的临床效果。

类风湿关节炎患者的踇外翻矫正通常是通过第一次跖趾关节融合术来完成的。关于这些畸形的关节保留手术有较多的文献资料。Chia-Su Chao 等人对 32 例有类风湿关节炎的患者行关节保留手术治疗的影像学结果和临床结果进行了研究，以评估非关节融合术重建的疗效。该研究平均随访时间为 28.6 个月。结果表明，所有患者的临床和影像学评分均有实质性改善。他们得出的结论是，对于有类风湿关节炎的患者，为了保留第一跖趾关节而行踇外翻矫正而非关节融合术的临床结果和影像学结果是令人满意的。该手术似乎是第一跖趾融合术的合理替代方法[33]。

在足部和踝关节外科医师中，由于近端开口楔形截骨术（opening wedge osteotomy, OWO）板固定技术方便，其已更常用被用于矫正中度至重度踇外翻。Glazebrook 等人在他们的多中心研究中比较了 75 例随机患者行近端第一跖骨 OWO 和近端人字形截骨术术后1年的效果[34]。结果显示，两种手术在患者临床结果指标方面没有显著差异；在影像学方面，开放式楔形手术倾向于加长第一跖骨长度，V形手术倾向于缩短第一跖骨长度。最后，参与研究的外科医师均发现，OWO的技术要求较低，手术较快，因此将其作为首选方法。

关于踇僵症，预制钛板的使用越来越流行，这同时也大大增加了手术的费用。Hunt等人研究了这些新型固定板的耐久性，以比较在循环负荷期间足底间隙形成以及用于拇趾跖趾（metatarsophalangeal, MTP）融合术的锁定和非锁定板的失效负荷和刚度[35]。每个尸体标本的负荷方式均为大约术后6个星期的行走铸模的负重。研究显示，锁定板组有显著较小的跖骨间隙和较大的平均刚度。两组间的失效负荷之间没有显著差异。研究结果表明，锁定板可带来额外的矢状面刚度，由此可能可以实现早期承重。然而，作者提醒，他们最近报道了比较这两种植入物的临床结果，他们发现，与不锈钢非锁定板相比，钛锁定板在进行拇趾MTP融合术的患者中具有较高的不融合率趋势。他们得出的结论是，如果应用锁定植入物时骨接触不充分，那么锁定板刚度增加可能会导致节段间运动不足，并且不利于骨愈合。

众所周知，较小跖趾关节（metatarsophalangeal joint, MTPJ）不稳定是一个常见的临床问题，被认为是由MTPJ的静态束缚[即跖盘和（或）侧副韧带]的部分或完全破裂引起。在大多数情况下，这很难治疗，且由于许多病例发生畸形的部分复发，其长期结果可能并不完全令人满意。以描述的手术治疗（包括Weil截骨术或肌腱转移术）显示了混合的临床结果。为了更好地理解静态束缚和当前手术重建技术对较小MTPJ不稳定的作用，Cherman MOC等仍进行了一项生物力学研究。该研究在完整、中断和修复（Weil或转移术）条件下，在每个运动轴上测试了较小MTPJ。这些实验结果表明，Weil截骨术和肌腱转移术均无法将足趾的稳定性完全恢复到完好状态。一般而言，Weil截骨术的稳定性不如肌腱转移术。实际上，截骨术会进一步使关节不稳定，而长屈肌肌腱向伸肌腱的肌腱转移术可将针对平移、背屈和跖屈的静态限制恢复至几乎正常的水平[36]。

创伤

踝关节骨折和韧带联合

踝关节骨折固定术的时机一直是治疗这些损伤时外科医师在考虑的一个重要变量。Miller等人对478例患者进行了一项非常大型的回顾性研究，以确定踝关节骨折固定术后可预见的伤口并发症的危险因素[37]。他们发现，伤口并发症与糖尿病病史、周围神经病变、伤口损害性药物治疗和开放性骨折具有显著相关性。然而，有意思的是，他们发现，伤口并发症发生时间平均在受伤后第9天，与手术时机不具有相关性。

Joshi等人研究了应用腓骨板的两种常用策略[38]。他们比较了应用后外侧抗滑石和外侧板对于旋后外旋型腓骨骨折的治疗。他们发现，在随访时间到 1 年时，基于患者的预后（AOFAS 和 SMFA）、伤口并发症、伤口敏感性或腓骨刺激均无差异。他们发现，两组患者的硬件和腓骨刺激的发生率相似。他们得出的结论是，尽管之前有报道称外侧板存在硬件刺激、抗滑石板存在腓骨刺激，但这两项技术在任何结果参数方面均无明显优劣性。

最近关于足部和踝关节创伤的许多最新文献关注的是踝关节骨折的中韧带联合的评估和固定。Jones 和 Momoh 对 73 例急诊室韧带联合损伤患者的评估进行了前瞻性随机研究，比较了手动应力测试和侧向重力应力测试的有效性 [39]。根据研究结果他们得出结论是，侧向重力应力和手动应力在诊断旋后外旋骨折中的韧带联合损伤和三角肌损伤方面一样有效，但是侧向重力应力评估的疼痛较轻，并且可以在没有骨科住院医师的协助下进行。

Ebinger 等人对术中实现合适的韧带联合复位术进行了研究，他们观察了用以实现合适复位的踝关节内侧和外侧的夹具的位置 [40]。在这项尸体研究中，他们观察了跨踝轴和平行于关节表面的各种倾斜方向的夹具的位置——放置夹具后，对样本进行轴向 CT 扫描。他们发现，夹具的任何倾斜方向均倾向于使韧带联合复位不良，而沿着踝关节轴线平行于踝关节放置的夹具达到了最可靠的复位。

基于 Gardner 等人 2006 年进行的一项研究，人们发现，在韧带联合复位术后立即使用 CT 其结果在 52% 的时间内不准确。基于这些研究结果，Lindell 等人比较了术前和螺钉拔除术后第 30 天进行的 CT 扫描，观察了联合螺钉拔除对后续远端胫腓关节复位状态的影响 [41]。Lindell 等人进行的研究显示，胫腓韧带联合不良复位发生率为 40.0%。尽管初始不良复位发生率很高，但在移除螺钉后有 83.3% 的复位不良的韧带联合自行复位。他们得出结论是，移除韧带联合的螺钉可能有利于达到远端胫腓关节的最终解剖复位，因此推荐对这些病例进行螺钉移除。

跟骨骨折和后足部创伤

Sanders 等人研究了经典方法修复跟骨的长期结果，观察了 95 例骨折患者术后平均 15 年的结果 [42]。他们发现，患者 VAS 评分平均为 2 分，85 例患者中仅有 82 例患者没有或有轻微步态障碍。根据该项研究数据，他们得出的结论是，横向延伸板治疗可使有移位的关节内跟骨骨折患者获得良好长期功能结果的最佳机会。

除了有关这一热门话题的文献外，Luciani 等人回顾了他们的 63 例接受微创骨移植术治疗移位性关节内跟骨骨折 患者 [43]。在平均 6 年的随访中，80% 的患者获得了优异的结果，优于接受标准开放式入路治疗的对照组；同时，微创组的并发症发生率也较低。

Kwon 等人对与关节内跟骨骨折相关的腓骨肌腱脱位（peroneal tendon dislocation，PTD）进行了研究。该研究采用的是先前确证的 CT 标准，对 422 例跟骨骨折患者进行了研究。他们发现，28% 的病例发生了 PTD[44]。这些病例仅有 10.2% 是在术前由放射科医师通过 CT 扫描读片发现的，有 10.8% 是由外科医师在术中确认的。这些结果的临床意义尚未进行探索，但作者认为，PTD 可能是跟骨骨折的一种常见临床后遗症，需要密切关注。

其他

Charcot 畸形对患者健康相关的生活质量的负面影响加剧了 Charcot 畸形外科重建的趋势。Pinzur 等人使用对比有效性费用模型（comparative effectiveness financial model）对 76 例患者进行了观察，以提供有价值的信息来协助制定临床决策[45]。他们发现，患者的总体费用为 $56 712 / 例，69.7% 的患者在外科重建后不需要住院康复。在截肢组中，82.4% 的患者需要住院康复，但他们的平均护理费用较低，为 $49 251 / 例。他们得出的结论是，使用对比有效性费用模型可以为类似的病情复杂的患者的资源分配计划提供有价值的信息。

采集自体移植物以进行补充融合术是相当普遍的，但是，有关文献对最佳手术部位存在争议。为了更好地指导该领域的外科医师，Philbin 等人进行的研究采集了髂嵴、胫骨远端干骺端和跟骨结节三个不同部位的骨髓抽吸物，并根据抽吸物样本中存在的骨祖细胞的数量来确定骨髓抽吸物的质量[46]。他们的前瞻性研究由骨科研究和教育基金会（Orthopedic Research and Education Foundation, OREF）资助，招募了 40 例患者（每例患者采集 3 个样本）。该研究对这三个部位的间充质干细胞（骨祖细胞系）进行了定量评估，并且是在考虑了患者的性别、年龄、吸烟情况和糖尿病的条件下进行比较。在这三个部位中，髂嵴骨髓抽吸物的间充质骨原细胞干细胞产量最高，胫骨远端干骺端和跟骨结节的骨髓抽吸物的骨原细胞产量相似。研究显示，骨祖细胞数量和患者的性别、吸烟史、糖尿病、BMI＞30 或年龄超过 50 岁时之间未发现有统计学显著性差异。作者补充说，还需将需进一步的研究以确定实际需要多少细胞来刺激骨愈合。

在患者安全性领域，Hunter 等人评估了在选择性足部和踝关节骨外科中他们认为最常见的患者安全性问题[47]。他们使用的是美国骨科医师委员会（American Board of Orthopedic Surgeons, ABOS）数据库中骨科最常做的手术，观察了这些手术的并发症，并与足部和踝关节最常做手术的并发症进行了比较。他们的研究结果表明，足部和踝关节手术的并发症发生率高于骨科总体手术的并发症（$P = 0.048$）。发生率较高的并发症是软组织并发症（感染、伤口开裂和皮肤溃疡 / 水疱）、骨不连和植入物失效。Hunter 等人得出的结论是，对于指导实践改进举措，ABOS 数据库可能是有用工具。

Zaidi 等人回顾了关于足部和踝关节的有关文献，并对发表的研究的质量进行了总体评估[48]。他们比较了 2000—2010 年临床论文的来源国和证据水平。他们认为，在过去的十年里，在有关足部和踝关节的文献中，临床研究的证据水平有提高的趋势；然而，差异并没有达到统计学意义，绝大多数论文的证据水平为Ⅳ级和Ⅴ级。他们还发现，与骨科的其他领域不同，有关足部和踝关节手术的卫生经济学论文几乎不存在，并且尽管美国和英国的论文量最大，但其他国家的论文量也正在增加。

足部和踝关节领域正在积极地经历着许多令人振奋的发展，这一点在本章中已经得到了强调。这个领域的主题的广度惊人，从肌腱病变到创伤甚至关节置换术。每年都有大量的研究报道，但目前仍需进行更多的研究。未来的研究将继续比较目前我们在该领域所遇到的病变的各种干预。令人兴奋的新进展可能在生物制剂领域以及如何更好地界定常见疾病（如创伤后骨关节炎）的基础发病机制。未来这些进步无疑会为骨科医师处理足部和踝关节病变提供更多的知识装备。

参考文献

1. Waterman BR, Belmont PJ Jr, Cameron KL, et al. Epidemiology of ankle sprain at the United States Military Academy. Am J Sports Med. 2010;38(4):797-803.
2. Cretnik A, Kosir R, Kosanovic M. Incidence and outcome of operatively treated achilles tendon rupture in the elderly. Foot Ankle Int. 2010;31(1):14-8.
3. Ahmad J, Raikin SM. Treatment of Myotendinous Achilles Ruptures: A Retrospective Study, AOFAS Annual Meeting 2012: San Diego, CA; 2012.
4. Young SM, New Zealand A, et al. Weight Bearing in the Nonoperative Treatment of Acute Achilles Tendon Ruptures: A Randomized Controlled Trial, AAOS 2012 Annual Meeting, 2012.
5. Krause FG, Weber TMM. Nonoperative Treatment of Acute Rupture of the Achilles Tendon. AOFAS Annual Meeting 2012: San Diego, CA.
6. Margaret W, Kedia D, et al. Effectiveness of Physical Therapy in Treating Chronic Achilles Tendinosis. AAOS 2012 Annual Meeting, 2012.
7. Nicole Kaniki A, et al. Autologous Conditioned Plasma for Nonoperative Treatment of Achilles Tendon Ruptures, AAOS 2012 Annual Meeting 2012.
8. Raymond R, Monto M. Platelet-Rich Rich Plasma is More Effective than Cortisone for Chronic Severe Plantar Fasciitis. AAOS 2012 Annual Meeting, 2012.
9. Usuelli F, Boga M, Montrasio Alfieri U, et al. Minimal Invasive Surgery in neglected Achilles lesion. A New Open - MIS Combined Algorithm of Treatment. AOFAS Annual Meeting 2012: San Diego, CA; 2012.
10. Suneel B, Bhat M, David M, et al. Clinical vs MRI Diagnosis for Acute Achilles Tendon Ruptures: Stochastic Simulation of Economic Implications. AAOS 2012 Annual Meeting, 2012.
11. Kou J. AAOS Clinical Practice Guideline: acute Achilles tendon rupture. J Am Acad Orthop Surg. 2010;18(8):511-3.

12. Byung-ki Cho M, Yong-min Kim, Chan Kang. The Diagnostic Usefulness and Validity of Stress Radiography in Chronic Lateral Ankle Instability. AOFAS Annual Meeting 2012: San Diego, CA; 2012.
13. Bi O Jeong M, Hwan Jin Kim. Comparison of Outcomes of Modified Brostrom Operation for Chronic Lateral Ankle Instability by Preoperative Stress Radiography and MRI. AOFAS Annual Meeting 2012: San Diego, CA; 2012.
14. Jorge I, Acevedo M, Peter M, et al . Arthroscopic Lateral Ankle Ligament Reconstruction. AAOS 2012 Annual Meeting 2012.
15. de Vries JS, Krips R, Sierevelt IN, et al. Interventions for treating chronic ankle instability. Cochrane Database Syst Rev. 2011(8):CD004124.
16. Walter C, Hembree M, et al. Clinical and Magnetic Resonance Imaging Features of Osteochondral Lesions of the Talus. AAOS 2012 Annual Meeting Specialty Day: San Francisco, CA; 2012.
17. Joon Jo, MWJC, Gi Won Choi Ji Youn Kim Ihsan Oesman Bom Soo Kim, Seung Hwan Han, et al. Prognostic Significance of Containment (Shoulder vs Non-Shoulder) and Location (Medial vs Lateral) of Osteochondral Lesion of the Talus Category. AAOS 2012 Annual Meeting Specialty Day 2012: San Francisco, CA.
18. Gregg Lundeen MR, Linda Dunaway APN. Outcomes of Unrestricted Postoperative Weightbearing on Large Osteochondral Defects of the Talus Following Arthroscopic Curettage. AAOS 2013 Annual Meeting Specialty Day2013: Chicago, Illinois.
19. Christiaan JA, Van Bergen M, et al. Long-term Follow-up After Arthroscopic Treatment of Osteochondral Defects of the Talus. AAOS 2012 Annual Meeting 2012.
20. Murawski CD, John M, Kennedy G. Functional and T2-Mapping MRI Results of Autologous Osteochondral Transplantation of the Talus in 72 Patients. AAOS 2012 Annual Meeting Specialty Day 2012: San Francisco, CA.
21. Diego C, Villacis M, Armen M, et al. Fresh Osteochondral Allograft for the Treatment of Cartilage Defects of the Talus: A Retrospective Review. AAOS 2012 Annual Meeting Specialty Day 2012: San Francisco, CA.
22. Martin Wiewiorski M, et al. Autologous Matrix-Induced Chondrogenesis (AMIC) for Reconstruction of Osteochondral Lesions of the Talus, in AAOS 2012 Annual Meeting Specialty Day 2012: San Francisco, CA.
23. Christiaan JA, Van Bergen M, Mikel Reilingh M, et al. Metal Implantation for Secondary Osteochondral Defects of the Talus: A Prospective Study. AAOS 2012 Annual Meeting Specialty Day 2012: San Francisco, CA.
24. Murawski CD, Kennedy JG. Operative treatment of osteochondral lesions of the talus. J Bone Joint Surg Am. 2013;95(11):1045-54.
25. Chang RW, Falconer J, Stulberg SD, et al. A randomized, controlled trial of arthroscopic surgery versus closed-needle joint lavage for patients with osteoarthritis of the knee. Arthritis Rheum. 1993;36(3):289-96.
26. Hang Seob Yoon MGC, Ji Youn Kim, Joon Jo, et al. Arthroscopic Treatment in Mild to Moderate Osteoarthritis of the Ankle: Updated Clinical Outcomes and Prognostic Factor Analysis. AOFAS Annual Meeting 2012: San Diego, CA; 2012.
27. Syndie B, Singer B, Sue Klejman Ellie Pinsker, et al. Ankle Arthroplasty and Ankle Arthrodesis - Prospective Gait Analysis Compared to Controls. AOFAS Annual Meeting 2012: San Diego, CA; 2012.

28. Karl M, Schweitzer J, et al. Early Prospective Clinical Results of a Modern Fixed-Bearing Total Ankle Replacement. AAOS 2012 Annual Meeting Specialty Day 2012: San Francisco, CA.
29. Woojin Choi M, et al. Heterotopic Bone Formation After Total Ankle Arthroplasty. AAOS 2012 Annual Meeting Specialty Day 2012: San Francisco, CA.
30. Thos Harnroongroj M, Thossart Harnroongroj T. The Talar Body Prosthesis: 10-36 Years Follow-up Results. AAOS 2012 Annual Meeting Specialty Day 2012: San Francisco, CA.
31. Chou LB, Coughlin MT, Hansen S Jr, et al. Osteoarthritis of the ankle: the role of arthroplasty. J Am Acad Orthop Surg. 2008;16(5):249-59.
32. Jae-hyuck Choi MJZ, Jockel JR, Neely GM, et al. Intermediate Follow-up of Hallux Valgus Treatment with Scarf Ostetomy. AOFAS Annual Meeting 2012: San Diego, CA; 2012.
33. John Chia-Su Chao M, et al. Hallux Valgus Reconstruction in Rheumatoid Arthritis, in AAOS 2012 Annual Meeting Specialty Day 2012: San Francisco, CA.
34. Peter G, Copithorne M, et al. Randomized Controlled Trial of Halux Valgus Treated with Medial-opening vs. Chevron Metatarsal Osteotomy, in AAOS 2012 Annual Meeting Specialty Day 2012: San Francisco, CA.
35. Kenneth Hunt M, et al. A Biomechanical Comparison of Locked and Nonlocked Hallux Metatarsophalangeal Fusion Plates. AAOS 2012 Annual Meeting Specialty Day 2012: San Francisco, CA.
36. Carla Chertman MOC, Nickisch AGF, Saltzman, CL, et al. Role of Plantar Plate and Surgical Reconstruction Techniques on Static Stability of Lesser Metatarsophalangeal Joints: A Biomechanical Study. AOFAS Annual Meeting 2012: San Diego, CA; 2012.
37. Miller AG, Margules A, Raikin SM. Risk factors for wound complications after ankle fracture surgery. J Bone Joint Surg Am. 2012;94(22):2047-52.
38. Paul Tornetta I, et al. Posterolateral Antiglide vs Lateral Plating for SE Pattern Ankle Fractures: A Multicenter Randomized Control Trial. AAOS 2012 Annual Meeting Specialty Day 2012: San Francisco, CA.
39. Jones CSD, Momoh E. Stress Examination of Supination External Rotation Ankle Fractures: Prospective Randomized Trial of Emergency Department Lateral Gravity Stress versus Manual Stress. AAOS Specialty Day 2012: San Francisco, CA; 2012.
40. Phisitkul P, Ebinger T, Goetz J, et al. Forceps reduction of the syndesmosis in rotational ankle fractures: a cadaveric study. J Bone Joint Surg Am. 2012;94(24):2256-61.
41. Daniel Song M, et al. The Effect of Syndesmosis Screw Removal on the Reduction of the Distal Tibiofibular Joint. AAOS 2012 Annual Meeting Specialty Day 2012: San Francisco, CA.
42. Vaupel Z, EM, Sanders R. Outcome of Displaced Intra-articular Calcaneal Fractures Treated Operatively Using a Lateral Plate and Screw Construct: Long-Term Results. AAOS Annual Meeting Specialty Day 2012: San Franciso, CA.
43. Sandro Giannini M, et al. Minimally Invasive Osteosynthesis versus Open Reduction and Internal Fixation in Displaced Calcaneal Fractures, in AAOS 2012 Annual Meeting Specialty Day 2012: San Francisco, CA.

44. Toussaint RJ, Ehrlichman L, Ellington, K, et al. Peroneal Tendon Dislocation Associated With Intra-Articular Calcaneus Fractures: An Under-Appreciated Problem, in AAOS 2012 Annual Meeting Specialty Day 2012: San Francisco, CA.
45. Pinzur M, Gil JA, Schiff, AP. Comparative Cost of Limb Salvage vs. Amputation in Diabetics with Charcot Foot. AAOS Annual Meeting Specialty Day 2013: Chicago, Illinois.
46. Christopher Hyer D, et al. Assessment of Osteoprogenitor Cells in Bone Marrow Aspirate Obtained from Different Anatomic Locations. AAOS 2012 Annual Meeting Specialty Day 2012: San Francisco, CA.
47. Hunter J, DiGiovanni CW, Anglen J, et al. The Most Common Patient Safety Problems in Orthopaedic Surgery of the Foot and Ankle. AOFAS Annual Meeting 2012: San Diego, CA; 2012.
48. Razi Zaidi M, Abbassian, A, Cro S, et al. Levels of Evidence in Foot and Ankle Surgery: Progress Over the Last Decade? AOFAS Annual Meeting 2012: San Diego, CA; 2012.

第 8 章

Kevin Lutsky、Asif Ilyas、Jonas L Matzon 和
Pedro K Beredjiklian

手部和腕关节最新进展

创伤

桡骨远端

近年来，掌侧入路和锁定板固定术的应用增加了。掌侧入路已成为首选入路，部分原因是，有研究发现，背侧板固定术有板相关的并发症。然而，越来越多的研究表明，应用掌侧板也可引起板相关的并发症。关于如何最大限度地减少掌侧板相关的并发症，目前的探讨主要集中在以下两个领域：

1. 置板位置：有人认为，将板置于突出位置可能会增加肌腱断裂的风险[1]。White 等人[2]分析了桡骨远端骨折后肌腱断裂的发生率和结果。他们发现，掌侧置板肌腱断裂的发生率为 0.8%。拇长屈肌（flexor pollicis longus, FPL）和指深屈肌（flexor digitorum profundus, FDP）是最常见的断裂部位。虽然这些作者无法确定板突出是否是肌腱断裂的独立危险因素，但 Kitay 等人[3]发现，随着板突出增大，肌腱断裂的风险增加。因此，推荐将板置于分水岭线近端以尽可能降低肌腱断裂的风险。Imatami 等人[4]进行的一项解剖研究显示，在术中可能难以确定分水岭线。桡骨远端的内侧和外侧骨突起可以用来帮助更好地界定分水岭线。
2. 螺钉长度：据报道，拇长伸肌（extensor pollicis longus, EPL）断裂发生在 5% 的非移位性桡骨远端骨折中[5]。在手术治疗骨折中，避免背侧螺钉穿透可能有助于降低伸肌肌腱断裂的风险。Wall 等人[6]认为，对于关节外骨折，没有必要采用双皮质远端螺钉固定术。相反，75% 长度的锁定螺钉在保持稳定性的同时足以保护伸肌肌腱。在手术中进行术中 X 线透视有助于确保螺钉放置的合适位置。可以使用旋后倾斜和旋前倾斜以及“背侧切向 X 线透视图像”来更好地观察桡骨背侧皮层并确保螺钉长度的合适[7-8]。“天际线透视图像”有助于观察远端桡尺关节（distal radioulnar joint, DRUJ）确保充分复位

和关节外螺钉置入[9]。

图 8.1 和 8.2 为 1 例接受掌侧板固定术治疗的桡骨远端骨折患者的术前和术后 X 线片。注意，板定位良好，无掌侧突出；螺钉长度适中，避免了背侧肌腱刺激或断裂。

有骨矿物质密度（bone mineral density, BMD）降低的患者其桡骨远端骨折的风险增大。桡骨远端骨折后对低 BMD 病例的治疗可降低未来发生脆性骨折的风险。Harness 等人[10]发现，在综合计划中筛选和治疗低 BMD 病例可以降低桡骨远端骨折的发生风险。根据

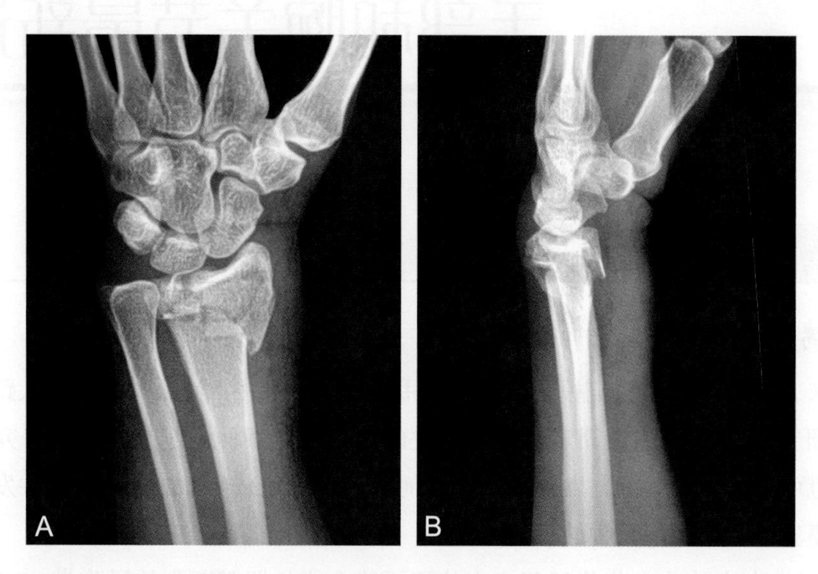

图 8.1A 和 B　有关节内桡骨远端骨折的患者的术前 X 线片

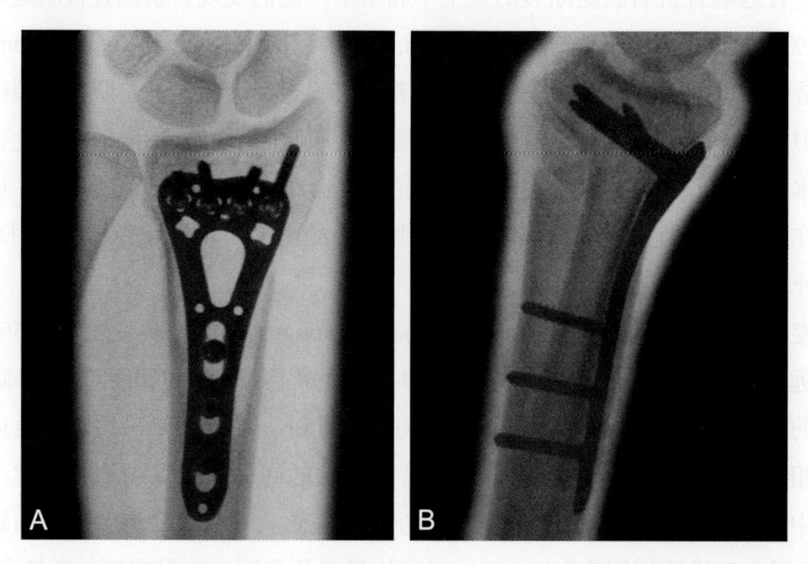

图 8.2A 和 B　掌板固定术的术后 X 线片。注意，掌板位于桡骨远端掌侧唇的近端，并且紧靠掌侧皮层以避免突出。螺钉长度适当，可避免伸肌肌腱刺激或破裂

Fitzpatrick 等人 [11] 的研究结果，预防性治疗的获益更加明显。他们指出，在接受桡骨远端骨折外科固定术的患者中，骨质疏松症患者的预后比非骨质疏松症患者的预后差。在有骨质疏松症和高度粉碎性骨折的老年患者中，固定术可能难以施行；在这些病例中，分散置板可能是一种有效的治疗方法 [12]。

术后疼痛管理是桡骨远端骨折手术治疗的重要组成部分。已有文献报道酮咯酸具有镇痛作用，但人们关于其对骨愈合的影响仍存在担忧。在一项前瞻性随机研究中，Brown 等人 [13] 发现，术后静脉内单次给予患者 30 mg 剂量对于愈合没有不良影响。

舟状骨

舟状骨腰部非移位性骨折可采用无头加压螺钉进行手术治疗。研究发现，双组件螺钉具有可独立移动的拖尾螺纹部件，具有比单组件螺钉更大的压缩力 [14]。

舟状骨腰部斜向骨折的固定术可能具有挑战性，通常建议在近端节段的中央 1/3 处放置螺钉以尽量提高稳定性并改善愈合，但这可能导致螺钉不垂直于骨折线。Luria 等人 [15] 在尸体模型研究中发现，在斜向骨折中，垂直于骨折线的螺钉放置可带来足够的稳定性。

根据影像学和临床参数来确定舟状骨骨折愈合情况。通常采用 X 线平片，但其可能会高估愈合程度。在无法明确诊断愈合情况的病例中，计算机断层扫描（CT）是确认骨折愈合的准确手段 [16]。

舟状骨骨折不愈合是一个棘手的问题，常采用开放式复位和骨移植物进行内固定来治疗。骨移植物的来源通常包括髂嵴或桡骨远端。尽管髂嵴骨移植物仍然是金标准，但桡骨远端骨移植物有一个显著优点，即可能可以降低供体部位的发病率。Lee 和 Roman-Deynes[17] 报道了 8 例采用“改良的 Russe 技术”治疗的患者的结果。他们在固定术前用无头加压螺钉将患者的掌侧桡骨远端皮质和补充的松质骨放入患者舟状骨不愈合的位置。所有骨折患者的平均愈合时间为 8.5 周。

月骨周围损伤

月骨周围损伤可能是复杂的，常常误诊和（或）起病延迟；而且即使早期识别并予以适当的治疗，结果可能也不理想。这些损伤是最近几项研究的主题。Kakar 等人 [18] 报道了对 57 例月骨周围脱位或骨折 - 脱位患者的治疗进行的研究。结果显示，单纯脱位组患者最终需要进行抢救手术的比例为 35%，而骨折 - 脱位组为 5%；仅 23% 的患者取得良好的结果，59% 的患者已重新开始工作；在两组患者中均发现有高比例的创伤后关节炎（单纯脱位组为 35%，骨折 - 脱位组为 52%）。

最近进行的另一项研究 [19] 报道了慢性月骨周围损伤的晚期治疗结果。在这份报道中，24 例晚期月骨周围损伤患者中有 19 例接受了开放式复位和内固定治疗（其他 5 例需要进行抢救手术）。在这些患者中，58% 的患者取得了良好的结果。

Briseño 等人[20]报道了 1 例冠状月骨骨折伴月骨周围脱位的病例。尽管该患者得到了早期识别和治疗，但该患者的腕部发生了早期创伤后关节炎。

近节指骨骨折

非移位性近节指骨骨折如果角度极小或可复位且稳定，则可以采用非手术治疗。Franz 等人比较了采用两种非手术功能性铸模方法的结果[21]。在这项研究中，66 例患者被随机分配到前臂固定组或手固定组。结果显示，两种方法均可阻止掌指（metacarpophalangeal, MCP）关节屈曲，并可进行主动性近节指间运动；两种治疗方法的结果之间没有差异。

对于手术治疗的近节指骨骨折，Faruqui 等人[22]比较了两种经皮钉或针固定方法。他们对 50 例患者进行了回顾性评估，其中 25 例采用交叉钉固定治疗（不经过 MCP 关节），25 例采用经关节针固定治疗（经过 MCP 关节）。结果显示，这两种治疗方法的并发症发生率均较高，主要并发症为关节僵硬（经关节组为 56%，交叉钉组为 48%）。他们得出的结论是，对这些骨折的理想固定方法尚不清楚。

近节指间关节骨折 - 脱位

近端指间（proximal interphalangeal, PIP）关节骨折 - 脱位是难处理的损伤。手术治疗方法包括：背侧阻滞钉固定术、外固定术和开放式治疗。Cheah 等人[23]报道了采用迷你板和螺钉经掌侧入路治疗的 13 例 PIP 关节骨折 - 脱位患者的结果。他们发现，13 例患者中有 11 例对其结果满意，但 39% 的患者有手术并发症。

三角纤维软骨复合体

三角纤维软骨复合体（triangular fibrocartilage complex, TFCC）损伤可导致尺骨侧腕部疼痛和远端桡尺关节（DRUJ）不稳定。如果非手术治疗未能缓解症状，或 DRUJ 显著不稳定，则应进行手术治疗。Wysocki 等人[24]报道了 26 例 TFCC 撕裂患者的经关节镜修复的外周的结果。这些患者的 TFCC 撕裂仅涉及 TFCC 的浅表纤维，深部纤维完好。结果显示，患者在客观疼痛和功能评分方面表现出了改善，并且在平均随访时间为 31 个月时运动或握力没有下降。

Wolf 等人[25]评估了关节镜下行 TFCC 修复的短期结果是否随着时间的推移而持续存在。他们比较了 40 例患者在关节镜下修复外周 TFCC 撕裂的短期结果（平均 11 个月）和较长时间的结果（平均 4.8 年）。结果显示，尽管 6 例患者需要行尺骨短缩截骨术（ulnar shortening osteotomy, USO），在短期和中期随访期间，患者的疼痛、腕部评分、握力和运动都得到了改善。他们还指出，虽然术前尺骨阳性变异的一些患者仅接受修复（无 USO）

即会有良好的结果，但其他患者需要后续行 USO 治疗。他们得出的结论是，无法预测哪些患者仅接受关节镜下修复治疗会失败。

神经

腕管综合征

腕管综合征（carpal tunnel syndrome, CTS）是手部手术中最常遇到的问题之一。然而，对于 CTS 的理想治疗方法仍存在争议。最近的一项随机试验研究从患者的偏好角度比较了内镜下腕管隧道松解术（carpal tunnel release, CTR）和小切口开放式 CTR。该研究包含 52 例双侧 CTS 患者，这些患者的一只手被随机分配至内镜下 CTR 组，另一手则被分配至小切口开放式 CTR 组。尽管接受两种技术的患者术后第 3 个月时有相似的改善，但 34 例患者倾向于接受内镜下 CTR，13 例患者倾向于接受小切口开放式 CTR，5 例患者没有偏好[26]。不倾向于小切口开放式 CTR 的最常见原因是骨钉引起的疼痛，而不倾向于内镜下 CTR 的最常见原因是一过性症状恶化。

除了开放式和内镜技术，最近还出现了一种新型微创技术，使用 MANOS（Thayer Intellectual Property, Inc., San Francisco, CA）设备进行神经刺激。对 52 例患者采用该设备进行了 CTR，其中大多数患者具有良好的结果[27]。总体而言，没有出现血管、神经或肌腱损伤。然而，4 例患者的预后较差，1 例患者的减压不完全。尽管作者认为这种技术有前景，但他们的研究因使用该设备成本过高而受到限制。

虽然总体上 CTR 的结果良好，但已有一些危险因素被认为会对结局产生负面影响。最近进行一项研究前瞻性地比较了糖尿病患者和非糖尿病患者进行 CTR 的结果。在控制了年龄和性别之间的潜在差异后，两组之间的改善程度没有差异[28]。作者得出的结论是，可以预期糖尿病患者可获得类似的功能改善。

翻修 CTR 也被认为对结局有负面影响。最近进行的一项研究验证了一个假设，即在有复发性腕管症状的患者中，皮质类固醇注射是进行翻修 CTR 的良好预测指标。该研究显示，在接受皮质类固醇注射后症状缓解的 23 例患者中有 20 例患者进行了翻修 CTR，其结果有所改善[29]。皮质类固醇注射对于预测翻修 CTR 结局的敏感性和阳性预测值均为 87%；结合术前注射结果和体检结果，其敏感性为 100%，特异性为 80%。

最后，患者通常想知道，进行 CTR 后他们的误工时间会是多久。最近进行的一项研究分析了 CTR 后患者重返工作的决定因素。该研究包含 65 例接受有限切口开放式 CTR 的在职患者。结果显示，患者平均在 11.8 天后可返回工作岗位并承担部分工作职责，平均在 18.9 天可恢复正常工作。工作类型是重返工作的主要决定因素，但期望和极糟糕的思维等心理因素在其中也发挥作用[30]。

肘管综合征

尽管肘管综合征（cubital tunnel syndrome, CubTS）是上肢第二常见的周围神经病变，但有关其最佳治疗方法仍存在争议。单纯减压术在有轻度和中度压迫的患者中越来越受欢迎，但其在有重度压迫的患者中的作用受到质疑。2012 年进行的一项研究对 30 例患者微创原位减压术治疗重度尺神经卡压的疗效进行了分析。结果显示，80% 的患者在第 1 年获得了优良结果，力量和握力显著改善[31]。作者得出的结论是，原位减压术在重度 CubTS 患者中效果良好。

原位减压术的反对者往往认为，该手术仅能解决神经的外部压力，而无法解决肘关节屈曲伴发的牵引现象。然而，最近进行的一项研究通过测量 11 例患者的尺神经外膜的伸长量，评估了单纯减压术对肘关节尺神经应力的影响。在术中，单纯减压术平均减少了 24.5% 的尺神经应力[32]。这可能有助于解释为什么大多数临床研究认为单纯减压术和前换位的结果之间没有差异。

旋前肌综合征

旋前肌综合征的发生率尽管远低于 CTS 和 CubTS，但其偶尔也需要进行手术治疗。已出现了一种用于近端正中神经减压的新的内镜技术，类似于内镜下腕管和肘管的减压术，不需要扩大切口。最近进行的一项研究评估了 13 例使用 Hoffmann 镜进行内镜辅助旋前肌减压的疗效。没有患者需要转换为开放式手术。该研究平均随访时间为 22 个月。结果显示，所有患者的症状均有改善，他们的手臂、肩部和手部残疾（DASH）评分从 57 分降至 6 分；1 例患者出现了一过性骨间前神经（anterior interosseous nerve, AIN）麻痹，但在 4 周内缓解了[33]。总体而言，这种微创内镜技术看起来是安全的，但需要对其进行进一步研究。

月骨缺血性坏死

桡骨短缩截骨术通常被认为是月骨缺血性坏死（Kienbock disease）的首选治疗方法，但对其治疗流程仍然存在争议。最近进行的一项回顾性队列研究比较了桡骨短缩截骨术和血管化骨移植的结果。该研究发现，在 5 年以上的随访中没有发现两者在临床或影像学上有显著差异[34]。此外，另一项研究评估了桡骨远端截骨术在不改变桡骨长度或倾斜度的情况下的结果。该研究在 10 年以上的随访中发现，11 例患者有疼痛减轻、握力增强和手腕运动增加[35]。这一有意思的发现以及干骺端核心减压术成功的报道认为，有必要进一步理解特定治疗背后的基本原理。

抗生素

在手部软组织清洁手术中是否需要抗生素的预防性给药尚未明确。最近进行的一项包含 600 例手部软组织手术的多中心回顾性研究发现，接受抗生素预防的患者和未接受抗生素预防的患者之间在感染发生率方面无显著差异[36]。总体而言，感染发生率为 0.77%。要制定明确的指南建议，还需要进行大量的随机研究。

舟月骨重建

对于手部外科医师来说，舟月骨不稳定仍然是一个难以解决的临床问题。目前存在多种治疗方法，但尚无一种手术具有长期优势。最近有对骨 - 支持带 - 骨自体移植治疗的长期结果进行的研究。该研究纳入了 14 例患者，他们接受了平均 3.6 年的评估。3 例患者接受了挽救手术，3 例患者不愿意接受随访，2 例患者失访，其余 6 例患者接受了评估。结果显示，平均在第 11.9 年，患者的临床和影像学结果均出现恶化[37]。显然，需要进行更多的研究来确定舟月骨不稳定的最佳治疗方法。

肌腱

屈肌肌腱

手部肌腱损伤仍然是临床和实验室研究的一个活跃领域，特别是屈肌肌腱的修复和康复仍然是一个治疗挑战。2012 年，Sapienza 等人在美国骨科医师学会（AAOS）年会上介绍了他们进行的尸体研究，他们对主动和被动运动治疗期间的屈肌肌腱偏移进行了检查，目的是量化最大力量和肌腱偏移量。他们发现，与被动运动体位相比，所有主动运动体位的平均肌腱力量在统计学上较高；同样，在手指屈曲的“钩位”出现最大肌腱偏移，并且与被动运动组相比，在主动运动组中发现了最大的肌腱偏移[38]。

伸肌肌腱

在伸肌肌腱康复领域，Neuhaus 等人力挺先前的研究结果，即在手指伸肌肌腱修复后使用动态夹板固定可带来较优的临床效果。在该项前瞻性研究中，他们专门研究了Ⅳ区、Ⅴ区和 TⅠ至 TⅢ区，他们制订了动态和早期活动方案。术后，仅在第一个 3 周内，白天应用动态夹板，夜间应用被动夹板。之后，专门应用早期主动活动方案。他们使用 Miller 标准进行评估。结果显示，17 例患者中有 16 例患者获得了优良的结果，没有再次进行手术或再次断裂或溶解的病例 [39]。

无结修复

在 2012 年美国手部外科协会（American Society for Surgery of the Hand, ASSH）年会上介绍的两项实验室研究评估了缝合强度测试的可靠性以及无结修复技术的潜在生物力学功效。Leppanen 等人假设，使用视觉分析对肌腱缝合线测试中机械屈服点的测定是不准确的，并且认为一个确定的应力极限可能具有更大的价值。在研究中，他们将 40 例猪的屈肌肌腱用四种不同的缝合线缝合，他们发现，与视觉确定的屈服点相比，利用应力极限获得的测量结果的评分者间可靠性和评分者内部可靠性是最大的 [40]。

Lin 等人认为，由于修复部位的缝合结可能是薄弱的和炎症反应的部位，并且可增加修复体积，因此，无结修复可作为一种替代方法。为了更好地确定其功效，对 22 例匹配的新鲜冷冻屈肌肌腱采用了标准 4 股改良的 Kirchmayer-Kessler 技术进行修复（使用 3-0 编织聚酯）或 4 股无结修复（使用单向带倒钩缝合修复）。他们发现，无结修复组的修复更强韧，并且有类似的间隙形成 [40]。

为了更好地理解损伤机制是如何影响Ⅱ区屈肌肌腱修复手术的临床结局的，Starnes 等人对 2001—2010 年 10 年间的病例进行了回顾性研究，这些病例的随访时间最少为 12 个月。他们排除了手指骨折、滑车重建和弓弦现象的相关病例。他们将损伤机制分为“尖锐型”（玻璃或刀片的平整切面）或“锯齿型”（锯割伤或撕裂）。他们发现，锯齿型组的主动和被动运动总量显著较少；同样，锯齿型组的二次手术率也较高。然而，有意思的是，两组的手臂、肩部和手部残疾（DASH）评分、强度测量值或破裂发生率之间没有显著相关性 [41]。

尽管损伤机制不同且所采用的治疗和康复方法在不断进步，屈肌肌腱修复手术后的并发症发生仍然普遍。Dy 等人对 2000 年 1 月 1 日之前和之后发表的对屈肌肌腱修复手术后的并发症进行的研究进行了系统回顾性 meta 分析。他们制订了一个严格的纳入方案，排除了没有重要信息（如再次手术率、再次断裂发生率和修复与康复技术）的研究。未经调整的 meta 分析结果显示，再次手术率为 6%，断裂发生率为 4%，粘连发生率为 4%。Meta 回归分析表明，核心缝合技术或使用肌腱周边缝合不影响断裂发生率。然而，肌腱周边缝合确实可将再次手术率降低 84%。此外，使用改良的 Kessler 技术其粘连发生率降低 57%。有意思的是，不论是 2000 年之前还是之后发表的研究，并发症的总体发生率都没有变化。与任何 meta 分析一样，必须谨慎地得出结论。然而，在屈肌肌腱修复手术的管理方面仍存在重大挑战 [42]。图 8.3A 和 B 展示了Ⅱ区屈肌肌腱损伤患者的临床和术中照片。

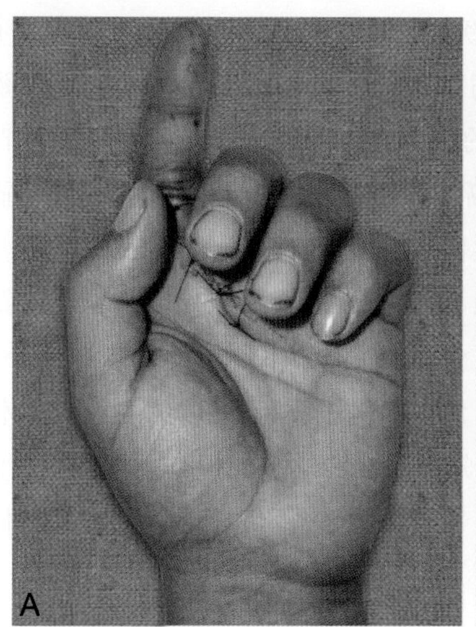

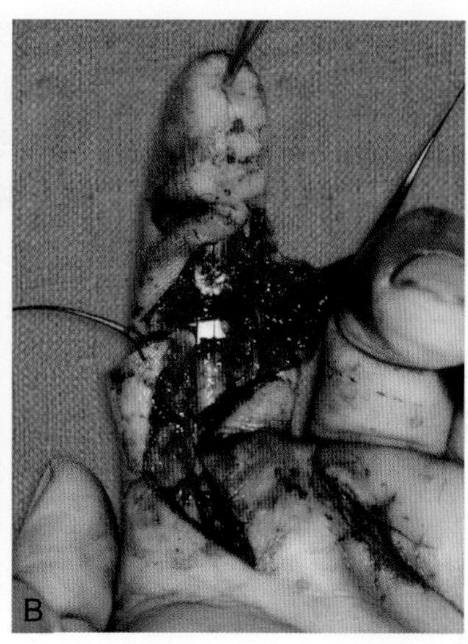

图 8.3A 和 B　注意，图 A 这位Ⅱ区屈肌肌腱裂伤病例是用图 B 所示 6 股芯缝合线修复的。注意，使用 4-0 编织不可吸收芯缝合线和一根 6-0 尼龙线进行的周边缝合法修复，注意修复的体积。目前正在进行研究以寻找一种体积小的修复方法（如无结修复技术），以在尽量减少修复体积和提高功能的同时保持修复强度

尺侧腕部疼痛

尺侧腕部疼痛是腕关节疾病患者常见的一种表现形式。导致尺侧腕部疼痛的另一个更常见的病因是三角纤维软骨复合体（TFCC）撕裂。Hashemi 及其同事最近对 TFCC 的感觉神经支配模式进行了评估，希望建立一种选择性去神经支配模式来作为症状性撕裂患者的治疗方法 [43]。他们使用了 10 例新鲜尸体的手臂进行解剖分析，并在组织学上证实了神经与 TFCC 的神经连续性。他们发现，TFCC 受背侧感觉尺神经、骨间后神经和骨间前神经支配。他们得出的结论是，这些神经结构的去神经支配可用于治疗症状性撕裂。

尺骨侧腕部疼痛的另一个常见原因是月三角韧带撕裂。在最近一项研究中，Mirza 和 Reinhart 评估了用尺骨短缩截骨术（USO）[44] 治疗孤立性月三角韧带撕裂的效果。该研究回顾性地评估了 61 例关节镜下证实的撕裂，这些病例不存在任何其他尺骨病变。他们发现，患者术后的握力比术前增加了 48%。该研究使用 Gartland 和 Werley 评分系统发现，57% 的患者获得了优秀结果，33% 的患者获得了良好结果，15% 的患者获得了一般结果，没有患者结果不良。没有患者发生骨不愈合或其他并发症。他们得出的结论是，USO 是治疗症状性孤立性月三角韧带撕裂的一个可行方法。

在一项类似的研究中，Mirza 和 Reinhart 回顾性评估了通常用于评估尺骨侧腕部疼痛患者的诊断性检测方法 [45]。此外，他们还研究了 USO 作为 TFCC、月三角背侧韧带撕

裂和尺骨卡压综合征治疗方法的疗效。该研究对146例尺骨侧腕部疼痛病例进行了病史、体格检查和X线片评估；对保守治疗失败病例进行了锝骨扫描、关节造影和磁共振成像（MRI）检查；对二次影像学评估结果阳性的患者进行了关节内镜下手术。关节镜下确认了61例为月三角韧带撕裂，39例为TFCC撕裂，15例为舟月韧带撕裂。结果显示，锝骨扫描检查显示有高敏感性（83%），但特异性低（21%）。对于诊断TFCC撕裂，桡腕关节造影有高敏感性（93%）和高特异性（94%），而对于诊断月三角韧带撕裂，腕骨间关节造影有高敏感性（86%）和高特异性（81%）。仅20%的MRI结果被关节内镜下手术证实，这表示MRI的敏感性（50%）和特异性（0）均低。对于进行USO的患者，与术前评分相比，握力、尺骨变异和Garland和Werley评分均有统计学上的提高。作者得出的结论是，对于尺骨侧腕部疼痛病例，锝骨扫描和髋关节造影的结合可以带来比MRI更准确的诊断信息。

第一腕掌关节炎

在人群中，拇指第一腕掌关节或基底关节的关节炎是一种非常常见的关节炎，主要累及中年女性患者。Ray及其同事最近进行了一项尸体研究，评估了X线片发现的骨赘和关节磨损的位置与解剖中发现的骨赘和关节磨损的位置的相关性[46]。他们对15具尸体的拇指进行了45次拇指基底X线片成像，然后对其进行了解剖。结果显示，骨赘的影像学位置与解剖位置之间有很好的相关性。相反，磨损方式难以通过影像学进行显示，并且与解剖结果几乎没有相关性。

在另一项研究中，Naam及其同事回顾了他们在使用桡侧腕屈肌（flexor carpi radialis, FCR）肌腱进行关节置换术失败后进行桡侧腕长伸肌（extensor carpi radialis, ECRL）肌腱关节置换术翻修的经验[47]。他们回顾性地评估了23例进行翻修关节置换术患者的持续性疼痛。他们是使用一种位于远端的ECRL肌腱条来进行悬吊关节置换术的。术后平均随访时间为59个月，最低随访时间为2年。作者发现，患者术后的满意度高，疼痛和功能结果改善（平均DASH评分从44分改善至14分）。

对于症状性Ⅳ期第一腕掌关节炎，临床上使用近端梯形切除术联合梯形切除术治疗。此外，有人指出，Ⅳ期腕掌（carpometacarpal, CMC）关节炎患者梯形切除术术前和术后非游离背侧交错节段性不稳定的发生率较高。Kamal及其同事对尸体进行了一项生物力学研究，以评估这种情况下近端梯形切除术的效果[48]。他们使用了6例尸体标本，在一个定制的夹具上测量了100 N荷重下的尸体的月骨位置。他们测量了腕部完好时、梯形切除术后和近端梯形切除2 mm后的月骨位置。其中，对3例标本先行背侧腕骨（dorsal intercarpal, DIC）韧带切除，然后行近端梯形切除术。结果显示，仅有进行梯形切除术后的月骨延伸没有差异。在进行韧带切除的 3 例标本中，月骨延伸的平均值较小。在近端梯形切除术后，月骨延伸约 9°，差异有统计学意义。作者得出的结论是，Ⅳ期 CMC 关节炎患者在接受梯形切除术后，由于近端梯形切除术所致的舟骨梯形关节缩短，易于发展为非游离背侧交错节段性不稳定。

掌腱膜挛缩症

掌腱膜挛缩症（Dupuytren's disease）一直是手部外科医师的棘手问题。最近，作为标准筋膜切除术的替代治疗方法，微创治疗已被引入并已普及。这些微创手术包括针头腱膜切开术（needle aponeurotomy, NA）以及将胶原酶注入病变腱索。Crean 及其同事对文献进行了结构式回顾，评估了掌腱膜挛缩症患者的筋膜切除术和筋膜切开术的有效性和安全性[49]。在中位数时间为 4 年时，筋膜切除术和筋膜切开术的术后复发率分别为 39% 和 62%。总体而言，约 20% 的筋膜切除术和筋膜切开术患者出现了不良事件。

在一项类似的研究中，Chen 及其同事[50]进行了一项系统性分析，评估了 NA 和胶原酶注射作为掌腱膜挛缩症的替代治疗方法的现有数据。作者对 Medline、EMBASE 和循证医学数据库进行了检索，他们确定了 277 篇文献并按照证据水平对数据进行了分层。结果显示，开放式筋膜切除术术后复发率为 12% ~ 39%，平均随访时间为 1.5 ~ 7.3 年，并发症发生率为 14% ~ 67%。NA 术后复发率为 50% ~ 58%，平均随访时间为 3 ~ 5 年。胶原酶注射后复发率为 10% ~ 31%，平均随访时间为 120 天至 4 年。Kruskal-Wallis 检验显示，行针头腱膜切开术的复发率显著高于行开放式部分筋膜切除术的复发率（$P = 0.001$），行开放式部分筋膜切除术的复发率显著高于胶原酶注射的复发率（$P = 0.001$）。

参考文献

1. Soong M, Earp BE, Bishop G, et al. Volar locking plate implant prominence and flexor tendon rupture. J Bone Joint Surg Am. 2011;93(4):328-35.
2. White BD, Nydick JA, Karsky D, et al. Incidence and clinical outcomes of tendon rupture following distal radius fracture. J Hand Surg Am. 2012;37(10):2035-40.
3. Kitay A, Swanstrom M, Schreiber JJ, et al. Volar plate position and flexor tendon rupture following distal radius fracture fixation. J Hand Surg Am. 2013;38(6):1091-6.
4. Imatani J, Akita K, Yamaguchi K, et al. An anatomical study of the watershed line on the volar, distal aspect of the radius: implications for plate placement and avoidance of tendon ruptures. J Hand Surg Am. 2012;37(8):1550-4.
5. Roth KM, Blazar PE, Earp BE, et al. Incidence of extensor pollicis longus tendon rupture after nondisplaced distal radius fractures. J Hand Surg Am. 2012;37(5):942-7.

6. Wall LB, Brodt MD, Silva MJ, et al. The effects of screw length on stability of simulated osteoporotic distal radius fractures fixed with volar locking plates. J Hand Surg Am. 2012;37(3):446-53.
7. Ozer K, Toker S. Dorsal tangential view of the wrist to detect screw penetration to the dorsal cortex of the distal radius after volar fixed-angle plating. Hand (NY). 2011;6(2):190-3.
8. Ozer K, Wolf JM, Watkins B, et al. Comparison of 4 fluoroscopic views for dorsal cortex screw penetration after volar plating of the distal radius. J Hand Surg Am. 2012;37(5):963-7.
9. Klammer G, Dietrich M, Farshad M, et al. Intraoperative imaging of the distal radioulnar joint using a modified skyline view. J Hand Surg Am. 2012;37(3): 503-8.
10. Harness NG, Funahashi T, Dell R, et al. Distal radius fracture risk reduction with a comprehensive osteoporosis management program. J Hand Surg Am. 2012;37(8):1543-9.
11. Fitzpatrick SK, Casemyr NE, Zurakowski D, et al. The effect of osteoporosis on outcomes of operatively treated distal radius fractures. J Hand Surg Am. 2012;37(10):2027-34.
12. Richard MJ, Katolik LI, Hanel DP, et al. Distraction plating for the treatment of highly comminuted distal radius fractures in elderly patients. J Hand Surg Am. 2012;37(5):948-56.
13. Brown A, Ilyas AM, Leinberry CF. Prospective randomized trial of peri-operative ketorolac on distal radius fracture healing. J Am Acad Orthop. San Francisco, CA; 2012.
14. Crawford LA, Powell ES, Trail IA. The fixation strength of scaphoid bone screws: an *in vitro* investigation using polyurethane foam. J Hand Surg Am. 2012;37(2):255-60.
15. Luria S, Lenart L, Lenart B, et al. Optimal fixation of oblique scaphoid fractures: a cadaver model. J Hand Surg Am. 2012;37(7):1400-4.
16. Buijze GA, Jorgsholm P, Thomsen NO, et al. Diagnostic performance of radiographs and computed tomography for displacement and instability of acute scaphoid waist fractures. J Bone Joint Surg Am. 2012;94(21):1967-74.
17. Lee SK, Roman-Deynes JL. The Modified russe procedure for scaphoid waist fracture non-union with deformity. J Am Acad Orthop. San Francisco, CA; 2012.
18. Kakar S, Yuan BJ, Rhee PC, et al. Longterm outcome of perilunate fracture dislocations. J Am Acad Orthop. San Francisco, CA; 2012.
19. Massoud AH, Naam NH. Functional outcome of open reduction of chronic perilunate injuries. J Hand Surg Am. 2012;37(9):1852-60.
20. Briseño MR, Yao J. Lunate fractures in the face of a perilunate injury: an uncommon and easily missed injury pattern. J Hand Surg Am. 2012;37(1):63-7.
21. Franz T, von Wartburg U, Schibli-Beer S, et al. Extra-articular fractures of the proximal phalanges of the fingers: a comparison of 2 methods of functional, conservative treatment. J Hand Surg Am. 2012;37(5):889-98.

22. Faruqui S, Stern PJ, Kiefhaber TR. Percutaneous pinning of fractures in the proximal third of the proximal phalanx: complications and outcomes. J Hand Surg Am. 2012;37(7):1342-8.
23. Cheah AE, Tan DM, Chong AK, et al. Volar plating for unstable proximal interphalangeal joint dorsal fracture-dislocations. J Hand Surg Am. 2012;37(1): 28-33.
24. Wysocki RW, Richard MJ, Crowe MM, et al. Arthroscopic treatment of peripheral triangular fibrocartilage complex tears with the deep fibers intact. J Hand Surg Am. 2012;37(3):509-16.
25. Wolf MB, Haas A, Dragu A, et al. Arthroscopic repair of ulnar-sided triangular fibrocartilage complex (Palmer Type 1B) tears: a comparison between short- and midterm results. J Hand Surg Am. 2012;37(11):2325-30.
26. Kang HJ, Koh IH, Lee TJ, et al. Endoscopic carpal tunnel release is preferred over mini-open despite similar outcome: a randomized trial. Clin Orthop Relat Res. 2013;471(5):1548-54.
27. McCormack B, Bowen W, Gunther S, et al. Carpal tunnel release using the MANOS CTR system: preliminary results in 52 patients. J Hand Surg Am. 2012; 37(4):689-94.
28. Jenkins PJ, Duckworth AD, Watts AC, et al. The outcome of carpal tunnel decompression in patients with diabetes mellitus. J Bone Joint Surg Br. 2012; 94(6):811-4.
29. Beck JD, Brothers JG, Maloney PJ, et al. Predicting the outcome of revision carpal tunnel release. J Hand Surg Am. 2012;37(2):282-7.
30. Cowan J, Makanji H, Mudgal C, et al. Determinants of return to work after carpal tunnel release. J Hand Surg Am. 2012;37(1):18-27.
31. Karthik K, Nanda R, Storey S, et al. Severe ulnar nerve entrapment at the elbow: functional outcome after minimally invasive in situ decompression. J Hand Surg Eur Vol. 2012;37(2):115-22.
32. Ochi K, Horiuchi Y, Nakamura T, et al. Ulnar nerve strain at the elbow in patients with cubital tunnel syndrome: effect of simple decompression. J Hand Surg Eur Vol. 2012:1-8.
33. Lee AK, Khorsandi M, Nurbhai N, et al. Endoscopically assisted decompression for pronator syndrome. J Hand Surg Am. 2012;37(6):1173-9.
34. Afshar A, Eivaziatashbeik K. Long-term clinical and radiological outcomes of radial shortening osteotomy and vascularized bone graft in kienböck disease. J Hand Surg Am. 2013;38(2):289-96.
35. Blanco RH, Blanco FR. Osteotomy of the radius without shortening for Kienböck disease: a 10-year follow-up. J Hand Surg Am. 2012;37(11):2221-5.
36. Tosti R, Fowler J, Dwyer J, et al. Is antibiotic prophylaxis necessary in elective soft tissue hand surgery? Orthopedics. 2012;35(6):e829-33.
37. Soong M, Merrell GA, Ortmann F 4th, et al. Long-term results of bone-retinaculum-bone autograft for scapholunate instability. J Hand Surg Am. 2013; 38(3):504-8.
38. Sapienza A, Yoon HK, Karia R, et al. Flexor tendon excursion and load during passive and active simulated motion: a cadaver study. J Hand Surg Eur Vol. 2012.

39. Neuhaus V, Wong G, Russo KE, et al. Dynamic splinting with early motion following zone IV/V and TI to TIII extensor tendon repairs. J Hand Surg Am. 2012;37(5):933-7.
40. Leppanen OV, Havulinna J, Karjalainen, et al (Eds). Is the determination of yield point reliable in tendon suture testing? J Hand Surg Am. 2012; Chicago, IL.
41. Starnes T, Saunders RJ, Means KR Jr. Clinical outcomes of zone II flexor tendon repair depending on mechanism of injury. J Hand Surg Am. 2012;37(12):2532-40.
42. Dy CJ, Hernandez-Soria A, Ma Y, et al. Complications after flexor tendon repair: a systematic review and meta-analysis. J Hand Surg Am. 2012;37(3):543-51 e1.
43. Hashemi S, LaPorte D, Dellon A. Sensory Innervation of the Triangular FibrocartilageComplex (TFCC). J Am Acad Orthop. San Francisco, CA; 2012.
44. Mirza A, Reinhart MK. Isolated lunotriquetral ligament tears treated with ulnar shortening osteotomy. J Am Acad Orthop. San Francisco, CA; 2012.
45. Mirza A, Reinhart MK. A retrospective review of patients treated for ulna-sided wrist pain: diagnosis, treatment and outcome. J Am Acad Orthop. San Francisco, CA; 2012.
46. Ray R, Singh A, Roslee C, et al. Cadaveric dissections and radiographic findings regarding thumb carpo-metacarpal joint osteophytes. J Am Acad Orthop. San Francisco, CA; 2012.
47. Naam N, Massoud AH. Treatment of failed FCR LRTI arthroplasty using extensor carpi radialis longus tendon. J Am Acad Orthop. San Francisco, CA; 2012.
48. Kamal RN, Rainbow M, Akelman E, et al. Proximal trapezoidectomy after trapeziectomy leads to carpal instability: a preliminary study. J Am Acad Orthop. San Francisco, CA; 2012.
49. Crean SM, Gerber RA, Le Graverand MP, et al. The efficacy and safety of fasciectomy and fasciotomy for Dupuytren's contracture in European patients: a structured review of published studies. J Hand Surg Eur Vol. 2011;36(5):396-407.
50. Chen NC, Srinivasan RC, Shauver MJ, et al. A systematic review of outcomes of fasciotomy, aponeurotomy, and collagenase treatments for Dupuytren's contracture. Hand (N Y). 2011;6(3):250-5.

第 9 章

Benjamin E Bluth 和 Susan V Bukata

骨科肿瘤学最新进展

我们通过选择近期发表的有关三种常见骨病变（骨巨细胞瘤、骨肉瘤和单房性骨囊腔）的治疗研究来报道相关进展。这些病变通常是分别作为骨裂解性病变的鉴别诊断的一部分进行讨论的，并且它们的治疗仍然存在争议。

骨巨细胞瘤

近期发表了几篇关于骨巨细胞瘤治疗方法成功的重要论文。发生于骨的巨细胞瘤是一种良性但具有局部侵袭性的肿瘤，具有显著的局部骨破坏力。几乎所有骨都有可能发生这种肿瘤，包括脊柱、头骨以及手部和足部的小骨[1]。虽然组织病理学上可以观察到多核巨细胞，但病变的活跃细胞实际上是单核基质细胞。这些单核细胞表达核因子 kB 配体的受体激活剂（receptor activator for nuclear factor κ B ligand, RANKL），它们募集破骨细胞并激活破骨细胞活性及之后在肿瘤细胞附近的骨吸收[2]。这些肿瘤发生转移的比例不到 2%，通常转移至肺部，其中桡骨远端肿瘤的转移风险高于其他长骨。在长骨中，这些病变是可以从干骺端延伸到骨骺的少数病变之一，在关节处通常直接到达软骨下骨。在骨骼未成熟的儿童中，严格地说，骨巨细胞瘤可能发生在干骺端，并仅扩展到邻近的生长板[1]。这种向软骨下骨或生长板的延伸可能使刮除术手术复杂化，而刮除术在过去几十年来一直是大多数长骨巨细胞瘤的标准治疗方法。

已有几项研究报道了目前正在使用的可能可以治疗病变的手术方法的结果。标准治疗几年来已演变为局部刮除病灶。对于使用骨移植物、骨移植替代物或聚甲基丙烯酸甲酯骨水泥（polymethylmenthacrylate cement, PMMA）填充病变骨腔，以及使用苯酚、乙醇、过氧化氢、氩束激光烧灼器或液氮冷冻疗法等辅助治疗，是否会带来局部复发率的改善仍然存在争议。历史上曾报道佐剂可改善局部复发率（不用佐剂为 45%，用佐剂为 17%）[3-4]，而其他几项研究报道的刮除术后用高速骨钻和植骨术的复发率仅为 12%[5]。

Gouin 等人与法国肉瘤和骨肿瘤研究组报道了对来自 9 个治疗中心的接受骨巨细胞瘤手术刮除的 193 例患者进行的回顾性研究。该研究的平均随访时间为 6 年 11 个月。在该研究中，对 91.2% 的病例的骨缺损进行了填充，对 20.2% 的病例使用了辅助治疗。结果显示，局部复发率总体为 36.8%，辅助治疗未带来明显差异。导致局部复发的最大危险因素包括 2005 年之前的治疗和自体移植填充缺损。作者认为，2005 年以后，在该队列中使用高速骨钻和在中央治疗机构进行的专业治疗改善了刮除术结果。该队列中辅助治疗的低使用率可能使辅助治疗对局部复发的影响很难看到[6]。

Van der Heijden 等人报道了对 1981—2009 年间一个单中心 93 例患者进行的回顾性研究。所有患者的最低随访时间为 2 年，平均随访时间为 8 年。所有患者均接受了刮除术和 PMMA 治疗，80.6% 的患者接受了苯酚辅助治疗。结果表明，局部复发率为 26.8%，PMMA ＋苯酚组的复发率为 26.6%，单纯 PMMA 组的复发率为 27.7%。两组均纳入了局部软组织扩散的肿瘤，其局部复发的风险增加至 56%，并且其总体复发率可能增加。当病例局限于腔室内病变时，复发率为 17.6%，与文献报道相似。该病例研究表明，复发风险的增加与有软组织扩散的肿瘤病灶内刮除治疗相关[7]。

Van der Heijden 等人还报道了因骨巨细胞瘤导致病理性骨折的患者——20% 的患者出现病理性骨折。他们回顾了 1981—2009 年间所观察的 48 例患者，最少随访时间为 27 个月，平均随访时间为 101 个月。其中，52% 的患者接受了主要切除手术，而其余 48% 的患者在病理性骨折的情况下接受了病灶内刮除术。结果显示，刮除术组的复发率为 30%；而切除手术组的复发率为 0，但切除手术组的并发症发生率较高（4% 对 16%），主要与切除区的重建相关。作者再次指出，肿瘤的软组织扩散会增加局部复发的风险。他们建议，对于病理性骨折病变，可考虑用局部刮除术和辅助疗法；但如果有软组织扩散，应考虑在病理性骨折存在的情况下进行切除[8]。

脊柱、骶骨和骨盆病变中的这些软组织扩散、病理性骨折和巨细胞瘤的发生带来的挑战常常需要进行复杂的治疗，即需要进行内科辅助疗法治疗的疾病发病率较高。地舒单抗（denosumab）是一种抗 RANKL 的完全人单克隆抗体，已在Ⅱ期临床研究中使用以评估其安全性、肿瘤反应和临床获益。除了之前使用地舒单抗进行的研究外，已报道的研究结果已使美国食品药品监督管理局（FDA）在 2013 年 6 月批准地舒单抗用于治疗骨巨细胞瘤。

Chawla 等人对 281 例巨细胞瘤患者进行了病例研究。该研究这些患者分为三个队列。队列 1 包含认为手术不可挽救疾病的患者（169/281），最低随访时间为 6 个月，平均随访时间为 13 个月。队列 2 包含被认为手术可切除但发病率高的疾病患者（100/281），最低随访时间为 6 个月，平均随访时间为 9.2 个月。队列 3 包含之前试验后继续接受地舒单抗治疗的巨细胞瘤患者（12/281）。队列 1 和队列 2 的患者在第 1 天、第 8 天和第 15 天接受

120 mg 地舒单抗，然后每 4 周接受 120 mg 地舒单抗。对队列 1 和队列 2 患者进行了疾病进展和不良事件的随访，并对队列 2 患者进行了手术详情的随访。在队列 1 中，96% 的患者没有发生疾病进展。在队列 2 中，74% 的患者获得的改善足以放弃手术，而 26% 的患者仍然需要接受手术；在接受手术的患者中，62% 的患者在地舒单抗治疗前接受了比预期更少的病变手术。低钙血症是最常报道的不良反应（5%），3 例患者发生了下颌骨坏死（1%）[9]。Branstetter 等人报道了 20 例接受此方案治疗的患者，这些患者均有治疗前和治疗后组织样本，可用于组织学检查。在治疗中观察到，巨细胞减少 90%，且单核基质细胞减少。在 65% 的患者中，具有编织骨的致密骨纤维组织在治疗后替换了肿瘤组织部分[10]。

现有的各种报道已使地舒单抗成为一种有前途的辅助治疗骨巨细胞瘤的药物。目前地舒单抗已是治疗骨巨细胞瘤的一种选择，但对使用地舒单抗改善结局的最佳患者及其肿瘤特征仍需进行进一步研究，且应考虑将其用于复杂的肿瘤。

骨肉瘤

骨肉瘤是最常见的骨骼肉瘤，在年龄<24 岁的人群中每年累及 4.4 人 / 百万人[11]。在尚未对手术治疗进行辅助化疗之前，骨肉瘤的生存率很低（17%）。20 世纪 70 年代和 80 年代的突破性研究证明了辅助化疗对骨肉瘤患者的生存获益，并为我们目前的治疗流程提供了框架。后者的应用使骨肉瘤患者的长期生存率增加了 4 倍，并因此可以对骨肉瘤患者采取更为激进的保肢手术。由于辅助化疗的获益如此显著，最初进行的前瞻性研究已提前终止。由于假定化疗的持续获益，长期获益数据留下空白。

Bernthal 等人最近报道了 Eilber 等人进行的原始随机前瞻性研究的有关 25 年以上的随访资料，评估了化疗在骨肉瘤中的效果[12-13]。Eilber 等人进行的原始研究对 59 例ⅡA/ⅡB 期髓内高级别骨肉瘤患者进行了随机分组，这些患者在接受术前新辅助化疗和放疗后，接受了保肢或截肢手术（由外科医师酌情决定），其中 32 例患者接受了术后辅助化疗（T-10B 方案），27 例患者未接受术后辅助化疗。平均 2 年后的结果显示，术后辅助化疗组的无病生存率（DFS）（55% 对 20%，$P<0.01$）和总生存率（OS）（80% 对 48%，$P<0.01$）显著改善。为了评估这种生存获益是否能够保持，25 年后又用图表对患者进行了回顾性评估。术后辅助化疗组的中位随访时间为 303 个月（范围为 206 ~ 325 个月），其 DFS（28% 对 15%，$P=0.018$）和 OS（38% 对 15%，$P=0.023$）显示出了持续的统计学显著优势。平均复发时间与辅助化疗组没有显著性差异（11 个月对 7 个月；$P=0.13$），但平均死亡时间两组相似（32 个月对 33 个月）。值得注意的是，两组患者在初次手术 5 年后均没有复发。随访第 5 年、第 10 年和第 15 年时的分析发现，年龄、性别和手术操作并不是预测生存的重要因素。肿瘤坏死分析显示，对于全体患者，坏死率<90% 和坏死率>90% 的患者的生存率之间无差异（97 个月对 114 个月；$P = 0.64$）。然而，当比较辅助化疗组与对照组时，坏死率>90% 的患者显示出 DFS（141 个月对 14 个月；$P<0.01$）和 OS（164 个月对 65 个月；$P = 0.004$）的统计学显著改善。

这些数据提供的证据表明，辅助化疗给这个队列带来了持续的生存获益。然而，该研究也确实存在局限性。在对照组的 23 例患者中，17 例接受了手术后复发的 T-10B 化疗方案。因此，该结论可能更适于早期（直接术后）化疗而不是“晚期”（首次复发后）化疗。此外，自 20 世纪 80 年代初以来，标准新辅助化疗方案发生了相当大的变化，其改善的疗效可能会减少或消除本研究所报道的辅助化疗的获益。Berend 等人在一项早期研究中对 54 例接受新辅助化疗的患者进行了评估，这些患者接受了多柔比星＋动脉内顺铂组成的新辅助化疗方案治疗，或接受了高剂量甲氨蝶呤、异环磷酰胺、环磷酰胺、放线菌素 D、依托泊苷和博来霉素组成的新辅助化疗方案治疗 [14]。在进行手术干预后，35 例患者接受了辅助化疗，19 例患者未接受进一步治疗。两组患者的生存率结果之间没有显著差异。然而，各位患者是否接受辅助化疗的决定是由其肿瘤医师做出的，因此，这里有选择性偏倚的可能性。

虽然新辅助化疗和辅助化疗的获益已得到了广泛研究，但这些干预措施的最佳时机尚不明确。历史上，新辅助化疗是在等待制作定制的保肢假体的过程中给予，而目前已不再需要这一等待过程。过去是通过评估肿瘤坏死来提供有关化疗治疗效果的术后信息，但到目前这对于改善不良应答者的生存结果是否成功也未证实。由于术前化疗可减小肿瘤大小和局部水肿而提高肿瘤的可切除性并为肿瘤提供厚的伪关节囊和坚硬的一致性，其得到了肿瘤外科医师的支持。

最近，Jones 等人尝试评估了是否新辅助化疗的这些理论上感知的手术获益可以转化为基于磁共振成像（MRI）制定的手术计划的实际变化 [15]。该研究回顾性地分析了 24 例接受新辅助化疗之前和之后进行了术前 MRI 检查的股骨远端骨肉瘤患者。该研究对 48 份扫描结果的所有标识符做了隐藏处理，并将次序打乱，以使患者的扫描结果全部打乱。然后，由 4 名肌肉骨骼肿瘤外科医师盲态审查每份扫描结果并填写详细的手术计划问卷；由 2 名肌肉骨骼放射科医师盲态审查扫描结果并确定手术相关的测量值和发现。结果发现，两组患者的评估者间和评估者内的可靠性均很高。放射科医师解释的结果发现，患者的致密纤维组织有增加趋势，且化疗后扫描结果显示患者的液体信号的百分比下降。这些结果均未达到统计学显著性。外科医师解释的结果显示，胫骨近端整体切除的次数有统计学显著性增加（17 对 5，$P = 0.007$），且化疗后的扫描结果显示，中间肌的切除率降低（85% 对 94%；$P = 0.016$）。混合回归模型结果显示，计划的手术类型有统计学显著差异（$P = 0.049$），化疗后 MRI 组的截肢多 3 例。有意思的是，治疗决策的这些差异没有得到任何其他测量参数（神经血管边界、预期的软组织覆盖率需求等）的显著差异的支持。当外科医师被要求评论其所评估的扫描是化疗前还是化疗后扫描时，他们的回答在很大程度上是不准确的。他们计划进行更为激进的切除的扫描被假定是化疗前的（53% 正确），他们计划进行较不广泛切除的扫描被假定是化疗后的（72% 正确）。这个结果显示了致盲的证据以及外科医师在化疗改善可切除性方面的偏倚。作者得出的结论是，新辅助化疗可能不是提高肿瘤可切除性的重要因素。虽然有些肿瘤确实在手术关键解剖结构周围显示出了显著的改善，许多病例也显示了显著倒退，因此，其结果就变得无语了。

该研究的局限性包括没有提供有关化疗与 MRI 扫描之间时间关系的数据。进行 MRI 检查然后延迟化疗或完成化疗后延迟进行 MRI 检查的人其病变可能发生变化，而这些变化未反映在治疗中。在接近进行化疗时进行的扫描有可能有急性变化——反映局部组织损伤（水肿等）(可随着时间的推移消散）——在以后的扫描中可能不会出现。最后，这项研究不能评估新辅助化疗的术中获益（伪关节囊形成等），前者可能会改变决策或改善切除范围。

虽然制订骨肉瘤的治疗手术计划依赖于许多因素，但经典教学已将病理性骨折视为保肢手术的绝对或相对禁忌证[16-17]。化疗的进展引发了对这个教条的质疑。自 20 世纪 90 年代以来，一些研究评估了病理性骨折后的保肢手术结果，不同研究有不同的结果。Scully 等人报道，存活率下降且局部复发率升高；Bramer 等人报道，生存率较差但局部复发率无差异[18-19]；Abudu 等人报道了相反的结果，生存率没有变化，但局部复发率升高[20]。不幸的是，这些研究中很多研究都受到样本量小和随访时间相对短的影响，因此，目前还难以从这些相互冲突的数据中得出结论。

Xie 等人最近回顾了Ⅱ B 期骨肉瘤伴病理性骨折（开始有 26 例，新辅助治疗期间又有 2 例）与 171 例不伴病理性骨折两组患者接受保肢治疗的经验[21]。两组患者均卧床、1 ~ 2 个治疗周期的新辅助化疗和保肢手术治疗以及之后 4 ~ 6 个周期的辅助化疗。骨折组和对照组的患者分布存在统计学显著性差异，提示病理性骨折的危险因素包括：年龄 <15 岁（$P<0.05$），肱骨近端病变（$P<0.05$），X 线平片上有溶骨性表现（$P<0.05$），以及有毛细血管扩张的组织学表现（$P<0.05$）。平均随访时间为 40.7 个月（9 ~ 102 个月）。对局部复发率的评估发现，两组之间无差异，骨折组局部复发率为 14.3%，对照组局部复发率为 8.8%（$P = 0.316$）。对骨折组进行的手术后病理评估发现，2 例患者为边缘切除，1 例患者为病灶内切除。这 3 例患者与另外 1 例患者发生了局部复发。骨折组与对照组在转移率（50% 对 37.4%，$P = 0.206$）或第 3 年（50.5% 对 71%）和第 5 年（45.5% 对 61.9%）总生存率（$P = 0.178$）方面都没有统计学显著差异。作者得出的结论是，如果外科医师能够获得足够的手术益处，对病理性骨折病例不应该排除保肢手术。虽然该研究发现的复发率、远处转移率和总生存率无统计学意义，但骨折组在这三方面的结局较差。样本量小降低了该研究的效力，随访时间短可能会人为地降低复发率、转移率和死亡率。此外，

该研究仅评估了接受保肢治疗的患者。作者提及了许多接受主要截肢术的“重度骨折”患者，没有提及确定哪种骨折需要截肢，因此该研究可能存在选择偏倚。

尽管存在这些限制，但该研究证实了 Bacci 等人早期的研究结果——与无骨折的患者相比，第 5 年无病生存率（DFS）（59% 对 61%；$P = 0.3$）、第 5 年总生存率（65% 对 67%；$P = 0.2$）或局部复发率（4% 对 5%；$P = 0.8$）没有差异[22]。这些结果是基于较长随访时间（中位时间为 11 年，范围为 3 ~ 20 年）和样本量较大的研究（46 例病理性骨折患者：34 例接受保肢治疗，11 例接受截肢治疗，1 例接受旋转成形术）得出的。再次，该研究没有提及选择哪种病理性骨折进行截肢和保肢的标准。基于上述研究，适用于广泛局部切除的一些病理性骨折的结果似乎与无骨折病例的结果类似。因此，未来需要进行多中心、长期前瞻性试验来分析病理性骨折患者接受保肢治疗的良好结果的预测因素。

单房性骨囊腔

单房性骨囊腔（unicameral bone cysts, UCB）又称为简单骨囊腔，每年发病率约为 1 例 /10 000 人，是未成年患者骨骼中最常见的良性骨内病变[23]。该病发病率相对较高且治疗难度大。UCB 的治疗方案的确定是根据其发生病理性骨折的风险，而后者由症状、病变部位和病变大小确定。文献中已经描述了多种 UCB 治疗方法，但我们对这些治疗方法的可预测结果仍然不明确。一些研究报道的囊腔愈合率为 16% ~ 100%[24-40]。这种大的变化范围反映了我们对疾病过程以及对囊腔和治疗方法的异质特征均不甚了解。

由于治疗结果的不可预测性，一些研究曾试图阐明可预测成功或失败的因素。许多研究评估了患者和囊腔特征以找到预测指标。年龄＜10 岁[24-26,41-42]、囊腔较大[23,25]、囊腔内隔膜数量增加[43]和靠近生长板[44]均被认为是囊腔消除的不良预测因子。最近 Haider 等人和 Di Bella 等人观察了囊腔与生长板的靠近程度以及囊腔复发的风险。Haider 等人[45]观察了距离生长板＜2 cm 和＞2 cm 的囊腔。作者回顾性地分析了 19 例囊腔（9 例股骨转子，3 例股骨颈，7 例近端肱骨），这些囊腔共接受了 39 次干预，采用了 17 种不同的治疗方法。在每次干预前进行了 X 线片检查，并在正位（AP）和侧位 X 线片上测量了囊腔最近点至最近生长板的距离。作者用最小距离对囊腔进行了分类。在干预后，再次进行 X 线片检查并使用改良的 Neer 和 Chigira 分类方法对愈合情况进行评估[32,46]。

1 级：无缓解，囊腔清晰可见

2 级：囊腔可见，腔内不透明，有突出间隔（多房室）

3 级：皮层开始增厚，囊腔部分可见

4 级：囊腔完全闭合

结果表明，4 级愈合更可能发生于距离生长板＞2 cm 的病变中 [$P = 0.019$；9/21(43% ）对 1/19（ 5% ）]。作者得出的结论是，距离生长板＞2 cm 可作为治疗结果的正面预测指标。该研究结果受到样本量小和治疗方法多样性的限制，并且该研究在每次治疗后评估同一病变可能导致变量混杂。Di Bella 等人对 184 例患者进行了较大规模的研究 [42]，评估了注射甲基泼尼松龙或骨髓浓缩物去矿质骨基质囊腔的治疗结果。结果显示，距离生长板＞1.5 cm 的囊腔的愈合显著改善（ $P = 0.005$ ）。对其他治疗方法进行的前瞻性研究也许可以进一步阐明这些测量结果的预测价值。

Ramirez 等人最近评估了单房性骨囊腔愈合的潜在的新的预测因素 [47]。几十年来，囊腔造影已被用于评估骨囊腔的大小、形状和位置，并且 Abril 等人使用这种技术发表了一个病例报告，指出由于存在大的静脉回流量，注入囊腔的造影剂也许会很快排出 [48]。Ramirez 等人研究了 42 例囊腔的静脉流出道，并假设有高流出量的病灶在注射类固醇后愈合率较差。该研究对 42 例患者的 42 例近端肱骨囊腔进行了激素注射（ 22 例男孩 /20 例女孩，年龄为 4 ~ 15 岁），并进行了囊腔造影，然后将患者分为两类：1 型囊腔，造影剂在 3 min 内快速消除；0 型囊腔，造影剂在 3 min 后未消除。在该研究中，如果在随访的 X 线片上未见到明显愈合的证据，则在 6 个月内再进行一次注射，之后每隔 6 个月注射一次，最多注射三次。X 线片上的愈合是基于 Neer 标准判定：

Ⅰ级：完全愈合，囊腔 100% 填充

Ⅱ级：部分填充，皮层增厚，溶骨灶＜3 cm

Ⅲ级：初次愈合后复发，伴随新的骨质溶解和皮质变薄

Ⅳ级：无缓解，囊腔清晰可见

该研究平均随访时间为 59 个月。结果显示，所有 7 例（ 17% ）无外流（ 0 型）的病例在一次或两次类固醇注射后均达到了完全愈合；其余 35 例的囊腔（ 83% ）有高静脉流出（ 1 型），其中，7 例（ 20% ）完全愈合（ Neer Ⅰ），21 例（ 60% ）部分充盈（ Neer Ⅱ），5 例（ 14% ）囊腔复发（ Neer Ⅲ），2 例（ 6% ）无愈合证据。高流出组除 1 个囊腔外，所有囊腔均需要注射三次才能达到愈合。0 型囊腔的愈合改善和 1 型囊腔的愈合所需注射的较高次数均具有统计学意义（ $P<0.05$ ）。有或无小腔形成（ $P = 0.9$ ）以及静脉数量和回流量与愈合率无关（ $P = 0.6$ ）。作者得出的结论是，囊腔注射前的囊腔造影具有预后价值。他们还警告，注射高静脉流出囊腔时不要使用硬化剂或其他有毒物质。

历史上，较受青睐的治疗方法为开放性刮除术和植骨术，但这些手术具有高发病率、高并发症发生率和低愈合率 [24,29,32,36]。经皮注射醋酸甲基泼尼松龙（类固醇）和骨髓治疗后，早期结果较好且复发率低，但长期结果显示出有高复发率以及需要多次注射并延长对患者活动的限制 [24,26,35,38-39]。为了解决治疗过程中囊腔的骨结构薄弱，采取了将脱矿骨基

质、骨髓浓缩物和硫酸钙的多种组合物注射或填充到囊腔空间中的方法。减压术、刮除术和硫酸钙球囊移植术的早期结果一直较有前景，报道的其单次手术后愈合率为 90% 左右[49-51]。然而，Gentile 等人对此表示了担忧，因为硫酸钙的吸收的速度比新生骨长入更快，可使囊腔更易发生骨折。在最近发表的一篇文章中，他们试图通过使用可注射的硫酸钙 - 磷酸钙复合材料来改进这种技术[52]。他们回顾性地分析了 16 例患者（11 例男孩 /5 例女孩，年龄为 3~16 岁），这些患者接受了减压术、刮除术和硫酸钙 - 磷酸钙复合材料囊腔注射（7 例股骨，6 例肱骨，1 例跟骨，1 例腓骨，1 例锁骨）。该研究通过改良的 Neer 分类方法来判定 X 线片上的愈合。结果显示，16 例囊腔中有 14 例完全愈合，1 例为有缺陷愈合，1 例囊腔持续存在；在平均 16 个月的随访期间，患者没有复发。患者平均恢复正常活动的时间为 3.1 个月。没有发生重复性骨折。作者得出的结论是，他们的治愈率至少与目前的标准治疗一样好，并且可能具有移植物更强的额外获益，避免了对固定术的需要，可能可以实现早期恢复活动。该结论很大程度上是基于磷酸钙的较慢再吸收率和犬近端肱骨模型，后者显示，与硫酸钙球囊相比，骨形成和压缩强度在统计学上显著增加[53]。对于这两种底物，还需进行更大规模的前瞻性研究进行直接比较以确认其临床意义。

参考文献

1. Eckardt JJ, Grogan TJ. Giant cell tumor of bone. Clin Orthop Related Res. 1986;204:45-58.
2. Atkings GJ, Haynes DR, Graves SE, et al. Expression of osteoclast differentiation signals by stromal elements of giant cell tumors. J Bone Miner Res. 2000; 5(4):640-49.
3. Miller G, Bettelli G, Fabbri N, et al. Curettage of giant cell tumor of bone: introduction, material, and methods. Chir Organi Mov. 1990:75(1 Suppl):203.
4. Becker WT, Dohle J, Bernd L, et al. Local recurrence of giant cell tumor of bone after intralesional treatment with and without adjuvant therapy. J Bone Joint Surg Am. 2008;90(5):1060-7.
5. Blackley HR, Wunder JS, Davis AM, et al. Treatment of giant-cell rich tumors of long bones with curettage and bone-grafting. J Bone Joint Surg Am. 1999; 81(6):811-20.
6. Gouin F, Dumaine V. The French Sarcoma and Bone Tumor Study Groups (GSF-GETO). Local recurrence after curettage treatment of giant cell tumors in peripheral bones: retrospective study by the GSF-GETO (French Sarcoma and Bone Tumor Study Group). Orthop Traumatol Surg Res. 2013. Epub ahead of print.
7. Van der Heijden L, van de Sande MA, Dijkstra PD. Soft tissue extension increases the risk of local recurrence after curettage with adjuvants for giant cell tumor of the long bones. Acta Orthop. Aug 2012;83(4):401-5.

8. Van der Heijden L, Dijkstra PD, Campanacci DA, et al. Giant cell tumor with pathologic fracture: should we curette or resect? Clin Orthop Relat Res. 2013;471(3):820-9.
9. Chawla S, Henshaw R, Seeger L, et al. Safety and efficacy of denosumab for adults and skeletally mature adolescents with giant cell tumor of bone: interim analysis of an open-label, parallel-group, phase 2 study. Lancet Oncol. 2013;14(9):901-8. Epub Jul 16, 2013.
10. Branstetter DG, Nelson SD, Manivel JC, et al. Denosumab induces tumor reduction and bone formation in patients with giant-cell tumor of bone. Clin Cancer Res. 2012;18(16):4415-24.
11. Mirabello L, Troisi RJ, Savage SA. Osteosarcoma incidence and survival rates from 1973 to 2004: data from the Surveillance, Epidemiology, and End Results Program. Cancer. 2009;115(7):1531-43.
12. Bernthal NM, Federman N, Eilber FR, et al. Long-term results (>25 years) of a randomized, prospective clinical trial evaluating chemotherapy in patients with high-grade, operable osteosarcoma. Cancer. 2012;118(23):5888-93.
13. Eilber F, Giuliano A, Eckardt J, et al. Adjuvant chemotherapy for osteosarcoma: a randomized prospective trial. J Clin Oncol. 1987;5(1):21-6.
14. Berend KR, Pietrobon R, Moore JO, et al. Adjuvant chemotherapy for osteosarcoma may not increase survival after neoadjuvant chemotherapy and surgical resection. J Surg Oncol. 2001;78(3):162-70.
15. Jones KB, Ferguson PC, Lam B, et al. Effects of neoadjuvant chemotherapy on image-directed planning of surgical resection for distal femoral osteosarcoma. J Bone Joint Surg Am. 2012;94(15):1399-405.
16. Simon MA. Limb salvage for osteosarcoma. J Bone Joint Surg Am. 1988;70(2):307-10.
17. Finn HA, Simon MA. Limb-salvage surgery in the treatment of osteosarcoma in skeletally immature individuals. Clin Orthop Relat Res. 1991(262):108-18.
18 Bramer JA, Abudu AA, Grimer RJ, et al. Do pathological fractures influence survival and local recurrence rate in bony sarcomas? Eur J Cancer. 2007;43(13):1944-51.
19. Scully SP, Ghert MA, Zurakowski D, et al. Pathologic fracture in osteosarcoma: prognostic importance and treatment implications. J Bone Joint Surg Am. 2002;84-A(1):49-57.
20. Abudu A, Sferopoulos NK, Tillman RM, et al. The surgical treatment and outcome of pathological fractures in localised osteosarcoma. J Bone Joint Surg Br. 1996;78(5):694-8.
21. Xie L, Guo W, Li Y, Ji T, Sun X. Pathologic fracture does not influence local recurrence and survival in high-grade extremity osteosarcoma with adequate surgical margins. J Surg Oncol. 2012;106(7):820-5.
22. Bacci G, Ferrari S, Longhi A, et al. Nonmetastatic osteosarcoma of the extremity with pathologic fracture at presentation: local and systemic control by amputation or limb salvage after preoperative chemotherapy. Acta Orthop Scand. 2003;74(4):449-54.
23. Kaelin AJ, MacEwen GD. Unicameral bone cysts. Natural history and the risk of fracture. Int Orthop. 1989;13(4):275-82.

24. Campanacci M, Capanna R, Picci P. Unicameral and aneurysmal bone cysts. Clin Orthop Relat Res. 1986(204):25-36.
25. Capanna R, Dal Monte A, Gitelis S, et al. The natural history of unicameral bone cyst after steroid injection. Clin Orthop Relat Res. 1982(166):204-11.
26. Chang CH, Stanton RP, Glutting J. Unicameral bone cysts treated by injection of bone marrow or methylprednisolone. J Bone Joint Surg Br. 2002;84(3): 407-12.
27. Cho HS, Oh JH, Kim HS, et al. Unicameral bone cysts: a comparison of injection of steroid and grafting with autologous bone marrow. J Bone Joint Surg Br. 2007;89(2):222-6.
28. Delloye C, Docquier PL, Cornu O, et al. Simple bone cysts treated with aspiration and a single bone marrow injection. A preliminary report. Int Orthop. 1998;22(2):134-8.
29. Farber JM, Stanton RP. Treatment options in unicameral bone cysts. Orthopedics. 1990;13(1):25-32.
42. Dy CJ, Hernandez-Soria A, Ma Y, et al. Complications after flexor tendon repair: a systematic review and meta-analysis. J Hand Surg Am. 2012;37(3):543-51 e1.
43. Hashemi S, LaPorte D, Dellon A. Sensory Innervation of the Triangular FibrocartilageComplex (TFCC). J Am Acad Orthop. San Francisco, CA; 2012.
44. Mirza A, Reinhart MK. Isolated lunotriquetral ligament tears treated with ulnar shortening osteotomy. J Am Acad Orthop. San Francisco, CA; 2012.
45. Mirza A, Reinhart MK. A retrospective review of patients treated for ulna-sided wrist pain: diagnosis, treatment and outcome. J Am Acad Orthop. San Francisco, CA; 2012.
46. Ray R, Singh A, Roslee C, et al. Cadaveric dissections and radiographic findings regarding thumb carpo-metacarpal joint osteophytes. J Am Acad Orthop. San Francisco, CA; 2012.
47. Naam N, Massoud AH. Treatment of failed FCR LRTI arthroplasty using extensor carpi radialis longus tendon. J Am Acad Orthop. San Francisco, CA; 2012.
48. Kamal RN, Rainbow M, Akelman E, et al. Proximal trapezoidectomy after trapeziectomy leads to carpal instability: a preliminary study. J Am Acad Orthop. San Francisco, CA; 2012.
49. Crean SM, Gerber RA, Le Graverand MP, et al. The efficacy and safety of fasciectomy and fasciotomy for Dupuytren's contracture in European patients: a structured review of published studies. J Hand Surg Eur Vol. 2011;36(5): 396-407.
50. Chen NC, Srinivasan RC, Shauver MJ, et al. A systematic review of outcomes of fasciotomy, aponeurotomy, and collagenase treatments for Dupuytren's contracture. Hand (N Y). 2011;6(3):250-5.

第10章 创伤最新进展

Kenneth R Gundle 和 James C Krieg

引言

骨科创伤的治疗在不断取得进步。过去一年发表的研究反映了解剖复位原则和机体环境原则之间的进一步平衡，尤其是在微创治疗技术的持续发展中。越来越多的研究将患者报告的结局（patient-reported outcomes, PRO）纳入了研究，并探索了健康相关的生活质量（health-related quality of life, HRQL）。针对常见损伤，特别是老年人的髋关节骨折，医疗协同管理、决策分析和安全性等的一些系统性问题也被纳入了研究。某些课题，如韧带联合复位术的重要性和挑战，已经引发了多种形式的研究。先前的骨愈合基础科学研究正在进入临床评估阶段。骨科创伤学术团体仍在持续开发和报道有关有助于骨折手术管理的技术。本章也将对那些尚未成功的技术表达自己的见解。

通过回顾主要骨科期刊，本章将提供过去一年来有关成人骨科创伤文献的最新信息。本章按损伤部位进行阐述，纳入了转化研究内容，其后是热点专题。虽然本章讨论了所回顾文章的优点和局限性并提供了信息的证据水平，但我们鼓励读者对所关注的文献进行自己的回顾。

上肢

锁骨

移位性中轴锁骨骨折的最佳治疗方法是 meta 分析的主题[1]。在该骨折的手术治疗中，骨不连不太常见（14.5% 对 1.4%），症状性骨不连也不太常见（8.5% 对 0）。在进行手术治疗的病例中也可观察到较快速的功能恢复；然而，当评估长期功能时各组之间几乎没有差异。

在一个对高质量的随机对照试验进行的 meta 分析中，有一项包含 60 例移位性中轴锁骨骨折患者的芬兰研究。该研究将患者随机分为两组，分别接受吊带治疗和手术治疗[2]。其结果显示，非手术治疗组的骨不连发生率增加，但两组间第 1 年的手臂、肩部和手部残疾（DASH）评分或疼痛水平无差异。鉴于非手术治疗的骨折有 75% 的机会发生不复杂的愈合和功能恢复，有必要努力确定可能发生功能损害的患者，以避免对这些常见的损伤给予治疗过度和治疗不足的风险。同时，这些研究提供了与患者共同分享的常用信息，以指导共同决策。

肩胛骨

人们对肩胛骨骨折进行的手术治疗的兴趣正在逐渐增加。虽然过去已经对手术技术进行了很好的描述，但人们对手术适应证和结果的兴趣不断增加。为了从更高角度分析问题，两个跨国小组制定了一个分类方案（图 10.1），以更好地界定肩胛骨骨折的基本骨折类型[3-4]。这些经验丰富的临床医师通过一个迭代过程提出了一个合理可靠的分类方法，将肩胛骨折分为关节部分骨折、骨突部分骨折和骨体部分骨折[3]。对关节部分骨折的进一步分类见其他研究[4]。

这个系统定义了肩胛骨的三个基本部分：关节节段（窝）、两个骨突（喙突和肩峰）和骨体；关节段骨折进一步分类为：

- *F0*：起始于骨体的关节段骨折，骨折未穿过关节窝
- *F1*：累及关节窝的单纯骨折（边缘骨折、横向骨折、斜向骨折）
- *F2*：多节段关节骨折，有三个或三个以上关节碎片

进一步的骨折细分还包括具有两个或两个以下骨折退出点（B1）的单纯骨体骨折和具有三个或三个以上退出点（B2）的复杂骨折；骨突骨折分别记录为累及喙突（P1）、肩峰（P2）或两者均累及（P3）。

虽然需要进一步的验证，但严格描述这些骨折是一项严谨工作，这对于充分评估手术和非手术治疗的研究至关重要。这将有助于继续阐明基于结局的适应证，同时进行公平的比较。更直接的关注点是，强烈建议获取所有肩胛骨骨折的计算机断层（CT）扫描，以确定关节受累的存在和程度[4]。

肱骨

人们一致认为，对绝大多数肱骨干骨折可采用非手术方法治疗，成功率较高。一项针对非癌症医疗患者的回顾性二级队列研究评估了 1997—2007 年间肱骨干骨折手术治疗率和趋势[5]。在这 15 年间，1 385 例肱骨干骨折病例中有 511 例进行了手术治疗，大多数手术使用了髓内钉固定。将髓内钉固定和钢板固定进行的比较发现，使用髓内钉固定的手术

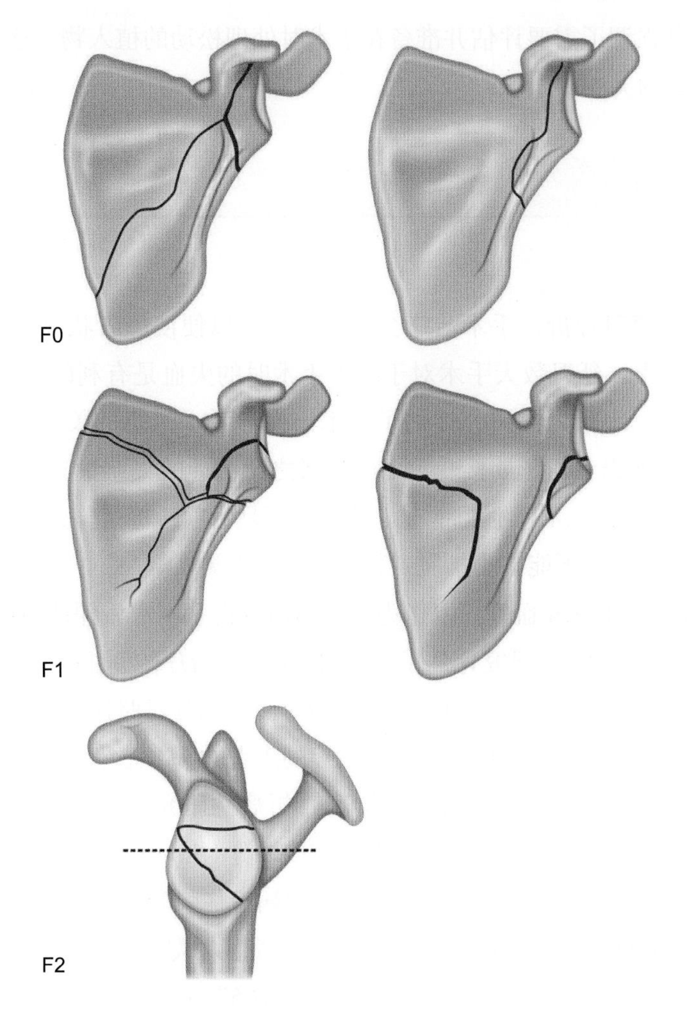

图 10.1　肩胛骨关节节段骨折。F0：不通过关节窝的关节节段骨折（关节窝不附着在肩胛骨骨体的任何部位）；F1：单纯骨折：边缘骨折、横向骨折和斜向骨折（骨折累及关节窝）；F2：多节段关节骨折（骨折累及关节窝，且有三个或三个以上关节碎片）。关节窝中只存在一个"小"（最多 2 mm）的骨折碎片的骨折不属于"多碎片"骨折（*Source:* Reprinted from Journal of Shoulder and Elbow Surgery. Vol, 22/4, Jaeger M, Lambert S, Südkamp NP, et al. The AO Foundation and Orthopaedic Trauma Association (AO/OTA) scapula fracture classification system: focus on glenoid fossa involvement. 512-20. (2013), with permission from Elsevier.）

时间较短，但两者在二次手术或第 1 年死亡率方面无显著性差异。该流行病学基线数据有助于了解美国各地如何治疗这些损伤并为制订未来试验计划提供信息。

随着肩关节置换手术率的增加，人们对肱骨假体周围骨折的关注日益增加。Andersen 等人 [6] 描述了接受手术治疗的 36 例假体周围骨折的治疗情况，其中 17 例的骨折发生于逆向几何植入物周围。超过一半的患者需要翻修修复松动的肱骨组件，39% 的患者有并发症。虽然这项研究是一项回顾性四级研究，但其增加了我们对标准和逆向几何植入物周围骨折的了解，且其强调了需要评估并准备在手术时处理松动的植入物。这个问题在未来几年必定会引起更多的关注。

骨盆

髋臼

传统上，对于髋臼骨折，手术治疗会予以推迟，以便使患者状况稳定以及出血得到控制。人们一直认为，延迟数天手术对于减少手术时的失血是有利的。一项包含 49 例后壁髋臼骨折患者的二级回顾性研究评估了手术出血与手术时机的关系[7]。结果显示，在 24 小时内接受手术的患者与延期接受手术的患者之间估计的失血量（estimated blood loss, EBL）或输血量没有差异。必须强调的是，该研究不是一项随机试验，可能存在混杂因素。更重要的是，该研究结果不能自动扩展到其他髋臼骨折类型。

Manson 等人研究了盆腔血管栓塞作为延迟髋臼骨折手术术后深部感染的危险因素[8]。这项为期 12 年的二级回顾性研究评估了 12 例接受栓塞治疗的一组患者和 14 例进行血管造影但无栓塞的一组患者，后一组的作用是作为对照来部分对照损伤严重程度的。结果显示，两组的感染发生率均较高，但接受栓塞治疗的患者的深部感染发生率为 58%，而对照组为 14%，两者差异显著。该结果比其他髋臼骨折病例研究的 2% ~ 5% 的感染发生率高一个数量级。值得注意的是，栓塞组损伤严重程度评分（Injury Severity Score, ISS）、重症监护室（intensive care unit, ICU）住院时间和普通病房住院时间也较高。虽然栓塞治疗可能是必要的，但外科医师和患者应认识到其潜在的高感染风险。

为了证实这些发现，一项大型三级回顾性研究对 579 例接受骨盆和（或）髋臼骨折手术治疗的患者的深度伤口感染的危险因素进行了研究[9]。术前已将栓塞纳入了危险因素之中。结果显示，其他危险因素包括体重指数（BMI）＞30，特别是在白细胞增多的情况下；这些危险因素的组合对深度感染具有超过 33% 的阳性预测价值。

最近几项研究评估了髋臼骨折患者术后的长期生活质量。Mitsionis 等人[10]进行的包含 19 例患者的四级回顾性研究重点关注的是与后壁髋臼骨折相关的手术治疗后的髋关节后脱位。这项随访时间至少有 15 年的研究发现，手术中的解剖复位（定义为移位≤2 mm）与影像学结果和提供者生成的临床结果的改善相关。1 例患者由于在大致 18 小时内未获得复位，发生了股骨头骨坏死，并在 3 年内接受了全髋关节置换术。

在 Borg 等人进行的移位性髋臼骨折患者术后生活质量的研究中，0 ~ 1 mm 的残余移位也是良好结果的预测因素[11]。这项采取前瞻性数据收集的四级回顾性研究描述了 136 例患者的 2 年随访数据，其中包括患者报告的 SF-36 结果。该研究显示，患者的身体功能和角色身体分量表均低于标准数据，残余位移＞2 mm 与较差评分相关。这是一个将手术中的解剖复位结果与患者报告的结果（而不仅仅是影像学结果）相关联的很好的例子。

鉴于骨盆的解剖结构的复杂性以及发生固定错误的风险，一些研究人员正在进行有关手术导航技术是否可以提高螺钉置入的准确性的研究，这并不令人惊讶。一项利用一个合成的骨盆模型进行的早期研究评估了二维和三维 X 线透视导航系统在骨固定术中将螺钉置入的准确性[12]。考虑到手术导航的相关费用、时间和学习曲线，在研究中应寻求确立以患者为中心的获益。

骨盆环

骨盆前外固定术所面临的已知挑战包括患者坐下和行动的能力。经皮钢针固定还有感染的风险。为了解决这些问题，Gardner 等人研究了前部皮下内固定器的使用（图 10.2A 至 D）[13]。椎弓根螺钉是从髂前下棘附近的一个入口放置于髂骨。椎弓根螺钉的入口位置位于坐骨神经切迹上方，该位置正好是髋臼上外固定架螺钉放置的常见位置。外固定架螺钉经皮放置于髂骨后，用弯形杆固定两侧螺钉。这种固定方式会使螺钉头与髂骨骨弯形杆面紧密相贴而最大限度地提高机械稳定性。植入物就位后，患者一般也能达到＞90° 的髋关节屈曲，有利于住院期间和出院后的活动性。虽然 X 线透视所需的额外时间使其不适用于不稳定的患者，但这在一些临床情境中可能会有一些获益。

一种替代技术是骨盆前内固定术，使用三个单独切口将一个重建钢板从一侧髂前上棘

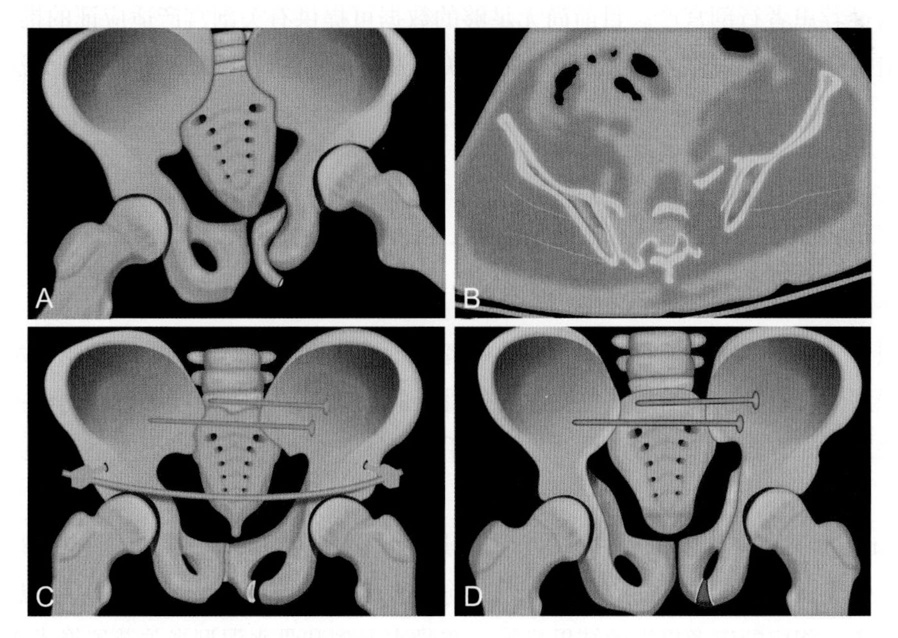

图 10.2A 至 D 不稳定骨盆环损伤的 X 线片（A）和 CT 图像（B）。如 Gardner 等人[13] 所述，一种治疗选择包括使用皮下前路内固定器（C），其可在愈合（D）后予以移除

（anterior superior iliac spine, ASIS）穿行另一侧 ASIS 放置[14]。虽然需要三个切口和精心的轮廓，但其确实可实现髂骨固定。

Evans 等人描述了一种用于外侧压缩骨盆环损伤合并屈曲或内旋畸形的复位技术[15]。这种方法采取斜位撑开骨盆外固定术来对合并畸形进行复位。在一项小型病例研究中，这种技术显示了这种构型在能够简单地同时纠正半骨盆不稳定和畸形的同时，对患者的活动性限制较少。这种技术可用于确定性治疗或用于转换为内部固定术。

Vallier 等人研究了女性骨盆环损伤后的两个重要问题：性功能和对产科结局的影响[16-17]。他们通过对 92 例 55 岁以下骨盆环损伤女性患者进行的最少为 12 个月的随访，前瞻性收集了患者的性功能数据。该研究显示，56% 的患者报告有性交疼痛[16]。所有 5 例合并膀胱破裂的患者均报告有性交困难，91% 的患者有前后部压缩性损伤，71% 的患者因耻骨联合断裂而进行了固定板固定术治疗。有性交困难的患者的肌肉骨骼功能评估评分也显著较差。这引起了人们对女性骨盆环损伤患者的重大健康相关的生活质量（HRQL）问题的关注。

另外，该研究对骨盆环损伤（10 例 B 型，21 例 C 型，55% 接受手术治疗）愈合后共有 54 次妊娠的 31 例女性进行了产科问卷调查[17]。25 次妊娠的结局为阴道分娩，包括有前部和后部植入物的患者，其中 3 例患者有联合板。有 17% 的患者在损伤前进行过剖宫产术，在骨盆环损伤后，剖宫产率为 55%（$P = 0.02$）。一些患者由于有既往骨盆骨折，因此选择进行了剖宫产。此外，据报道，一些产科医师因为患者有既往骨折或体内有固定物遗留而推荐患者行剖宫产。目前尚无足够的数据可提供有关剖宫产适应证的推荐意见，但应指出的是，盆腔内植入物（甚至是耻骨联合固定板）的存在并不表明女性无法进行自然分娩。

下肢

老年人髋关节骨折

两项对 100 例非常健康且认知正常的患者进行的二级随机对照试验比较了骨水泥型和非骨水泥型半关节置换术治疗移位性股骨颈骨折的疗效[18-19]。这两项研究在内科并发症发生率或手术时间方面均未显示差异，患者在手术后 1 年时报告的结果也未发现令人信服的差异。

DeAngelis 等人对 130 例股骨颈骨折患者进行了随机分组[18]，排除了那些在入组后 30 天内在发生髋关节骨折或已知的心肌梗死之前无法步行 10 英尺（约 3.048 米）的患者。在伤后第 1 年，相应的患者报告的结果显示，非骨水泥型和骨水泥型半关节置换术患者组之间没有差异。尽管样本量限制了检测较小差异的能力，但围术期并发症发生率或手术时间无差异。术中骨折总体发生率为 3.8%(非骨水泥型 4.7%，骨水泥型 3.0%，$P = 0.62$)，1.9% 的患者在研究期间出现了对侧髋关节骨折。在功能性结果方面，非骨水泥型和骨水泥型半关节置换术术后第 1 年的结果之间无差异。

相比之下，Taylor 等人对 160 例接受半关节置换术治疗的 70 岁或 70 岁以上的移位性股骨颈骨折患者进行了随机分组研究。结果显示，骨水泥型植入物的使用导致第 1 年和第 2 年的疼痛控制相当，患者报告的结果类似，但植入物相关的并发症显著减少[19]；非骨水泥型组的术中骨折发生率为 7.5%，术后 2 年内骨折发生率为 15%；在 22% 的患者中观察到下陷。相比之下，约 1% 的接受骨水泥型植入物治疗的患者发生了术中骨折，1% 发生了术后骨折，1% 发生了下陷。两组的失血量和手术时间相当。然而，尽管心肺并发症的发生率相似，但该研究排除了术前心脏呼吸系统疾病的患者——麻醉医师认为他们不适合接受骨水泥治疗，这些患者占排除患者例数的 1/3，且没有明确的标准，这限制了该研究的可推广性。

在一项对超过 11 000 例挪威髋关节骨折登记系统 (Norwegian Hip Fracture Register, NHFR) 的患者进行的半关节置换术的观察性研究中，骨水泥型植入物 5 年植入物存活率为 97%，非骨水泥型植入物 5 年植入物存活率为 91%。非骨水泥型植入物的翻修风险增加了 2.1 倍，主要是由于假体周围骨的骨折和无菌性松动所致 (危险率比率为 17)[20]。

在移位性老年股骨颈骨折患者的治疗中，由于技术相关并发症的发生率较低以及患者报告的结果差异不大，这些近期研究共同支持：对于适合使用骨水泥的患者，骨水泥型半关节置换术优于非骨水泥型半关节置换术。

一项前瞻性一级长期随访研究[21]研究了 100 例年龄至少 65 岁、术前无髋关节病变的非常健康的、认知正常的患者，发现与内固定术相比，首次行全髋关节置换术患者的 Harris 髋关节评分显著较高，再次手术次数显著较少，但死亡率无差异。每 1 例参与者均需筛选 10 例以上的患者，并且在大部分研究期间，全髋关节置换术均在一周中的工作日进行，内固定术则在周末进行。

与螺钉内固定术 (10.1%) 相比，股骨颈骨折患者在接受关节置换术治疗后似乎不太可能出现第二次对侧髋关节骨折 (5.6%)。在一项回顾性研究中，这个结论对于移位性和非移位性损伤均是正确的[22]。在一项回顾性二级研究中，发生二次髋关节骨折的老年患者的住院时间延长，死亡率较高，以及进入疗养院的可能性增加，这些都与年龄较大相关[23]。

一项纳入了超过 190 000 例患者的全面且具有高影响力的 meta 分析[24]发现，在 24 ~ 48 小时内进行髋关节骨折手术具有较低的死亡风险 [比值比 (odds ratio, OR) 为 0.74，95% 置信区间 (confidence interval, CI) 为 0.67 ~ 0.81，$P < 0.000$] 以及较低的褥疮风险 (OR 为 0.48，95% CI 为 0.38 ~ 0.60，$P < 0.000$)。其作者得出的结论是，“管理造成的拖延是不合理的”。

在英国进行的一项对467例髋关节骨折老年患者进行的研究中，11.8%的患者在28天内再次入院，最常见的原因是肺炎（占再入院患者的27%）[25]。基线年龄较大的患者、患有糖尿病或神经系统疾病的患者以及那些没有住在自己家中的患者再入院的风险较高。这些数据有助于对有再入院风险的患者进行基准规范和分层。

为考察住院时间（length of stay, LOS）和费用预测指标，在一家三级医疗中心进行了一项二级回顾性图表回顾研究，该研究包含660例髋关节骨折老年患者（平均年龄为77岁），平均住院时间为7天[26]。该研究根据美国麻醉医师协会（American Society of Anesthesiologists, ASA）评级标准预测了LOS和费用。ASA评分每增加1分，可导致LOS平均增加2天，估计的额外费用为$9 300。目前吸烟者的LOS平均增加3.3天，预计约增加$14 800的费用。ASA评分标准是一个简单、使用范围较广的标准，其观察者依赖性较低，并且ASA评分结果具有可重复性，有助于对延长LOS的危险因素进行分层分析。

目前已有大量工具可用来衡量髋关节骨折的结局。对于哪些结局指标可预测功能并应在评估患者时加以考虑，一项对随机对照试验进行的系统评估关注了这个问题[27]。临床医师和研究人员都受到结局指标变化的阻碍。本文的作者主张，在结局测量中应采用更被普遍接受的标准。毫无疑问，在骨科的所有领域均应如此。

股骨近端囊外骨折

美国老年医疗保险系统（Medicare）在美国退伍军人事务（Veterans Affairs, VA）医疗中心对1998—2005年间的患者进行的一项研究发现，在治疗股骨粗隆间骨折中，髓内钉固定术的应用逐渐增加，地理区域差异显著[28]。他们发现，髓内钉和滑动鹅头螺钉之间在第30天或第1年的死亡风险方面没有差异。该研究对愈合率、后期再手术率和功能性结局未予以研究。

对于大多数股骨粗隆间骨折在何时选用髓内固定术而不选用带有侧板的滑动鹅头螺钉固定术这一问题，目前尚无明确共识。最近的一篇循证医学综述认为，大多数股骨粗隆间骨折的治疗是使用一种带有侧板的滑动鹅头螺钉固定术而不是髓内固定术[29]。但一项研究即对684例老年患者（AO/OTA 31型A-1和A-2骨折居多）进行的一级多中心随机对照研究比较了使用带有侧板的滑动鹅头螺钉和独特设计的专用钉（TRIGEN INTERTAN）[30]。随访1年的多项结局指标显示，各组之间无显著差异。第3个月和第12个月的医院LOS和测量结果无显著差异。并发症发生率相似。

在治疗这些损伤中，最优的骨折复位和植入物位置以及对骨折特性的理解仍然比植入物选择更重要。De Bruijn等人在一项对215例AO/OTA 31型A-1和A-2骨折患者进行的回顾性研究中，评估了由于股骨头中螺钉周围骨再吸收和塌陷（即“螺钉切口”）导致的固定术失败的已知预测因素的可靠性[31]。他们发现，尖端顶点距离是一项可靠的测量指标，其值越高，固定术失败的可能性越高（25.9 ± 8.6 对 21.3 ± 6.1，$P = 0.005$）。AO/OTA 31 型骨折是植入物失败的独立预测因素。不完全骨折复位和次优螺钉位置很难预测，但有经验的观察者可通过其来预测固定术的失败。

另一项研究关注了使用固定角板和螺钉结构治疗 AO/OTA 31 型 A-3 骨折面临的挑战[32]。该研究对有 41 个不稳定股骨粗隆间骨折的 40 例患者使用 4.5 mm 锁定股骨近端板进行了治疗并对其进行回顾性分析。平均随访时间为 20 个月，失败发生率为 38%（11/29），其中 7 例发生在手术后 3 个月内。机械性失败被定义为：对准偏离为至少 10° 或缩短至少 2 cm。该研究是一项回顾性研究，患者数量较少——限制了其确定危险因素的能力，并且这种失败率令人担忧。因此，应谨慎对待将此治疗方法在 AO/OTA 31 型 A-3 骨折患者中的广泛使用。

股骨干

一项随机前瞻性二级试验将患有 66 例股骨骨折的 65 例患者在最终固定术前随机分配到骨骼组和皮肤组[33]。在术前或最终固定术期间，皮肤牵引应用时间较短，无任何不良反应。在该研究中，手术时间、疼痛评分或麻醉剂的使用方面没有差异。这项研究的一个局限性是这些骨折要在 24 小时内予以稳定。尽管骨骼牵引的风险主要与插入相关，但皮肤牵引的风险可能是累积的。可通过皮肤施加的牵引量是有限的。对于手术延迟超过 24 小时的患者，在牵引量有限的情况下可能会有哪些影响目前尚不清楚。

一项研究对使用磁性瞄准的远端钉的交锁放置方法进行了评估[34]。在尸体中，这种方法显示出具有高精度，在 25 例股骨中仅有 1 次放置失败。但问题仍然存在，包括成本效果、可重复性和替换这种专有系统——在 X 线透视下——的培训方法。

踝关节骨折

一项生物力学与临床结合的二级研究[35]比较了治疗内侧踝关节骨折的两种常用的拉力螺钉固定术：单皮质部分螺纹拉力螺钉和采用拉力技术放置的双皮质全螺纹螺钉。部分螺纹螺钉经常使用，但对其理想长度尚不清楚，通常推荐长度为 40 ~ 50 mm。该研究显示，在一个尸体模型中，与单皮质部分螺纹螺钉相比，采用拉力技术放置的双皮质全螺纹螺钉具有较优的生物力学性能。除了生物力学方面的比较外，该研究还对 92 例采用拉力螺钉固定术治疗的内侧踝关节骨折患者进行了回顾性研究。结果显示，46 例采用部分螺纹螺钉的患者中有 11 例（24%）发生了影像学上螺钉松动，2 例行再次手术取出了带来症状的螺钉。相比之下，采用全螺纹组 46 例患者中有 1 例（2%）发生了影像学上螺钉松动，没有再次手术病例。这项研究将生物力学、影像学和有限的临床数据结合起来研究了如何最好地治疗一种常见损伤。

与传统的术后疼痛控制方法相比，局部疼痛控制可能具有优势。在门诊患者中，这些问题不仅包括术后疼痛控制的质量，还包括持续时间，以及从给予神经阻滞向口服止痛药物的过渡。一项对接受踝关节骨折手术治疗的患者进行的二级前瞻性随机对照试验比较了腘部神经阻滞和全身麻醉加术后麻醉剂对疼痛控制的效果。该研究显示，腘部神经阻滞组在术后 8 小时内的疼痛较轻[36]；然而，两组在第 12 小时疼痛没有显著差异；反弹效应则显示，在第 24 个小时，腘部神经阻滞组表现出了较多疼痛；在随后的第 48 小时疼痛的控制相同。由此，该研究突出显示了单次阻滞后出现的“反弹疼痛”，并建议在阻滞失效之前需要用麻醉剂先行制止疼痛的出现。日益流行的另一种方法是应用外周神经导管，患者可以在家中使用，并在 2 ~ 3 天后急性疼痛期已过时将其取出。

一项由加拿大骨科创伤协会（Canadian Orthopedic Trauma Society, COTS）支持的一级多中心随机试验比较了不稳定非移位性外侧踝关节孤立性骨折接受手术治疗和非手术治疗后 1 年的疗效[37]。主要结果是应用 Olerud-Molander 踝关节评分（Olerud-Molander Ankle Score, OMAS）、SF-36 评分以及愈合和移位的影像学结果来评估。该研究显示，在经外旋应力检查证实为不稳定骨折的 81 例患者中，随访期间功能结果评分或恢复速度无显著差异；在 40 例接受非手术治疗的患者中有 8 例（20%）最终有≥5 mm 的内侧透明间隙，20% 有延迟愈合或不愈合；在 41 例接受手术治疗的患者中有 5 例有手术部位感染，5 例行固定物移除。作者认为，对年龄较大和活动较少的个体可能可以安全地进行固定治疗，但排列不齐的风险支持考虑手术干预。

CORT 还进行了一项成本效果研究，对不稳定性（应力检查阳性）孤立性外侧踝关节骨折患者接受手术治疗和非手术治疗的成本效果进行了比较[38]。这项二级研究是采用决策树和 Markov 模型进行成本效果分析的，还进行了广泛的敏感性分析。结果显示，基于为期 1 年的随访，每增加一个质量调整生命年（quality-adjusted life year, QALY），增量成本效果比（incremental cost-effectiveness ratio, ICER）为 $205 090，支持非手术治疗为较优方案。然而，在与非手术治疗相比时，如果假设开放式复位和内固定术（open reduction and internal fixation, ORIF）的终生踝关节发病率降低 3% 以上，则 ICER 降至 $16 404 /QALY，即强烈支持 ORIF 为较优方案。

这是随机对照试验（randomized controlled trial, RCT）的一个重要姊妹篇，因为它提供了评估治疗在一生中的财务影响模型。虽然理想状态可能是进行长期随访以更好地了解关节炎的发病率和相关成本，但对于许多损伤来说，这是不切实际的或是无法立即实现的。尽管存在不确定性，但这种成本效用分析可以为患者、骨科医师和决策制定者带来重要问题的答案。

最近的大量研究评估了我们理解、评估和准确减少胫腓韧带联合的能力。为了确定正常的解剖结构，Dikos 等人评估了 30 名健康志愿者的双侧 CT 扫描[39]。虽然指标（胫腓净空间、胫腓重叠、胫前间隔和腓骨旋转；图 10.3A 和 10.3B ）的测量是可靠的，但个体之间存在着显著的解剖差异。患者的对侧踝关节对于提供正常胫腓关系的精确定义是有用的，因为测量的间隔变异≤2.3 mm，并且腓骨旋转变异≤6.5°。这些结果对于理解韧带联合复位术的准确性的评估很有价值。

为了评估韧带联合复位方式，一项对尸体进行的研究评估了韧带联合的镊子复位 [40]。该研究通过 CT 扫描观察到了少量但一致的过度压缩。矢状面上的斜向夹具放置总是导致腓骨复位不良，而在中立位解剖轴上放置夹具最准确，但是仍然存在过度压缩。

另一项对尸体进行的研究从多个不同角度评估了夹具和随后的联合螺钉放置的位置，采用了基于 CT 的评估 [41]。过度压缩仍然常见，并且夹具和螺钉放置的位置的一些角度与特征性复位不良相关（图 10.4）。讨论中的实用建议包括：为了获得复位，对韧带联合进行开放式评估，以及在使用夹具之外再采用其他技术（例如，手动压缩复位）。

一项对 107 例踝关节骨折合并韧带联合损伤患者进行的二级前瞻性研究在患者接受复位和固定术治疗后第 2 年对其结果进行了评估 [39]。该研究对患者术中和术后 X 线平片的回顾显示，没有韧带联合复位不良的明确证据。然而，对损伤和未损伤踝关节进行的 CT 评估显示，39 例患者有韧带联合复位不良。根据肌肉骨骼功能评分简表（Short Form Musculoskeletal Assessment, SFMA）和 Olerud-Molander 问卷结果，与解剖上复位良好的患者相比，这些患者的结果显著较差。该研究发现，与闭合复位相比，韧带联合的开放式复位导致的复位不良发生率较低（15% 对 44%，$P = 0.11$）。因此，作者建议进行直接开放式可视韧带联合探查和术后双侧 CT 扫描。

这些研究都表明，单纯使用夹具并不能准确地使韧带联合复位。此外，标准 X 线透视往往不足以确定韧带联合是否得到了复位。即使 X 线透视下呈现了解剖复位，也有可能出

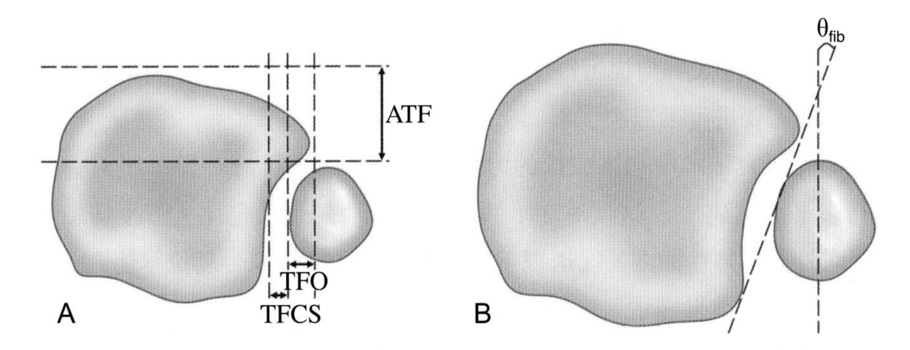

图 10.3A 和 B　（A）轴位胫腓间距与 X 线平片上传统方法测量的类似。TFCS 是从内侧腓骨到胫骨前结节的间距。ATF 是从胫骨前部到腓骨前部的距离。（B）θ_{fib} 定义为腓骨相对于胫骨的旋转角。它是胫骨前结节和胫骨后结节公切线与腓骨前结节和腓骨后结节连线之间的夹角

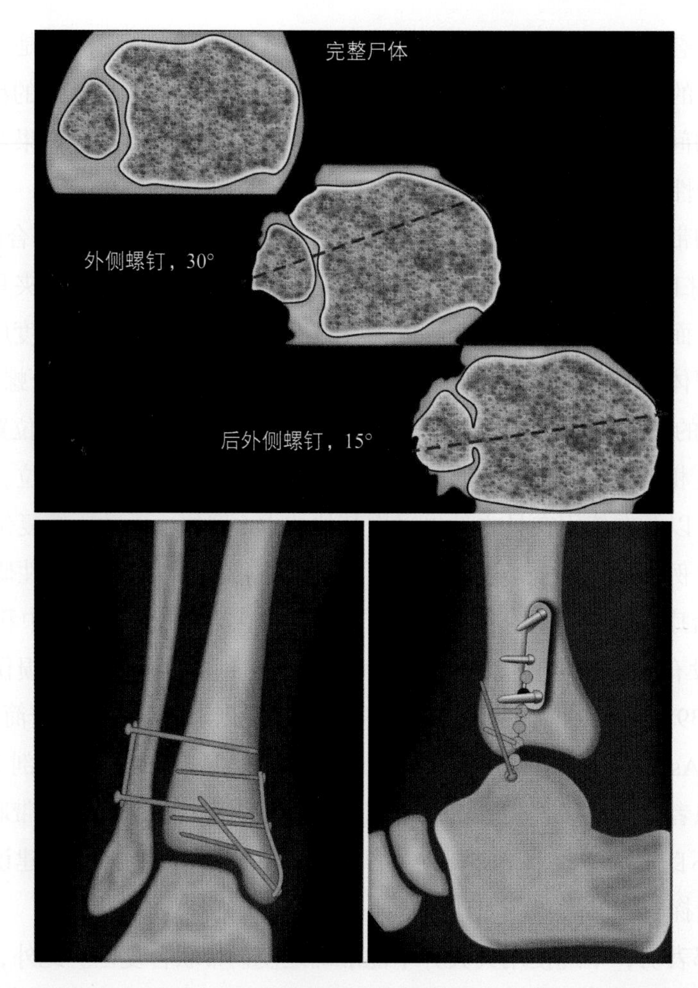

图 10.4 右侧踝关节近端 1 cm 的轴位 CT 图像比较了完整样本与在外侧 30° 角放置螺钉的样本和在后外侧 15° 角放置螺钉的样本。这些实例显示了见到的典型的复位不良；30° 外侧螺钉出现前内侧位移和外旋，15° 后外侧螺钉出现内侧平移和外旋。虚线表示夹具的矢量

现腓骨脱位。尽管双侧 CT 扫描可提供准确可靠的评估，但是复位不良问题在术后才获得评估意味着可能需要进行第二次手术。

Franke 等人研究了术中三维成像的影响，采用了两个机动 C 臂系统对一系列 X 线透视图像进行多平面重建 [42]。这项对 251 例有不稳定性韧带联合踝关节损伤患者进行的三级诊断研究对外科医师在标准 X 线透视下进行的骨折和韧带联合复位术达到术中满意时进行了三维扫描评估。结果显示，术中三维扫描在 251 例患者中改变了 77 例患者（32.7%）的手术决策，其中 64 例涉及韧带联合复位术术中改变。

如果患者感觉有症状，通常会将给其带来症状的植入物移除；偶尔如果患者愈合后仍有持续疼痛，也会将导致其疼痛的植入物移除。一项对 69 例有足部和踝关节植入物移除

的患者进行的前瞻性非对照研究评估了患者术前和术后 6 周报告的结果[43]。该研究仅纳入了触诊时植入物上组织出现疼痛的患者。根据视觉模拟量表（VAS）结果，疼痛评分从平均 3 分降低至平均 0.88 分，65% 的患者无疼痛，94% 的患者表示他们将在相同的情况下再次接受手术。这表明，患者满意度在那些要求移除症状性植入物的患者中可以达到高水平的。

跟骨骨折

Beltran 和 Collinge[44] 报道了利用发生重度跟骨骨折时的开放性内侧伤口进行复位、随后进行经皮螺钉固定术的方法。在对连续 17 例患者进行的至少 1 年的随访中，他们发现，仅有 1 例发生了深部感染；然而，65% 的患者有中度或重度距下关节病，41% 的患者需要进行第二次手术，其中 4 例患者进行了距下关节融合术或第三次关节融合术（23.5%）。

Chen 等人对 90 例跟骨骨折患者进行了为期 2 年的随机性研究，通过一个可扩展的方法对经皮复位、螺钉固定术（辅以硫酸钙骨水泥）和开复位和内固定术（ORIF）进行了比较[45]。该研究显示，经皮复位组患者的感染较少，运动范围较大，美国矫形外科足踝协会（AOFAS）评分较高。然而，这项试验没有评估距下关节病和后期的融合率。

手术并发症

一项研究评估了急症监护室和 ICU 中骨科患者的高血糖症对手术部位感染的影响。在该急性患者人群中，该研究对 790 例无糖尿病病史的孤立性手术创伤性损伤患者的手术部位感染（surgical-site infection, SSI）的发生率进行了医疗记录回顾[46]。研究显示，血糖值＞200 mg/dl 两次以上的患者（37% 的患者）的 SSI 发生率（4.4%）高于血糖值＞200 mg/dl 少于两次的患者（1.6%），比值比为 2.7（95% CI 1.1 ~ 6.7），并且此值经开放性骨折调整仍不变。虽然这是一项回顾性研究，仅利用了可用的血糖测量数据，但显著的高血糖症发生率及其与 SSI 的相关性是显著的。其中一些患者可能有未确诊的糖尿病；血红蛋白 A1c 的测量未常规进行。

同一研究组进行的一项二级研究表明，持续性高血糖症是 ICU 中非糖尿病（或至少未确诊糖尿病）骨科患者发生感染的危险因素[47]。虽然高血糖症这个危险因素确定无疑，但医师还必须注意严格控制血糖的风险，包括增加的低血糖症发作和死亡风险，尤其是在危重患者[48]。在 ICU 和急症监护室，预防低糖血症和高血糖症而维持适当的安全边界可能意味着要平衡各种风险。这些研究还强调了在评估和治疗骨科疾病的过程中做出新的糖尿病诊断的可能性。这也是一个进行干预的机会，可以借此机会解决其他慢性疾病，如骨质疏松症或吸烟。

骨愈合

鉴于双膦酸盐可抑制破骨细胞骨吸收，有理由相信其会对骨折愈合产生不利影响。然而，去年的一些研究为在急性骨折情况下开始或继续治疗骨质疏松症提供了一些支持证据。一项对50例接受掌侧锁定钢板治疗的50岁以上桡骨远端骨折女性患者进行的一级随机试验显示，术后立即使用双膦酸盐治疗的患者与术后第3个月开始使用双膦酸盐治疗的患者在第24周时进行的影像学评分或手臂、肩部和手部残疾（DASH）评分没有差异[49]。所有患者均达到愈合。然而，该研究对于检测2周的愈合时间差异有效力，而对于骨折不愈合率没有效力。一项类似的随机试验对90例在术后1周、1个月或3个月开始使用双膦酸盐治疗的转子间骨折患者进行了研究，结果显示，愈合时间、第1年功能结果或并发症发生率之间无差异[50]。

另一项对一种抗吸收性骨质疏松药物——RANK配体抑制剂——地舒单抗进行的研究显示，在每6个月一次给药时没有骨折愈合延迟[51]。该研究应用的是来自地舒单抗在骨质疏松症患者中每6个月给药一次的骨折复位评估试验的数据，该试验是在绝经后女性中评估地舒单抗的骨折风险的一项大型双盲安慰剂对照研究[52]。在851例非椎骨骨折病例（包括199例手术治疗病例）中，在骨折支持固定术前后6周内接受地舒单抗治疗的任何受试者中均未观察到延迟愈合或不愈合。

这些研究以及越来越多的证据表明，用于治疗骨质疏松症的抗吸收剂对骨折愈合没有负面影响。或许，这种支持证据会鼓励骨科医师参与骨质疏松症的及时识别和治疗。然而，为了避免做出所有骨质疏松症均相同的错误假设，Bogoch等人指出，399例患者中近1/3在脆性骨折后被转诊至骨代谢病门诊的患者具有发生骨质疏松症的次要原因[53]。因此，在适当诊断和及时治疗之间需要进行协调。

开放性骨折

一项三级系统性回顾对开放性长骨骨折的手术清创时间是否影响感染性并发症进行了评估[54]。该系统性回顾纳入了16项研究，共有3 539例开放性骨折病例。根据纳入的研究中所应用的时间阈值，开放性骨折的早期或晚期清创的感染发生率无显著差异。大量敏感性分析也未能发现在Gustilo-Anderson分类、感染深度、解剖位置或相关研究证据水平方面存在感染发生率差异。作者们得出的结论是，文献中支持历史性“6小时规则”的证据很少，但不建议选择性延迟开放性骨折的治疗。正如他们所提到的，这项回顾性研究创造的均势足以证明对于初始清创的适当时机进行前瞻性评估的合理性。

结论

随着技术和外科植入物的改进，骨折治疗也在不断发展。随着对患者结局的关注增加，人们希望骨折治疗的费用能得到下降。在骨折治疗的发展进程中，我们正处于繁忙而激动人心的时刻。

参考文献

1. McKee RC, Whelan DB, Schemitsch EH, et al. Operative versus nonoperative care of displaced midshaft clavicular fractures: a meta-analysis of randomized clinical trials. J Bone Joint Surg Am. 2012;94(8):675-84.
2. Virtanen KJ, Remes V, Pajarinen J, et al. Sling compared with plate osteosynthesis for treatment of displaced midshaft clavicular fractures: a randomized clinical trial. J Bone Joint Surg Am. 2012;94(17):1546-53.
3. Harvey EJ, Sanders DW, Shuler MS, et al. What's new in acute compartment syndrome? J Orthop Trauma. 2012;26(12):699-702.
4. Jaeger M, Lambert S, Südkamp NP, et al. The AO Foundation and Orthopaedic Trauma Association (AO/OTA) scapula fracture classification system: focus on glenoid fossa involvement. J Shoulder Elbow Surg. 2013;22(4):512-20.
5. Chen F, Wang Z, Bhattacharyya T. Outcomes of nails versus plates for humeral shaft fractures: a Medicare cohort study. J Orthop Trauma. 2013;27(2):68-72.
6. Andersen JR, Williams CD, Cain R, et al. Surgically treated humeral shaft fractures following shoulder arthroplasty. J Bone Joint Surg Am. 2013;95(1):9-18.
7. Furey AJ, Karp J, O'Toole RV. Does early fixation of posterior wall acetabular fractures lead to increased blood loss? J Orthop Trauma. 2013;27(1):2-5.
8. Manson TT, Perdue PW, Pollak AN, et al. Embolization of pelvic arterial injury is a risk factor for deep infection after acetabular fracture surgery. J Orthop Trauma. 2013;27(1):11-15.
9. Sagi HC, Dziadosz D, Mir H, et al. Obesity, leukocytosis, embolization, and injury severity increase the risk for deep postoperative wound infection after pelvic and acetabular surgery. J Orthop Trauma. 2013;27(1):6-10.
10. Mitsionis GI, Lykissas MG, Motsis E, et al. Surgical management of posterior hip dislocations associated with posterior wall acetabular fracture: a study with a minimum follow-up of 15 years. J Orthop Trauma. 2012;26(8):460-5.
11. Borg T, Berg P, Larsson S. Quality of life after operative fixation of displaced acetabular fractures. J Orthop Trauma. 2012;26(8):445-50.
12. Gras F, Marintschev I, Klos K, et al. Screw placement for acetabular fractures: which navigation modality (2-dimensional vs. 3-dimensional) should be used? An experimental study. J Orthop Trauma. 2012;26(8):466-73.
13. Gardner MJ, Mehta S, Mirza A, et al. Anterior pelvic reduction and fixation using a subcutaneous internal fixator. J Orthop Trauma. 2012;26(5):314-21.

14. Cole PA. Invited commentary: understanding the concept of medialization in scapula fractures. J Orthop Trauma. 2012;26(6):357-9.
15. Evans AR, Routt ML Jr, Nork SE, et al. Oblique distraction external pelvic fixation. J Orthop Trauma. 2012;26(5):322-6.
16. Vallier HA, Cureton BA, Schubeck D. Pelvic ring injury is associated with sexual dysfunction in women. J Orthop Trauma. 2012;26(5):308-13.
17. Vallier HA, Cureton BA, Schubeck D, et al. Functional outcomes in women after high-energy pelvic ring injury. J Orthop Trauma. 2012;26(5):296-301.
18. Deangelis JP, Ademi A, Staff I, et al. Cemented versus uncemented hemiarthroplasty for displaced femoral neck fractures: a prospective randomized trial with early follow-up. J Orthop Trauma. 2012;26(3):135-40.
19. Taylor F, Wright M, Zhu M. Hemiarthroplasty of the hip with and without cement: a randomized clinical trial. J Bone Joint Surg Am. 2012;94(7):577-83.
20. Gjertsen JE, Lie SA, Vinje T, et al. More re-operations after uncemented than cemented hemiarthroplasty used in the treatment of displaced fractures of the femoral neck: an observational study of 11,116 hemiarthroplasties from a national register. J Bone Joint Surg Br. 2012;94(8):1113-9.
21. Chammout GK, Mukka SS, Carlsson T, et al. Total hip replacement versus open reduction and internal fixation of displaced femoral neck fractures: a randomized long-term follow-up study. J Bone Joint Surg Am. 2012;94(21): 1921-8.
22. Souder CD, Brennan ML, Brennan KL, et al. The rate of contralateral proximal femoral fracture following closed reduction and percutaneous pinning compared with arthroplasty for the treatment of femoral neck fractures. J Bone Joint Surg Am. 2012;94(5):418-25.
23. Khan SK, Rushton SP, Dosani A, et al. Factors influencing length of stay and mortality after first and second hip fractures: an event modeling analysis. J Orthop Trauma. 2013;27(2):82-6.
24. Moja L, Piatti A, Pecoraro V, et al. Timing matters in hip fracture surgery: patients operated within 48 hours have better outcomes. A meta-analysis and meta-regression of over 190,000 patients. PLoS ONE. 2012;7(10):e46175.
25. Khan MA, Hossain FS, Dashti Z, et al. Causes and predictors of early re-admission after surgery for a fracture of the hip. J Bone Joint Surg Br. 2012;94(5):690-7.
26. Garcia AE, Bonnaig JV, Yoneda ZT, et al. Patient variables which may predict length of stay and hospital costs in elderly patients with hip fracture. J Orthop Trauma. 2012;26(11):620-3.
27. Hoang-Kim A, Beaton D, Bhandari M, et al. The need to standardize functional outcome in randomized trials of hip fracture: a review using the ICF framework. J Orthop Trauma. 2013;27(1):e1-e8.
28. Radcliff TA, Regan E, Cowper Ripley DC, et al. Increased use of intramedullary nails for intertrochanteric proximal femoral fractures in veterans affairs hospitals: a comparative effectiveness study. J Bone Joint Surg Am. 2012;94(9):833-40.
29. Parker MJ, Handoll HH. Gamma and other cephalocondylic intramedullary nails versus extramedullary implants for extracapsular hip fractures in adults. Cochrane Database Syst Rev. 2010;8(9):CD000093.

30. Matre K, Vinje T, Havelin LI, et al. TRIGEN INTERTAN intramedullary nail versus sliding hip screw: a prospective, randomized multicenter study on pain, function, and complications in 684 patients with an intertrochanteric or subtrochanteric fracture and one year of follow-up. J Bone Joint Surg Am. 2013; 95(3):200-8.
31. De Bruijn K, den Hartog D, Tuinebreijer W, et al. Reliability of predictors for screw cutout in intertrochanteric hip fractures. J Bone Joint Surg Am. 2012; 94(14):1266-72.
32. Streubel PN, Moustoukas MJ, Obremskey WT. Mechanical failure after locking plate fixation of unstable intertrochanteric femur fractures. J Orthop Trauma. 2013;27(1):22-8.
33. Even JL, Richards JE, Crosby CG, et al. Preoperative skeletal versus cutaneous traction for femoral shaft fractures treated within 24 hours. J Orthop Trauma. 2012;26(10):e177-82.
34. Arlettaz Y, Dominguez A, Farron A, et al. Distal locking of femoral nails: evaluation of a new radiation-independent targeting system. J Orthop Trauma. 2012;26(11):633-7.
35. Ricci WM, Tornetta P, Borrelli J Jr. Lag screw fixation of medial malleolar fractures: a biomechanical, radiographic, and clinical comparison of unicortical partially threaded lag screws and bicortical fully threaded lag screws. J Orthop Trauma. 2012;26(10):602-6.
36. Goldstein RY, Montero N, Jain SK, et al. Efficacy of popliteal block in postoperative pain control after ankle fracture fixation: a prospective randomized study. J Orthop Trauma. 2012;26(10):557-61.
37. Sanders DW, Tieszer C, Corbett B; Canadian Orthopedic Trauma Society. Operative versus nonoperative treatment of unstable lateral malleolar fractures: a randomized multicenter trial. J Orthop Trauma. 2012;26(3):129-34.
38. Slobogean GP, Marra CA, Sadatsafavi M, et al. Canadian Orthopedic Trauma Society. Is surgical fixation for stress-positive unstable ankle fractures cost effective? Results of a multicenter randomized control trial. J Orthop Trauma. 2012;26(11):652-8.
39. Dikos GD, Heisler J, Choplin RH, et al. Normal tibiofibular relationships at the syndesmosis on axial CT imaging. J Orthop Trauma. 2012;26(7):433-8.
40. Phisitkul P, Ebinger T, Goetz J, et al. Forceps reduction of the syndesmosis in rotational ankle fractures: a cadaveric study. J Bone Joint Surg Am. 2012; 94(24):2256-61.
41. Miller AN, Barei DP, Iaquinto JM, et al. Iatrogenic syndesmosis malreduction via clamp and screw placement. J Orthop Trauma. 2013;27(2):100-6.
42. Franke J, von Recum J, Suda AJ, et al. Intraoperative three-dimensional imaging in the treatment of acute unstable syndesmotic injuries. J Bone Joint Surg Am. 2012;94(15):1386-90.
43. Williams AA, Witten DM, Duester R, et al. The benefits of implant removal from the foot and ankle. J Bone Joint Surg Am. 2012;94(14):1316-20.
44. Beltran MJ, Collinge CA. Outcomes of high-grade open calcaneus fractures managed with open reduction via the medial wound and percutaneous screw fixation. J Orthop Trauma. 2012;26(11):662-70.

45. Chen L, Zhang G, Hong J, et al. Comparison of percutaneous screw fixation and calcium sulfate cement grafting versus open treatment of displaced intra-articular calcaneal fractures. Foot Ankle Int. 2011;32(10):979-85.
46. Richards JE, Kauffmann RM, Zuckerman SL, et al. Relationship of hyperglycemia and surgical-site infection in orthopaedic surgery. J Bone Joint Surg Am. 2012; 94(13):1181-6.
47. Richards JE, Kauffmann RM, Obremskey WT, et al. Stress-induced hyperglycemia as a risk factor for surgical-site infection in nondiabetic orthopedic trauma patients admitted to the intensive care unit. J Orthop Trauma. 2013;27(1):16-21.
48. The NICE-SUGAR Study Investigators. Hypoglycemia and Risk of Death in Critically Ill Patients. N Engl J Med. 2012;367(12):1108-18. doi:10.1056/NEJMoa1204942.
49. Gong HS, Song CH, Lee YH, et al. Early initiation of bisphosphonate does not affect healing and outcomes of volar plate fixation of osteoporotic distal radial fractures. J Bone Joint Surg Am. 2012;94(19):1729-36.
50. Kim TY, Ha YC, Kang BJ, et al. Does early administration of bisphosphonate affect fracture healing in patients with intertrochanteric fractures? J Bone Joint Surg Br. 2012;94(7):956-60.
51. Adami S, Libanati C, Boonen S, et al. FREEDOM Fracture-Healing Writing Group. Denosumab treatment in postmenopausal women with osteoporosis does not interfere with fracture-healing: results from the FREEDOM trial. J Bone Joint Surg Am. 2012;94(23):2113-9.
52. Cummings SR, San Martin J, McClung MR, et al. FREEDOM Trial. Denosumab for prevention of fractures in postmenopausal women with osteoporosis. N Engl J Med. 2009;361(8):756-65.
53. Bogoch ER, Elliot-Gibson V, Wang RY, et al. Secondary causes of osteoporosis in fracture patients. J Orthop Trauma. 2012;26(9):e145-52.
54. Schenker ML, Yannascoli S, Baldwin KD, et al. Does timing to operative debridement affect infectious complications in open long-bone fractures? A systematic review. J Bone Joint Surg Am. 2012;94(12):1057-64.

第11章

David A Podeszwa、Brandon A Ramo、Rebecca Clinton、
Henry B Ellis Jr、Lawson A Copley 和 David W Roberts

小儿骨科最新进展

儿童和青少年髋关节疾病

儿童和青少年髋关节发育障碍仍然是一个诊断和治疗难题。超声筛查髋关节发育异常（developmental dysplasia, DDH）的效用和成本效果仍存在争议，但人们普遍认同早期识别和治疗 DDH 可增加获得成功结果的可能性。在一项对 48 例患者的 64 个 DDH 进行初次开放式复位治疗的回顾性研究中[1]，Sanghrajka 等人确定了两组患者：早期发病者（确诊年龄＜3 个月）和晚期发病者（确诊年龄＞3 个月）。该研究结果显示了早期发现和开始 Pavlik 保护带治疗的重要性；尚没有在 6 周龄时开始 Pavlik 治疗后进行单侧 DDH 开放式复位的病例。在早期发病者中，基于危险因素（臀位、家族史、羊水过少、“包装障碍”）进行选择性超声筛查在早期发病者更为普遍，因为在晚期发病者进行这类筛查没有意义。晚期发病组中近 90% 的患者没有危险因素；因此，进行选择性筛查并不足以预防 DDH 的晚期发病。

出现 DDH 并需要行开放式复位的门诊儿童存在需要进行后续手术的重大风险，特别是如果在首次手术过程中未同时进行股骨缩短[2]。在一项研究中，在行开放式复位时平均年龄为 31.7 个月的患者中，27 例未接受股骨截骨术的患者中有 19 例（73%）需要进行二次手术，而 22 例同时进行股骨截骨术的患者中仅有 5 例需要进行二次手术[2]。

儿童手术治疗后，残留髋臼发育异常仍然是难以治疗的问题。Ganz 髋臼周围截骨术（periacetabular osteotomy, PAO）是治疗残留髋臼发育异常的有效方法（图 11.1A 至 D）。一项对 26 例患者的 29 个残留髋臼发育异常进行的回顾性研究，对 13 例既往接受过骨盆手术的患者和 13 例既往未接受过手术的患者的影像学、自我报告的功能和步态进行了比较[3]。结果显示，术后 1 年所有影像学参数均有显著改善，两组间无差异；改良的 Harris 髋关节评分第 6 个月时均改善且到术后 1 年时仍维持，两组间无差异。既往未接受过骨盆

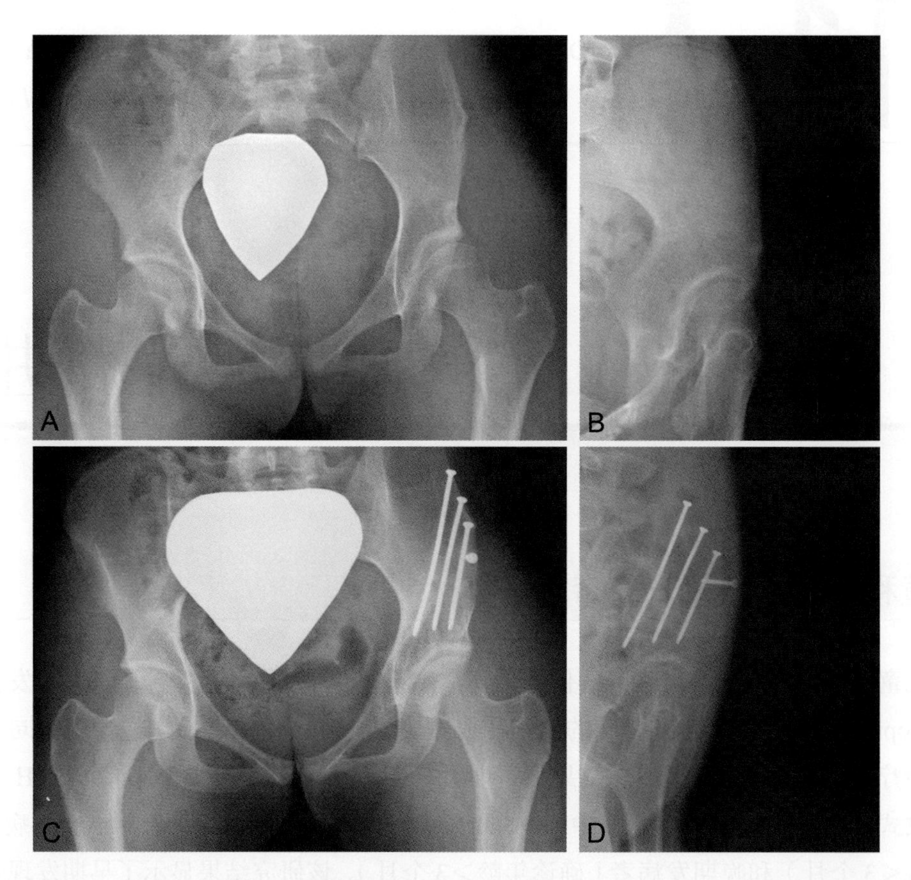

图 11.1A 至 D （A 和 B）一名 14 岁女孩的正位（AP）和斜位骨盆 X 线片，显示了髋关节发育异常行 Pemberton 截骨术治疗后有残留髋臼发育异常。（C 和 D）术后 1 年正位和斜位骨盆 X 线片显示了该发育异常的解剖矫正

手术组患者的髋关节外展值在第 6 个月恢复到术前，既往接受过骨盆手术组患者的髋关节外展值术后 1 年时才恢复到术前 [3]。

自最初描述 Legg-Calvé-Perthes 病（Legg-Calvé-Perthes disease, LCPD）至今一个多世纪以来，人们始终无法准确地预测这一疾病的自然史，特别是在疾病的最早阶段。增强磁共振成像（MRI）可作为判断 LCPD 预后的一个重要预测方法。在一项对早期 LCPD 患者进行的冠状位 T1 快速自旋回波（fast spin echo, FSE）非增强 MRI 扫描和冠状位 T1 快速回波脂肪抑制增强 MRI 扫描的比较研究中，受累区域在增强影像中更清晰可见 [4]。与非增强 MRI 相比，后增强 MRI 在股骨头受累百分比的观察者间信度方面较优（组内相关系数 0.82 对 0.72）[4]。因此，T1 脂肪抑制增强 MRI 扫描似乎是评估早期 LCPD 的一个有前景的方法。

由于相对缺乏前瞻性随机性试验，LCPD 的手术和非手术治疗策略仍然不尽相同。

Kim 等人使用股骨头坏死仔猪模型进行的 X 线和显微 CT 评估研究显示，局部非承重可减轻股骨头坏死后的畸形，并且可增加梗死骨骺的血运重建率和再吸收率 [5]。临床上，这可能被证明对于非手术治疗和手术治疗均很重要。

在有残余股骨头畸形的 LCPD 青少年患者中，关节保留是一个相对较新且具有挑战性的研究领域，需要医师理解股骨近端的复杂病理形态、髋关节的生物力学和关节内的病变的影响。一项对接受手术髋关节脱位后有残余畸形 LCPD 或 Perthes 样疾病的 36 个症状性髋关节进行的回顾性研究显示，76% 的髋关节发生了盂唇异常，59% 的髋关节发生了髋臼异常，81% 的髋关节发生了股骨头软骨异常。男性、高位转子和关节不协调与进展更严重的关节内疾病相关 [6]。鉴于关节内损伤的这种倾向性，选择合适的治疗方法可能是困难的，且这类髋关节的预后可能需要进行监测。尽管存在这些挑战，Albers 等人进行的研究 [7] 显示，53 例接受多种髋关节保留手术治疗的髋关节在术后第 5 年的存活率为 86%。

原位钉固定是治疗股骨头骨骺滑脱（slipped capital femoral epiphysis, SCFE）的金标准。有关原位钉固定的自然史的文献总体上显示了有利结果，但并非所有患者都有良好的结果。Larson 等人对接受原位钉固定治疗轻度、中度和重度股骨头骨骺滑脱的 176 个髋关节进行了回顾性研究，患者的平均年龄为 16 岁（2 ~ 43 岁）。结果表明，21 个髋关节（12%）需要进行重建手术，其中 8 例需要进行全髋关节置换术；1/3 的未接受重建手术的患者报告有疼痛和功能受限。SCFE 的严重程度与对重建手术的需要或最终随访时的疼痛没有相关 [8]。1 例非球面股骨头的长期耐受性可能不好，对有 SCFE 的患者应进行充分随访直至其进入成年期，因为许多患者会出现症状并可能成为髋关节保留手术的候选人。

通过改良的 Dunn 手术髋关节脱位 [9] 方法对重度 SCFE 进行的开放式复位目前是青少年髋关节手术中最有争议的话题之一。两项研究已揭示了这种手术的复杂性及其最显著的并发症，即股骨头骨骺的无血管性坏死（avascular necrosis, AVN）。据 Madan 等人报道，对重度 SCFE 进行开放式复位手术后平均 38.6 个月时，AVN 发生率为 7.1%（2/28），Harris 髋关节评分平均为 89.1，非关节炎髋关节评分（Non-arthritic Hip Score, NAHS）平均为 91.3[10]。另外，有 2 名患者在进行开放式复位前就有 AVN，但所有患者的髋关节运动范围均有改善，无其他并发症。Sankar 等人在一项多中心（5 名外科医师）研究中回顾了有严重不稳定的 SCFE 患者接受开放式复位术后平均 22.3 个月的 27 个髋关节。结果显示，7 例患者（26%）在术后平均 21.4 周确诊有 AVN，同时有 4 例患者（15%）在术后 3 ~ 18 周时植入物破损，需要进行翻修固定术 [11]。这项研究强调了这样一个事实，即该手术是一个技术要求很高的手术，需要经过专业培训才能安全施行。

脊柱侧凸和畸形矫正

使用支具是脊柱侧凸非手术治疗的金标准，但两项新的研究发现了一些与青少年特发性脊柱侧凸（adolescent idiopathic scoliosis, AIS）患者支具治疗相关的心理影响。Danielsson 等人[12]对使用支具成功治疗的成年患者和单纯进行观察的患者（成年后平均观察 16 年）进行了比较研究。该研究发现，与未使用支具治疗的 AIS 患者相比，使用支具治疗后患者的自我身体形象较差，尽管两者的 Cobb 角和临床畸形测量结果相似。作者把这种情况称为可能是使用支具治疗 AIS 造成的“头脑中的伤疤”。Misterska 等人[13]为了阐明 AIS 治疗中压力的来源，对 63 对匹配的女性 AIS 患者及其家庭进行了研究。他们发现，支具治疗可导致父母和孩子的压力增加，且超过了疾病本身造成的基线压力。因此，作者敦促考虑儿童在非手术治疗决策中的情绪压力。

根据临床和影像学参数预测进展的风险和后续手术干预需求仍然是一种不精确的科学。一项非行业赞助的研究评估了 ScoliScore 与传统的 Risser 分级和 Cobb 角在预测 AIS 曲线进展方面的效用。该研究纳入了相关患者：91 例脊柱侧凸幅度为 10° ~ 25° 的月经初潮前白种女性患者。结果显示，ScoliScore 分层与临床进展风险分层之间存在显著差异，大多数患者依照临床标准为中高风险患者，但依照 ScoliScore 分层为中低风险患者。作者认为，ScoliScore 有可能影响大约 50% 患者的决策制定，大多数患者基于 ScoliScore 的曲线进展风险低于基于临床标准的曲线进展风险。因此，在 ScoliScore 的有效性得到确认前应谨慎使用。

确定合适的融合水平对于任何畸形矫正手术的成功都是至关重要的。Wang 等人[14]观察了 Lenke 3C 和 6C 脊柱侧凸中可进行固定术的最后椎骨（last instrumented vertebra, LIV）的远端水平的影响，Lenke 型脊柱侧凸相关研究文献很少，该研究丰富了这方面的资料。他们回顾性地评估了将 LIV 放置在顶端腰椎（apical lumbar vertebra, LAV）近端（11 例患者）、同一水平（11 例患者）或远端（18 例患者）的影响。他们发现，融合水平的选择确实会影响脊柱侧凸的进展，并且与 LAV 融合或位于 LAV 远端的 LIV 的脊柱侧凸相比，位于 LAV 近端的 LIV 的脊柱侧凸有较大偏差和冠状面失衡进展。他们发现，应用较远端的 LIV 会有稍微改善的矫正，但认为作为脊柱侧凸矫正和维持腰椎活动性节段之间的平衡，可将 LAV 作为 LIV。

人们对于使用导航系统安全放置椎弓根螺钉进行了持续探索，相关讨论要点是：安全性提高和成本增加、对患者和手术团队辐射增加的担忧以及干预的有效性。Flynn 等人报道了在 42 例 AIS 患者中使用了 547 颗螺钉的病例研究。这些患者的螺钉放置要么是徒手技术放置，要么是通过 O 形臂成像的（计算机断层扫描）CT 导航放置，螺钉放置后进行 CT 扫描以进行比较。作者发现，CT 导航组中最佳和可接受的螺钉位置的比率（75% 和 23%）相对于徒手组（42% 和 49%）均有所改善。他们发现，徒手技术放置的螺钉中有 9% 被认为是潜在不安全的，而 CT 导航放置的螺钉中仅有 3% 被认为是潜在不安全的。与导航放置螺钉相比，徒手技术放置螺钉的内侧椎弓根裂口的概率高 7.6 倍，螺钉移除的可能性高 8.3 倍。重要的是，即使使用导航也存在一定的错位率。

今年发表的对不同患者人群进行的三项研究证实了氨甲环酸（tranexamic acid, TXA）等抗纤维蛋白溶解药物在减少术中失血方面的疗效，并且它们没有明显的相关并发症。Dhawale 等人[15]对 84 例神经肌肉型脊柱侧凸患者进行的研究发现，与对照组（未使用抗纤维蛋白溶解药物）相比，使用抗纤维蛋白溶解药物组患者显示出接近 40% 的失血减少；输血率没有差异，但 TXA 组优于对照组和 ε 氨基己酸（epsilon-aminocaproic acid, EACA）组，且未发现与使用 TXA 相关的并发症。另一项多中心研究[16]汇总的多中心数据显示，在 147 例接受脊柱切除术的患者中，根据患者椎体切除的大小和范围进行标准化调整后，使用 TXA 可减少失血。最后，Yagi 等人[17]进行的研究显示，与对照组相比，在 AIS 患者中使用 TXA 可使估计的失血量（estimated blood loss, EBL）降低近 40%，这也导致输血需求减少以及没有明显的并发症。因此，现在在所有脊柱侧凸畸形矫正手术中 TXA 似乎已经变得常见。

过去一年的文献中有大量有关对脊柱侧凸患者使用更现代化的器械技术进行手术的中长期结果的有意义的研究。日本的一项研究应用邮寄调查问卷方法获得了患者报告的结果指标，平均随访时间为 30 年（21 ~ 41 年），这些患者主要使用的是 Harrington 棒[18]。在 80 例 AIS 患者和 56 例非 AIS 患者中，与健康对照组相比，尽管 AIS 组患者自我报告的功能评分和自我形象评分显著低于对照组，但在疼痛和心理健康方面无显著差异。关于背痛，非 AIS 患者的疼痛倾向于比对照组多，而 AIS 患者则不然。这项研究确定了非特发性脊柱侧凸疾病患者的一个独特社会类别——患者有先天性、综合征性或神经纤维瘤病相关的脊柱侧凸，因此与 AIS 患者或对照人群相比，患者明显不太可能结婚和生育，作者将这归因于疾病本身。

一项对使用选择性胸椎融合术（selective thoracic fusion, STF）治疗主要 Lenke 1B 型和 1C 型 AIS 进行的为期 20 年的随访研究报道了在中等随访时间范围内稳定性腰椎侧凸的令人鼓舞的结果[19]。作者对 19 例接受 STF 治疗的患者（德克萨斯州苏格兰 Rite 医院或 Cotrel-Dubousset 钩棒）和 9 例接受腰椎脊柱长融合术治疗的患者进行了比较。他们发在接受 STF 治疗的患者中发现了稳定的 Cobb 角幅度和 L4 骨盆向倾斜。SF-12、国际脊柱侧凸研究学会（SRS）、脊柱外观和 Oswestry 功能障碍指数问卷评估表明，两组之间的结果相似，长融合组患者的自我形象和功能评分略高。

由于单纯椎弓根螺钉已进入其使用的 10 ~ 30 年，其中期结果即将开始出现。Min 等人[20]发表了对 48 例患者进行的随访时间至少为 10 年的研究结果。研究显示，在平均 Cobb 角为 58°、平均年龄为 15 岁的 Lenke 1 型和 2 型脊柱侧凸患者中，在第 10 年时，胸部矫正（矫正率为 67%）和代偿性腰椎侧凸矫正效果维持良好，平均椎弓根螺钉密度仅为 50%，主要采用的是凹面直接螺钉复位和凸杆悬臂技术。

儿科创伤

去年发表的关于小儿骨科创伤的文章集中讨论了儿童中最常见的一些骨折。这些文章引起了人们对治疗中许多争议领域的关注，甚至是在看似最简单的疾病方面，以及是否需要继续进行研究以解决争论并确认最佳治疗疗程。肱骨髁上骨折尽管很常见，但仍是争论热点且争议不断。

美国骨科医师学会（AAOS）发布了治疗儿科肱骨髁上骨折的临床实践指南；根据对文献的详尽回顾，提出了 14 条建议[21]（表 11.1）；其中，两条是中等强度的建议；包括非移位性（Garland Ⅰ型）骨折的固定和移位性（Garland Ⅱ型和Ⅲ型）骨折的闭合式复位和经皮钉合（closed reduction and percutaneous pinning, CRPP）。Moraleda 对 46 例Ⅱ型骨折病例进行的回顾性研究进一步支持了 CRPP 对Ⅱ型骨折的建议。在该研究中，这些骨折病例接受了固定治疗而未尝试复位。该研究发现，这些骨折病例发生肘内翻的发生率为 26.1%[22]。此外，在另一项回顾性研究中，29 例Ⅱ型骨折患者接受了闭合式复位和固定治疗，未接受固定术治疗，在 48% 的患者中观察到复位降低[23]。

在缺乏可靠证据的情况下，专家组以协商一致的意见提出了两条建议，即对手部灌注降低的移位性肱骨髁上骨折应进行紧急闭合复位固定，以及对闭合复位固定后手部灌注持续降低的患者进行肘前窝开放性探查。

有两条建议的证据强度较弱。AAOS 指南建议，医师可使用两个或三个外侧钉来稳定髁上骨折，而最好避免使用内侧钉。此外，专家组建议，如果在闭合式复位后出现内翻或其他错位，医师可进行开放式复位。然而，这些建议的强度较弱。

关于其余八条建议的证据尚无定论。专家组无法给予推荐或反对建议：①移位性骨折的无神经血管损伤复位的时间阈值；②使用开放式手术作为提高放置内侧钉安全性的手段；③ CRPP 后无脉动但手部有灌注的患者的肘前窝探查；④有监督的职业治疗的使用；⑤使用开放式复位和稳定固定术治疗青少年髁上骨折；⑥固定的最佳时间；⑦进行钉移除的时间；⑧不受限制地恢复日常活动和运动的时间。对于有神经损伤患者，电诊断检查或神经探查的时机和指征也尚无定论。因此，尽管肱骨髁上骨折频繁发生，但显然有关这些骨折的最佳治疗方式仍是争论热点，未来有关这些骨折的最佳治疗方式的研究会不断增补到文献和知识库中。

表 11.1　AAOS 关于儿科肱骨髁上骨折的临床指南建议
共识支持
· 对骨折后手部灌注减少的患者紧急进行闭合式复位
· 对骨折复位和钉合后腕部脉搏消失和手部灌注不足的患者进行肘前窝切开探查
适度支持
· 对非移位性骨折或出现后部脂肪垫标志的患者进行非手术固定
· 对移位性骨折（Gartland Ⅱ型和Ⅲ型以及屈曲型）进行闭合式复位和钉合固定
微弱支持
· 使用两个或三个外侧引入的骨钉进行稳定移位性骨折的复位。鉴于潜在的危害，医师应避免使用内侧骨钉
· 如果出现内翻或其他错位，医师可在闭合式复位后进行开放式复位
尚无定论（无法给出推荐或反对意见）
· 使用开放式手术作为增加内侧骨钉引入的安全性手段
· 为不伴有神经血管损伤的移位性骨折复位设定时间阈值
· 对移位性骨折复位后腕部脉搏消失且有灌注的患者进行肘窝探查
· 移位性骨折手术治疗后移除骨钉和下床活动的最佳时机
· 在非手术或手术治疗后使用常规物理治疗或职业治疗
· 非手术或手术治疗后允许无限制活动的最佳时机
· 对有骨折相关的神经损伤的患者进行神经传导检查或神经探查的最佳时机或适应证
· 对肱骨髁上骨折青少年患者进行开放式复位和稳定固定

股骨骨折是小儿骨科中另一种非常常见的损伤。然而，如同肱骨髁上骨折一样，股骨骨折也是仍存在重大争议以及需要进一步研究和改进的领域。Leu 进行的一项前瞻性随机对照研究比较了单腿和双腿人字形绷扎法。结果显示，两组患者具有令人满意且彼此相当的结果，但单腿人字形绷扎法可能更适合汽车座椅和椅子，并且他们的看护人员不得不减少休息时间 [24]。应当指出的是，这项研究排除了骨折缩短≥25 mm 以上的病例。

两项研究对骨骼未成熟股骨骨折患者经肌下板固定术治疗后发生股骨远端外翻的问题进行了分析。第一项研究是对 85 例接受肌肉下骨板治疗的股骨干骨折病例进行的回顾性分析 [25]。在这项研究中，85 例患者中有 10 例（12%）发生了≥5° 的股骨外翻，其中 3 例需要手术干预。远端骨折以及骨板 - 骨骺间距≤20 mm 的患者发生外翻畸形的风险较高。此外，骨板的远端弯曲与外翻的发生相关，但不具有预测性。基于这些发现，作者主张在股骨骨折置入骨板后对患者进行长期监测。在另一项回顾性研究中，33 例接受肌肉下骨板治疗的患者中有 3 例（9%）在骨折愈合后出现预料之外的畸形 [26]，从骨折到畸形出现的平均时间为 5 年。1 例患者出现腿长不等，一侧腿由于外翻畸形，另一侧腿由于内侧大腿疼痛和螺钉突出。骨板与骨骺的距离平均为 9 mm。所有这些患者的外翻畸形平均为 13°，腿长差异平均为 10 mm。所有 3 例患者均有远端轮廓骨板。他们建议，骨折愈合后应根据结果移除远端轮廓骨板。

在治疗儿科创伤的一般问题方面也有新的研究。一项对现有文献进行的 meta 分析没有发现开放性骨折延迟清创与高感染发生率之间的相关性，这表明历史上的“6 小时规则”并未得到文献的支持 [27]。一项针对流行病学和小儿骨科手术费用的研究显示，小儿骨科创伤仍然是一个不断发生且昂贵的事件，每年治疗费用＞3 500 亿美元 [28]。显然，儿科创伤仍然是有关损伤预防和治疗计划的持续研究和改善的一个重要领域。

运动医学

儿科运动医学方面的进展很多，其作为二级专业学科的普及日益增加。最近，为了促进儿科运动医学领域的合作、交流和研究，兴趣小组通过社交媒体和互联网建立了儿童和青少年运动医学研究协会（Pediatric and Adolescent Sports Medicine Research Society, PASMRS）。

从自然史到治疗流程，膝关节剥脱性骨软骨炎（osteochondritis dissecans, OCD）方面的进展有限。在一项系统性回顾中，Trinh[29] 研究了与 OCD 手术治疗相关的 30 项研究。有意思的是，非手术治疗失败的平均时间为 7 个月，而顺行钻孔术（862 例中有 152 例，17.6%）是最常用的手术治疗。尽管没有发现任何一种治疗方法优于另一种治疗方法，但发现在负重区域切除松散碎片的结果较差。关节后向钻孔术和关节横向钻孔术这两种技术均被报道为有效的治疗方法，但对于有稳定的 OCD 病变患者，进行关节后向钻孔术还是进行关节横向钻孔术仍存在争议。

骨骼未成熟患者的前交叉韧带（anterior cruciate ligament, ACL）撕裂仍然是儿科运动医学专家需处理的一种重要损伤。虽然识别这些损伤的能力已经提高，但最近一项对儿童运动员膝关节急性关节积血进行 MRI 评估的研究显示，儿童运动员的 ACL 撕裂发生率比 25 年前进行的一项类似研究高 3 倍（10% 对 32%）[30]。Dumont 等人 [31] 对 242 例初次 ACL 重建患者进行了一项回顾性研究。该研究显示，儿科患者中 ACL 重建延迟＞150 天者有显著较多的内侧半月板撕裂（95% CI 1.12 ~ 2.83，$P = 0.014$）。该研究还显示，年龄＞15 周岁和体重＞65 kg 的患者的内侧半月板病变发生率增加（表 11.2）。该研究支持以往的研究结果，否定了非手术治疗对儿童 ACL 完全损伤的作用，并表明延迟治疗可能会进一步损害 ACL 缺陷的膝关节。

表 11.2　与儿童 ACL 撕裂相关的半月板损伤和软骨损伤

显著发现
• 18 岁以下患者延迟治疗时间＞150 天者内侧半月板撕裂的发生率高于损伤后延迟治疗时间＜150 天者
• 15 岁以上患者的内侧半月板撕裂发生率较高
• 体重较高（＞65 kg）与内侧和外侧半月板撕裂发生率较高相关
• 伴有 ACL 撕裂和内侧或外侧半月板撕裂的患者比不伴有半月板撕裂的患者更容易发生间室内软骨损伤
• 内侧间室软骨损伤比外侧间室更常见

Data from Dumont et al. Am J Sports Med, 2012; 40: 2018.

过去一年中，在对骨骼未成熟患者复发性髌骨不稳定的治疗方面取得了重大进展。与孤立性原发性髌骨脱位的非手术治疗相比，仍没有证据支持手术治疗可改善结果。除了复发性髌骨不稳定（包括膝外翻、髌骨高位和旋转异常）的公认危险因素外，开放性长骨体生长部和滑车发育异常患者也有复发的显著危险因素（风险比为 3.3）[32]。现在认为，先前对骨骼未成熟患者的髌骨不稳定的治疗存在技术困难，并发症发生率高。美国波士顿的一项回顾性研究证实了对骨骼未成熟患者进行 Galeazzi 半腱肌肌腱固定术存在复发性不稳定发生率高以及结果不佳的担忧 [33]。内侧髌股韧带（medial patellofemoral ligament, MPFL）的起点曾被认为位于股骨骨骺近端，这种认识阻止了 MPFL 重建在骨骼未成熟患者中的使用。鉴于新的数据表明 MPFL 的起点位于骨骺远端，Nelitz 等人 [34] 通过展示可避免骨骺损伤和失败率低的可维持成功结果的安全技术，描述了在 1 例骨骼未成熟患者中成功进行的 MPFL 解剖重建。

过劳性损伤（特别是在投掷运动员中）仍然是一个严重的问题。已经报道了几种在投掷运动员中可能增加的损伤，包括需要手术治疗的损伤和不需要手术治疗的损伤。减少运动损伤等相关活动（www.stopsportsinjuries.org）一直在教育年轻运动员、教练和家长有关损伤的预防行为的重要性。肱骨小头的 OCD 损伤根据其严重程度，可能会限制投掷运动员的未来职业生涯。尽管一些小型病例研究描述了许多种治疗技术，但我们知道，包裹性病变（位于肱骨小头的中心部分，周围由软骨包裹）的术后结果比非包裹性病变的术后结果好 [35]。有关肱骨小头包裹性 OCD 病变和非包裹性 OCD 病变的一项比较研究表明，非包裹性病变的术后屈曲挛缩显著较大（包裹性病变 3.3° 对非包裹性病变 13.4°，$P = 0.025$）。

第四届国际运动脑震荡会议就年轻运动员脑震荡治疗的几点建议达成共识 [36]。先前的脑震荡指南和计算机化神经认知测试仅适用于 13 岁及以上的运动员。鉴于儿童或青少年脑震荡发病率增加、脑震荡恢复延迟以及他们处于认知成熟阶段，对特定儿童或青少年组的指南纷纷出台。共识专家组针对 5 ~ 12 岁儿童组制定了 Child-SCAT3。针对发生脑震荡的儿童的其他建议包括：在年轻运动员没有症状并成功返回学校后才可重返运动场，不得在同一天重返比赛，并且必须经过医师或训练有素的专业人员许可才可重返运动。许多州已经通过立法来执行其中的一些建议。

小儿肌肉骨骼感染

根据循证临床实践指南，小儿肌肉骨骼感染的最新进展集中在改进诊断和治疗 [37-38]。骨髓炎、化脓性关节炎和脓性肌炎可导致一系列病症，临床严重程度范围广泛，必然需要多学科协作的评估和治疗 [37-42]。治疗患有这些疾病的儿童患者的重要元素包括：一个有组织的初期和晚期诊断性成像和实验室评估框架，一种必要时提供抗生素治疗和外科手术干预的有效方法，以及一个可确保获得长期良好临床效果的持续性治疗方向。

社区获得性耐甲氧西林金黄色葡萄球菌（CA-MRSA）仍然是报道的前沿话题，这表明这种病原体是导致感染发病率增加原因，且在患有播散性疾病的病儿有可能导致严重威胁生命的疾病 [37,39-42]。因此，为了确保所使用的经验性抗生素适于治疗社区内最常见的致病微生物，人们对当地微生物流行病学和抗菌药物管理进行有准备的监控需求日益增长 [37,40]。因此，骨科医师可能会更多认为有必要使用侵入性穿刺活检技术和深部感染部位物培养结果来指导诊断和治疗过程。据报道，在儿科骨髓炎病例中，基于深部培养物的诊断率很高 [37]。

在处理诸如白血病或慢性复发性多灶性骨髓炎等病症时，诊断的确定性可能具有挑战性，因为有时所述疾病在初始呈现期间与深部感染相似 [43-44]。为了避免诊断延误问题，应与放射科、病理科、实验室、传染病科、风湿病科、血液病科和肿瘤科专家合作制订一个诊断程序。在出现诊断不确定时，对于出现急性骨骼肌肉疼痛的儿童，应考虑进行以下检查：全血细胞计数和分类计数（必要时进行手动计数），血液培养，血沉，C 反应蛋白（C-reactive protein, CRP），关注部位的 X 线平片，磁共振成像，局部骨活检和培养检查。理想情况下，这些检查应在施用任何抗生素之前完成。

对于一些有关节易激惹的患儿，以及一些在没有进行高清影像学检查的情况下根据推测给予针对孤立的化脓性关节炎的抗生素治疗和外科治疗，人们更加担心可能会忽略并发的化脓性关节炎和骨髓炎 [41]。这是对有关新生儿和青少年的最关切的问题。一项研究建议，对年龄＜4 个月或＞13 岁的化脓性关节炎患儿应先进行高清影像学评估，因为这些并发感染的后遗症发生率较高 [41]（图 11.2A 至 D）。

小儿骨髓炎的治疗时间仍存在争议。目前尚无有关长期临床结果的研究来指导进行住院静脉抗生素治疗或门诊口服抗生素继续治疗的适当持续时间的决策。一般来说，建议的住院抗生素治疗时间为 1 ~ 2 周，同时应考虑体温和炎症标志物下降的趋势以及临床改善的总体表现；门诊抗生素治疗应随后进行额外的 2 ~ 3 周；抗生素总疗程为 4 ~ 6 周。一项

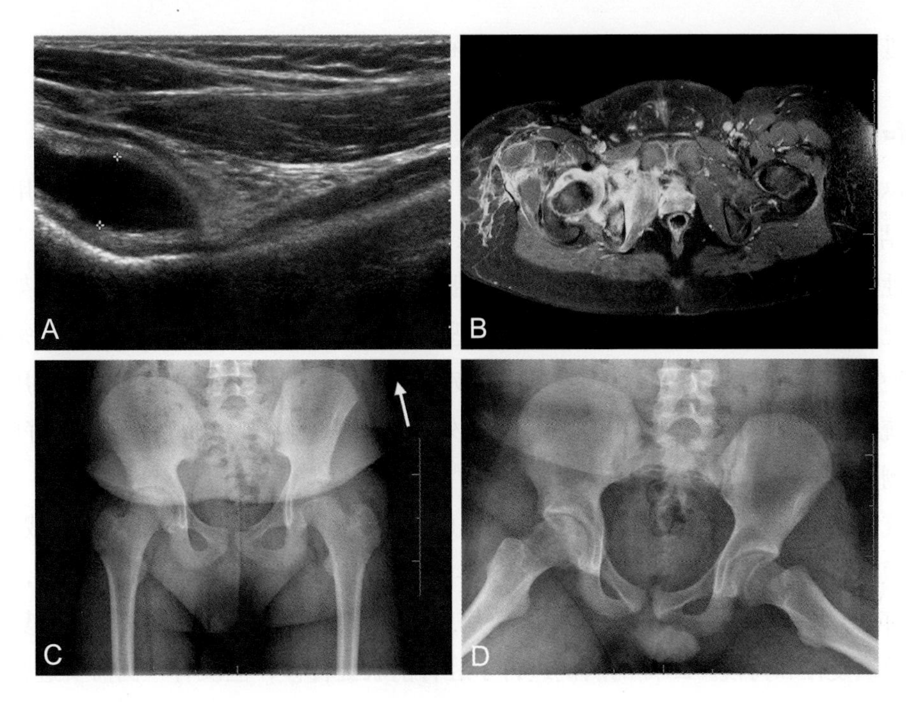

图 11.2A 至 D　患者为一名 13 岁男孩，于急诊科就诊，病史和体格检查结果符合髋关节化脓性关节炎。（A）髋关节超声检查显示有大量积液。（B）磁共振成像（MRI）也显示有髋关节积液，此外还显示有近端股骨骨髓炎和周围肌炎。髋关节和股骨近端灌注和清创术联合抗生素治疗 9 个月后，正位（AP）骨盆 X 线片和双侧髋关节蛙式侧位 X 线片（C 和 D）显示，右侧髋关节间隙减小，股骨近端软骨下轻度改变

最近的前瞻性随机性研究比较了接受 7 天静脉抗生素治疗与接受 14 天静脉抗生素治疗的患儿的结果。该研究显示，两组间发生慢性骨髓炎的发生率无差异 [39]。另一份研究发现，与实施临床实践指南前接受治疗的儿童的重新入院率相比，随着临床实践指南的实施，在 CRP 水平为 2 mg/dl 或更低时出院的儿童的重新入院率较低 [37]。

我们正在步入一个以证据为基础、以指南为导向的时代，医疗保健的提供将走在有管理的临床实践的最前沿。可以说，这种医疗保健提供模式有望带来更高的效率和安全性，同时改进或至少保持传统上基于单个病例提供的医疗保健的长期临床结果。实施有管理的和高效的医疗保健提供模式的缺点也许很容易指出 [38]。然而，重要的是要认识到，与医疗保健提供模式欠缺管理和监督的时期比较，提供有管理的和高效的医疗保健的任何努力在监督过程和结果的情况下都可能带来确实的实效。根据循证临床实践指南提供医疗保健的重要特征包括：①制定合理的指南，以反映患有某种疾病的大多数儿童的理想治疗方式；②进行证据水平审查以确认或修改指南；③以可带来实际证据的方式实施这些指南，即这些指南在实际临床实践中得到遵循；④如果指南未涵盖儿童的疾病过程，则应以个体化的、个案化的方式提供医疗保健。总的来说，骨科界应共同努力实现目标，包括采用和

逐步改进用于评估和治疗儿童肌肉骨骼系统深部感染的指南。

足部和踝关节

Ponseti 方法已彻底改变了内翻足的治疗，并且随着该方法在国际上得到采用，不断有成功结果的报道。Saetersdal 等人报道了采用 Ponseti 方法治疗的前瞻性挪威登记的 162 例特发性内翻足的结果。79% 的患者接受了跟腱切断术，支具包括双侧足外展支架或单侧膝关节上支架。仅有 7% 的患者被描述为不适用支架。在平均 4 年的随访中，77% 的患足 Pirani 评分为 0.5 或更好，仅有 3% 患足（5 例）需要进行广泛软组织松解术。所用各种支架之间统计学上无显著差异，但在双侧足部外展支架中观察到 Pirani 评分有较好的趋势，而在单侧支架中观察到依从性有较好的趋势 [45]。

对支架治疗的依从性对于 Ponseti 方法的成功至关重要，并且仍然是一项挑战。Zionts 等人报道了 84 例特发性内翻足接受 Mitchell-Ponseti 支架治疗的结果。总体而言，60% 的家庭遵守了术后支架使用方案。14% 的病例观察到皮肤问题。48% 的患足发生复发，需要重复手法复位和铸模。23% 的病例进行了胫骨前肌腱转移，但没有一例需要进行广泛外科松解术。他们得出的结论是，Mitchell-Ponseti 支架很容易作为传统的 Denis-Browne 支架的替代品，它们具有相当的临床结果 [46]。

推荐在连续 Ponseti 铸模后采用经皮跟腱切断术来矫正残余马蹄足挛缩。Lebel 等人报道了 83 例婴儿患足在平均 5 次铸模后在门诊接受经皮跟腱切断术的安全性和有效性。没有观察到与局部麻醉或手术本身相关的不良事件。有 1 例婴儿就诊急诊室接受铸模内肿胀评估。所有其他患婴的病程简单。他们得出的结论是，在门诊进行经皮跟腱切断术是安全有效的 [47]。

家长通常会询问内翻足治疗对粗大运动（例如坐、爬和走）发育的影响。Sala 等人研究了在 3 月龄前开始接受 Ponseti 方法治疗的 51 例特发性内翻足患儿的粗大运动里程碑的实现情况。与已发表的正常儿童的值相比，粗大运动里程碑总数中的 75%（6/8）显著延迟（$P<0.05$），运动前里程碑平均延迟 0.7 ~ 1.5 个月，独立运动里程碑平均延迟 2.2 个月。平均而言，接受治疗的儿童在 13.9 月龄可独立行走 [48]。

Ponseti 方法在非特发性内翻足方面也取得了有限的成功。Moroney 等人报道了 5 年期间 43 例非特发性病例的结果。Ponseti 方法对于非特发性内翻足的成功率（91%）低于特发性病例（98%）。44% 的非特发性内翻足复发，共有 37% 的病例需要进行广泛外科松解术。尽管如此，他们仍推荐将 Ponseti 方法作为非特发性内翻足的初始治疗，因为其可使大多数患者（63%）避免进行广泛外科松解术 [49]。

随着标准治疗转向 Ponseti 方法，从最近的一项长期研究中了解到手术治疗的结果很重要。Hsu 等人报道了 120 例足内翻接受后内 - 外侧广泛松解术治疗的结果，先使用克氏针进行临时旋转矫正，然后进行固定。术后平均随访时间为 21 年，评价指标包括：运动范围，其与健侧相比显著降低（$P<0.0001$）；以及四个经验证的结果指标（SF-36、Laaveg 和 Ponseti 量表、足部功能指数和改良的 Atar 量表）。27% 的病例需要进行额外的外科手术。总体而言，在长期随访中对生活质量进行的持久测量并未随着距离首次手术时间的延长而有所下降，但评分在需要重复手术的患者中较差[50]。

Dobbs 等人 2006 年首次报道了应用微创方法治疗特发性先天性垂直距骨的结果，与传统的广泛软组织松解术相比，微创方法具有较有前景的早期结果[51]。最近，Dobbs 等人报道了应用同一技术治疗 25 例非孤立性先天性垂直距骨（例如发生于神经肌肉或遗传综合征）的结果。所有患者均采用经皮跟腱切断术治疗，其中 5 例患足采用小型内侧切口行距舟关节钉固定术治疗以确保复位，20 例患足采用距舟关节或前距下关节选择性囊切开术治疗。在所有应用的铸模，矫正结果均实现，平均 5 个铸模的最终影像学参数与年龄匹配的对照组相似。5 例患足（20%）发生复发。他们得出的结论是，在与神经肌肉或遗传综合征相关的先天性垂直距骨病例中，微创治疗可取到了良好的短期矫正结果并保留距下关节和踝关节的活动。

距跟联合是青少年疼痛性僵硬扁平足的常见原因。Gantsoudes 等人报道了 93 例距跟联合病例接受切除及脂肪移植物植入手术治疗的结果，平均随访时间为 3.6 年。85% 的病例结果为优良，90% 的病例美国矫形外科足踝协会后足评分（AOFASHS）为优秀（90/100）。仅有 1 例复发（3%），另外有 1 例因未彻底切除距跟联合而再次手术（3%）。然而，34% 的病例接受了后续手术以纠正足部排列不齐。他们得出的结论是，有症状的距跟联合可以成功地用切除和脂肪移植物植入来治疗，但是一部分患者可能需要手术纠正排列不齐[52]。

神经肌肉

单事件多层次手术（Single Event Multilevel Surgery, SEMLS）现在被认为是痉挛性脑瘫（cerebral palsy, CP）儿童步态功能障碍的标准治疗。Thomason 等人报道了对先前报道过的一项前瞻性随机性对照研究进行的为期 5 年的随访结果。该研究包含 19 例粗大动作功能分类系统（Gross Motor Function Classification System, GMFCS）Ⅱ级和Ⅲ级的双侧痉挛性 CP 患儿的 SEMLS。该研究显示，与先前报道的术后第 1 年和第 2 年的结果相比，术后第 5 年的步态特征量表（Gait Profile Score, GPS）和功能移动性量表（functional Mobility Scale, FMS）评分是稳定的，这表明 SEMLS 的获益在术后第 5 年保持不变[53]。

髋关节发育异常在神经肌肉患者人群中仍是一个挑战。Dhawale 等人报道了 19 例痉挛性四肢瘫痪性 CP 患者接受股骨内翻去旋转截骨术（varus derotational osteotomy, VDRO）联合骨盆截骨术治疗髋关节发育异常的长期影像学结果。平均随访时间为 11.7 年时，84%

的患者（16/19）的髋关节形态接近正常（墨尔本 CP 髋关节分级，2 级）。大约一半的患者（53%，10/19）需要进行翻修手术，21% 的患者发生了其他并发症，其中包括 1 例脱位，1 例半脱位，1 例髋内翻伴内收畸形，1 例骨折，1 例感染。总体而言，作者得出的结论是，在该人群中，髋关节重建可取得成功的长期结果，但由于复发率中等，也强调了定期随访的重要性[54]。

Dreher 等人进行的一项有 33 例痉挛性双瘫和内旋步态的儿童病例研究报道了股骨去旋转截骨术作为 SEMLS 的一部分的长期结果。术中平均旋转角度为 25°，髋关节内旋由术前的平均内侧 17.3° 改善至随访第 9 年的外侧 4.2°。总体而言，内旋步态的矫正已经实现，并且在青春期生长突增之后的长期随访中可以保持[55]。

目前对股直肌远侧转移术（distal rectus femoris transfer, DRFT）对于痉挛性双瘫患者的膝关节僵硬步态的治疗仍存在争议，但最近的两项研究明确了这一手术的适应证以及哪些患者可能从该手术中获益。Dreher 等人报道了对 32 例痉挛性双瘫患儿（GMFCS Ⅰ～Ⅲ）进行的一项随机性临床试验，并将 DRFT 适应证分为两组：接受过 DRFT 的 SEMLS（DRFT 组）和未接受过 DRFT 的 SEMLS（非 DRFT 组）。手术后第 1 年和第 9 年的步态分析显示，两组患者的运动范围和膝关节屈曲速度均显著增加，但 DRFT 组更显著。其临床相关性尚不清楚。作者指出，DRFT 组有 33% 的患者未从手术中获益；相反，非 DRFT 组大约一半的患者避免了经证实为不必要的手术。亚组分析显示，摆动相峰值膝关节屈曲降低（peak knee flexion in swing phase, pKFSw）的患者获益最明显，但 pKFSw 正常或增加的患者则无明显获益。他们得出的结论是，不建议预防性使用 DRFT，并且 DRFT 最适用于 pKFSw 降低的患者[55]。

Dreher 等人还进行了包含 53 例痉挛性双瘫患者的研究，报道了 DRFT 作为膝关节僵硬步态 SEMLS 治疗的一部分在术后第 1 年和第 9 年的长期结果。比较了 pKFSw 降低的患者接受矫正性 DRFT 与 pKFSw 正常或升高的患者接受预防性 DRFT 的结果。结果显示，矫正性 DRFT 组显示出步态改善和 pKFSw 升高，而预防性 DRFT 组应答较差，pKFSw 损失 15°。他们得出发结论是，DRFT 作为膝关节僵硬步态的矫正手术是有效的，在长期随访中具有持久的结果，但在 pKFSw 正常或增加的患者中作为预防手术则不然[56]。

一项对 75 例接受跟骨延长截骨术加腓骨短肌延长术治疗的 CP 和扁平足畸形患者进行的为期 1 年的影像学评估结果研究显示，术后 X 线对齐有重大改善[57]。作者得出的结论是，跟骨延长术加腓骨短肌延长术可有效矫正 CP 患者的扁平足畸形。然而，在有较严重的畸形（AP 位 X 线片距骨 - 第一跖骨角＞23°、外侧距骨 - 第一跖骨角＞36° 或舟骨 - 骰骨重叠＞72%）患者，可能还需要进行其他手术，如胫后肌腱收缩术或距舟关节融合术[57]。

父母的压力可能会对 CP 患者产生显著的不良影响。Park 等人采用亲职压力指数（Parenting Stress Index, PSI）研究了 101 例 CP 儿童家长的父母压力水平及其与受累程度、GMFCS 水平、儿科结局数据收集工具（Pediatric Outcomes Data Collection Instrument, PODCI）、父母年龄、就业情况、社会经济地位、教育水平、其他子女和其他因素的相关性。他们发现，通过 GMFCS 水平测量的 PODCI 和非卧床状态与父母压力水平显著相关，功能评分越差，父母压力水平越高。临床医师在治疗患有 CP 和其他发育障碍的儿童时应意识到，一些父母（尤其是那些残疾较重儿童的父母）可能需要心理支持和干预[58]。

参考文献

1. Sanghrajka AP, Murnaghan CF, Shekkeris A, et al. Open reduction for developmental dysplasia of the hip: failures of screening or failures of treatment? Ann R Coll Surg Engl. 2013;95(2):113-7.
2. Gholve PA, Flynn JM, Garner MR, et al. Predictors for secondary procedures in walking DDH. J Pediatr Orthop. 2012;32(3):282-9.
3. De La Rocha A, Sucato DJ, Tulchin K, et al. Treatment of adolescents with a periacetabular osteotomy after previous pelvic surgery. Clinical orthopaedics and related research 2012;470:2583-90.
4. Kim HK, Kaste S, Dempsey M, et al. A comparison of non-contrast and contrast-enhanced MRI in the initial stage of Legg-Calvé-Perthes disease. Pediatr Radiol. 2013;43(9):1166-73.
5. Kim HK, Aruwajoye O, Stetler J, et al. Effects of non-weight-bearing on the immature femoral head following ischemic osteonecrosis: an experimental investigation in immature pigs. J Bone Joint Surg Am. 2012;94(24):2228-37.
6. Ross JR, Nepple JJ, Baca G, et al. Intraarticular abnormalities in residual Perthes and Perthes-like hip deformities. Clin Orthop Relat Res. 2012;470(11):2968-77.
7. Albers CE, Steppacher SD, Ganz R, et al. Joint-preserving surgery improves pain, range of motion, and abductor strength after Legg-Calvé-Perthes disease. Clin Orthop Relat Res. 2012;470(9):2450-61.
8. Larson AN, Sierra RJ, Yu EM, et al. Outcomes of slipped capital femoral epiphysis treated with in situ pinning. J Pediatr Orthop. 2012;32(2):125-30.
9. Leunig M, Slongo T, Kleinschmidt M, et al. Subcapital correction osteotomy in slipped capital femoral epiphysis by means of surgical hip dislocation. Oper Orthop Traumatol. 2007;19(4):389-410.
10. Madan SS, Cooper AP, Davies AG, et al. The treatment of severe slipped capital femoral epiphysis via the Ganz surgical dislocation and anatomical reduction: a prospective study. Bone Joint J. 2013;95-B(3):424-9.
11. Sankar WN, Vanderhave KL, Matheney T, et al. The modified Dunn procedure for unstable slipped capital femoral epiphysis: a multicenter perspective. J Bone Joint Surg Am. 2013;95(7):585-91.
12. Danielsson AJ, Hasserius R, Ohlin A, et al. Body appearance and quality of life in adult patients with adolescent idiopathic scoliosis treated with a brace or under observation alone during adolescence. Spine. 2012;37(9):755-62.

13. Misterska E, Glowacki M, Latuszewska J. Female patients' and parents' assessment of deformity- and brace-related stress in the conservative treatment of adolescent idiopathic scoliosis. Spine. 2012;37(14):1218-23.
14. Wang Y, Bünger CE, Zhang Y, et al. Lowest instrumented vertebra selection in Lenke 3C and 6C scoliosis: what if we choose lumbar apical vertebra as distal fusion end? Eur Spine J. 2012;21(6):1053-61.
15. Dhawale AA, Shah SA, Sponseller PD, et al. Are antifibrinolytics helpful in decreasing blood loss and transfusions during spinal fusion surgery in children with cerebral palsy scoliosis? Spine. 2012;37(9):E549-55.
16. Newton PO, Bastrom TP, Emans JB, et al. Antifibrinolytic agents reduce blood loss during pediatric vertebral column resection procedures. Spine. 2012;37(23):E1459-63.
17. Yagi M, Hasegawa J, Nagoshi N, et al. Does the intraoperative tranexamic acid decrease operative blood loss during posterior spinal fusion for treatment of adolescent idiopathic scoliosis? Spine. 2012;37(21):E1336-42.
18. Akazawa T, Minami S, Kotani T, et al. Long-term clinical outcomes of surgery for adolescent idiopathic scoliosis 21 to 41 years later. Spine. 2012;37(5):402-5.
19. Larson AN, Fletcher ND, Daniel C, et al. Lumbar curve is stable after selective thoracic fusion for adolescent idiopathic scoliosis: a 20-year follow-up. Spine. 2012;37(10):833-9.
20. Min K, Sdzuy C, Farshad M. Posterior correction of thoracic adolescent idiopathic scoliosis with pedicle screw instrumentation: results of 48 patients with minimal 10-year follow-up. Eur Spine J. 2013;22(2):345-54.
21. Howard A, Mulpuri K, Abel MF, et al.; American Academy of Orthopaedic Surgeons. The treatment of pediatric supracondylar humerus fractures. J Am Acad Orthop Surg. 2012;20(5):320-7.
22. Moraleda L, Valencia M, Barco R, et al. Natural history of unreduced Gartland type-II supracondylar fractures of the humerus in children: a two to thirteen-year follow-up study. J Bone Joint Surg Am. 2013;95(1):28-34.
23. Lucas DE, Willis LM, Klingele KE. Factors predictive of early radiographic failure after closed reduction of Gartland type II supracondylar humeral fractures. J Orthop Trauma. 2013;27(8):457-61.
24. Leu D, Sargent MC, Ain MC, et al. Spica casting for pediatric femoral fractures: a prospective, randomized controlled study of single-leg versus double-leg spica casts. J Bone Joint Surg Am. 2012;94(14):1259-64.
25. Heyworth BE, Hedequist DJ, Nasreddine AY, et al. Distal femoral valgus deformity following plate fixation of pediatric femoral shaft fractures. J Bone Joint Surg Am. 2013;95(6):526-33.
26. Kelly B, Heyworth B, Yen YM, et al. Long-term complications of submuscular application of distally contoured plates for pediatric femur fractures. J Orthop Trauma. 2013; Epub. Accessed April 15. In press.
27. Schenker ML, Yannascoli S, Baldwin KD, et al. Does timing to operative debridement affect infectious complications in open long-bone fractures? A systematic review. J Bone Joint Surg Am. 2012;94(12):1057-64.

28. Nakaniida A, Sakuraba K, Hurwitz EL. Pediatric orthopedic injuries requiring hospitalization: epidemiology and economics. J Orthop Trauma. 2013; Epub. Accessed May 15. In press.
29. Trinh TQ, Harris JD, Flanigan DC. Surgical management of juvenile osteochondritis dissecans of the knee. Knee Surg Sports Traumatol Arthrosc. 2012;20(12):2419-29.
30. Abbasi D, May MM, Wall EJ, et al. MRI findings in adolescent patients with acute traumatic knee hemarthrosis. J Pediatr Orthop. 2012;32(8):760-4.
31. Dumont GD, Hogue GD, Padalecki JR, et al. Meniscal and chondral injuries associated with pediatric anterior cruciate ligament tears: relationship of treatment time and patient-specific factors. Am J Sports Med. 2012;40(9): 2128-33.
32. Lewallen LW, McIntosh AL, Dahm DL. Predictors of recurrent instability after acute patellofemoral dislocation in pediatric and adolescent patients. Am J Sports Med. 2013;41(3):575-81.
33. Grannatt K, Heyworth BE, Ogunwole O, et al. Galeazzi semitendinosus tenodesis for patellofemoral instability in skeletally immature patients. J Pediatr Orthop. 2012;32(6):621-5.
34. Nelitz M, Dreyhaupt J, Reichel H, et al. Anatomic reconstruction of the medial patellofemoral ligament in children and adolescents with open growth plates: surgical technique and clinical outcome. Am J Sports Med. 2013;41(1):58-63.
35. Shi LL, Bae DS, Kocher MS, et al. Contained versus uncontained lesions in juvenile elbow osteochondritis dissecans. J Pediatr Orthop. 2012;32(3):221-5.
36. McCrory P, Meeuwisse WH, Aubry M, et al. Consensus statement on concussion in sport: the 4th International Conference on Concussion in Sport held in Zurich, November 2012. Br J Sports Med. 2013;47(5):250-8.
37. Copley LA, Kinsler MA, Gheen T, et al. The impact of evidence-based clinical practice guidelines applied by a multidisciplinary team for the care of children with osteomyelitis. J Bone Joint Surg Am. 2013;95(8):686-93.
38. Wright JG. Using evidence to improve care. J Bone Joint Surg Am. 2013;95(8):e54.
39. Bouchoucha S, Gafsi K, Trifa M, et al. Intravenous antibiotic therapy for acute hematogenous osteomyelitis in children: short versus long course. Arch Pediatr. 2013;20(5):464-9.
40. Kini AR, Shetty V, Kumar AM, et al. Community-associated, methicillin-susceptible, and methicillin-resistant Staphylococcus aureus bone and joint infections in children: experience from India. J Pediatr Orthop B. 2013;22(2): 158-66.
41. Montgomery CO, Siegel E, Blasier RD, et al. Concurrent septic arthritis and osteomyelitis in children. J Pediatr Orthop. 2013;33(4):464-7.
42. Verma S, Singhi SC, Marwaha RK, et al. Tropical pyomyositis in children: 10 years experience of a tertiary care hospital in northern India. J Trop Pediatr. 2013;59(3):243-5.
43. Falip C, Alison M, Boutry N, et al. Chronic recurrent multifocal osteomyelitis (CRMO): a longitudinal case series review. Pediatr Radiol. 2013;43(3):355-75.
44. Riccio I, Marcarelli M, Del Regno N, et al. Musculoskeletal problems in pediatric acute leukemia. J Pediatr Orthop B. 2013;22(3):264-9.

45. Sætersdal C, Fevang JM, Fosse L, et al. Good results with the Ponseti method: a multicenter study of 162 clubfeet followed for 2-5 years. Acta Orthop. 2012;83(3):288-93.
46. Zionts LE, Frost N, Kim R, et al. Treatment of idiopathic clubfoot: experience with the Mitchell-Ponseti brace. J Pediatr Orthop. 2012;32(7):706-13.
47. Lebel E, Karasik M, Bernstein-Weyel M, et al. Achilles tenotomy as an office procedure: safety and efficacy as part of the Ponseti serial casting protocol for clubfoot. J Pediatr Orthop. 2012;32(4):412-15.
48. Sala DA, Chu A, Lehman WB, et al. Achievement of gross motor milestones in children with idiopathic clubfoot treated with the Ponseti method. J Pediatr Orthop. 2013;33(1):55-8.
49. Moroney PJ, Noël J, Fogarty EE, et al. A single-center prospective evaluation of the Ponseti method in nonidiopathic congenital talipes equinovarus. J Pediatr Orthop. 2012;32(6):636-40.
50. Hsu LP, Dias LS, Swaroop VT. Long-term retrospective study of patients with idiopathic clubfoot treated with posterior medial-lateral release. J Bone Joint Surg Am. 2013;95(5):e27.
51. Dobbs MB, Purcell DB, Nunley R, et al. Early results of a new method of treatment for idiopathic congenital vertical talus. J Bone Joint Surg Am. 2006;88(6):1192-1200.
52. Gantsoudes GD, Roocroft JH, Mubarak SJ. Treatment of talocalcaneal coalitions. J Pediatr Orthop. 2012;32(3):301-7.
53. Thomason P, Selber P, Graham HK. Single Event Multilevel Surgery in children with bilateral spastic cerebral palsy: a 5 year prospective cohort study. Gait Posture. 2013;37(1):23-8.
54. Dhawale AA, Karatas AF, Holmes L, et al. Long-term outcome of reconstruction of the hip in young children with cerebral palsy. Bone Joint J. 2013;95-B(2): 259-65.
55. Dreher T, Götze M, Wolf SI, et al. Distal rectus femoris transfer as part of multilevel surgery in children with spastic diplegia: a randomized clinical trial. Gait Posture. 2012;36(2):212-8.
56. Dreher T, Wolf SI, Maier M, et al. Long-term results after distal rectus femoris transfer as a part of multilevel surgery for the correction of stiff-knee gait in spastic diplegic cerebral palsy. J Bone Joint Surg Am. 2012;94:e142(1-10).
57. Sung KH, Chung CY, Lee KM, et al. Calcaneal lengthening for planovalgus foot deformity in patients with cerebral palsy. Clin Orthop Relat Res. 2013;471(5): 1682-90.
58. Park MS, Chung CY, Lee KM, et al. Parenting stress in parents of children with cerebral palsy and its association with physical function. J Pediatr Orthop B. 2012;21(5):452-6.

第12章

Henry Budd、Chris Lawrence 和 Vikas Khanduja

骨科最新进展：欧洲视角

上肢手术

在骨外科，一个问题的解决方案越多，事实上每个解决方案就越不太可能成功。有关下肢关节置换术的关节登记数据已经形成了有关个体植入物的大量信息，已在从市场上消除不合规的假体方面起着举足轻重的作用。一直以来，上肢外科医师都不得不依赖证据水平较低的研究，包括小关节置换术的基于病例的信息。幸运的是，由于缺乏现有证据以及存在关节置换术的大量解决方案，在过去的一年中，欧洲涌现了许多研究论文。

手部

指间关节骨关节炎

英国的一个有关近端指间关节置换的 meta 分析纳入了 319 篇文章，但没有纳入随机对照试验，这不可避免地导致这样的结论，即这些植入物的有效性无法成立[1]。然而，一些新的随机对照试验正在出现，尽管涉及的人数很少。德国一个研究小组有一项有意思的一级研究[2]。这项研究比较了用于近端指间关节骨关节炎的三种不同类型的植入物，这三种植入物分别为钛聚乙烯、热解碳和硅垫片，包含三个中心的 43 例患者中的 62 个植入物。术前对患者进行了功能和影像学评估，且术后以最长 3 年重复进行了功能和影像学评估。该研究显示，所有患者在静息和负荷下的疼痛均显著减轻，捏力略有改善。尽管表面置换在早期阶段表现出略好的结果，但在最终评估中运动范围无显著改善。植入物的失败率显示，各种植物物之间的大小变异较大，共有 16 个植入物需要移除：2/18 个硅植入物，7/26 个钛植入物和 7/18 个热解碳植入物。作者得出的结论是，三种植入物的功能结果没有客观差异，但与硅垫片相比，表面置换关节置换术的术后并发症和移除率显著增加。因此，这项研究支持使用硅垫片而不是较昂贵的关节置换术作为治疗方案。

第一腕掌关节骨关节炎

对第一腕掌关节骨关节炎的手术治疗也存在争议，有许多新的治疗方法可供选择。在这一关节，较为可取的治疗方法是关节置换术，因其可以保留骨骼和保持拇指长度，并且具有改善移动性和握力的前景。有关这种治疗策略的证据在对整个欧洲使用的几种植入物进行的研究中已经产生。

德国的一个小组进行了有关 Moje Acamo 拇指掌 -1 关节置换术的研究[3]。他们报道了一项包含 12 例患者的病例研究，这些患者均接受了二氧化锆陶瓷压入式非骨水泥植入物的治疗。手术均由一位经验丰富的手部外科医师完成，术后平均随访时间为 50 个月。在随访中，5 例患者由于疼痛、植入物移位或松动而进行了翻修——将植入物移除并进行完全或部分梯形切除术；其余 7 例患者均表现出影像学松动或植入物移位，仅有 1 例患者无症状（图 12.1）。由于这些不理想的结果，作者建议人们谨慎使用这种植入物，而他们自己已经不再使用这种植入物。

另一种拇指腕掌关节（carpometacarpal joint, CMCJ）的植入物是金属 - 金属铰接的 Electra 非骨水泥球窝假体。丹麦的一个团队报道了一项包含 39 例病例的研究，平均随访时间为 4 年[4]。该研究显示，这种植入物植入的结果起初是令人鼓舞的，患者恢复速度快，握力在术后 2 年内逐渐增加，但其后结果急转直下，第 3 年的翻修率为 24%，到第 6 年增加至 44%。翻修的主要原因是：梯形部件松动导致不稳定，需要移除植入物并转换为悬吊关节置换术。该团队现在已放弃使用这种假体，倾向于使用梯形切除术治疗 CMCJ 骨关节炎（图 12.2）。

CMCJ 关节置换术的另一个植物物选择是热解碳置入式植入物（pyrocarbon interposition implant, Pi2）（图 12.3）。英国的一个研究小组分析了他们进行的 18 例植入这种植入物（热解碳组）的结果，并与匹配的进行单纯梯形切除术的对照组（这些病例用明胶海绵填充腔体）进行了比较[5]。患者平均随访时间为 20 个月，结果显示，两组的疼痛评估或健康状况评分无显著差异，但热解碳组的手臂、肩部和手部残疾（DASH）评分显著较差。热解碳组的 1/3 的患者需要进行进一步的手术来治疗植入物半脱位或植入物错位，其中 1 例患者需要多达 3 次二次手术。因此，这个研究小组的结论是，与单纯梯形切除术相比，热解碳植入物并无获益，且并发症发生率高。

考虑到上述这些研究的不良结果，对在这些情况下进行关节置换术的决策仍然存在很大争议，关节置换术应仅在大型医疗中心作为研究的一部分予以考虑，以便进行适当的咨询和随访。拇指根部关节炎的传统手术方案是切除关节置换术。由于手术方式变化多样，任何有关不同选择的结果数据都非常有用。

英国的一项研究比较了治疗拇指根部关节骨关节炎中用于补充切除关节置换术的各种增强技术[6]。该研究将患者随机分为三组：一组为单纯梯形切除术，一组为梯形切除术加掌长肌腱置入术，一组为梯形切除术加韧带重建和桡侧腕屈肌肌腱置入术。有关该研究的技术注释显示，该研究中所有病例使用 K 线来稳定切除后 4 周内所产生的假关节。该研究包含 174 例拇指病例，其中 153 例随访时间至少为 5 年，最长随访时间为 18 年。该研究总体结果令人鼓舞，120 例患者取得了良好的结果，两组之间在疼痛缓解、握力或关键和尖端捏力方面没有差异，各组并发症数量相似。该研究似乎回答了这个问题：

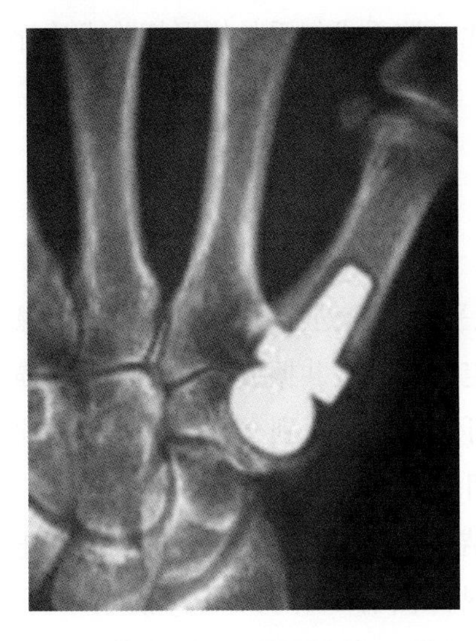

图 12.1　陶瓷假体的 X 线片，可见近端移位、倾斜和松动，远端部件显示松动

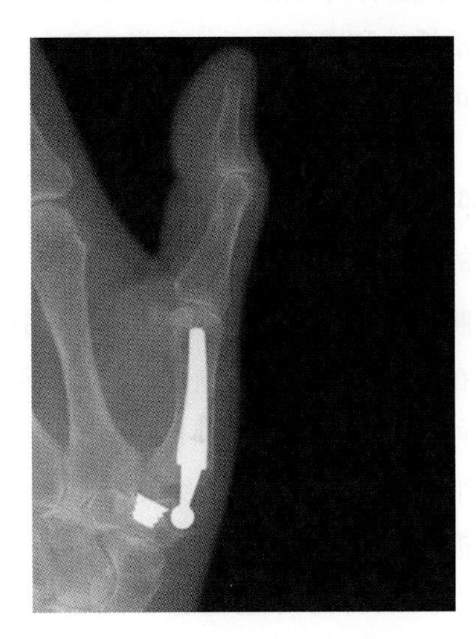

图 12.2　Elektra 植入物显示症状性脱位

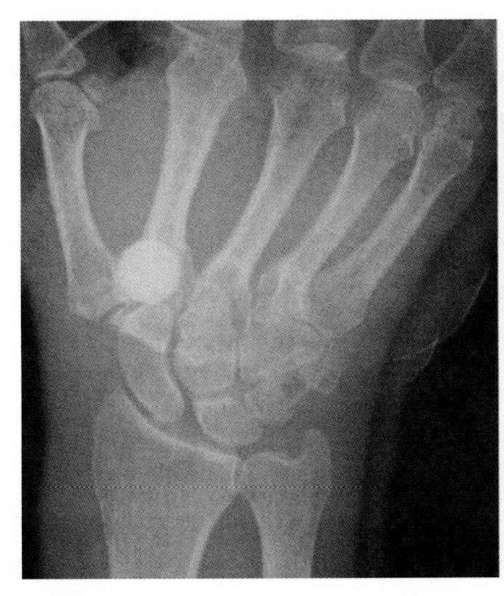

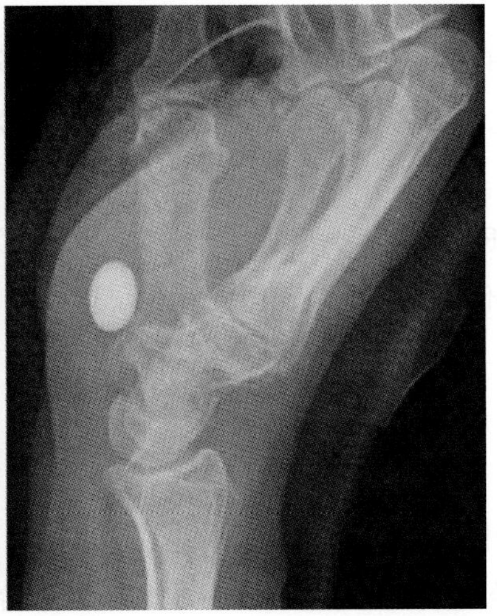

图 12.3　X 线片显示 Pi2 植入物脱位

在没有证据显示较复杂技术具有获益的情况下，是否需要通过进一步干预而使单纯梯形切除术变得复杂。

如同所有手术方式一样，梯形切除术不是所有患者的解决方案，并且仍很难知道如何处理那些仍有症状的患者。另一项英国研究回顾了梯形切除术治疗失败患者的中期结果[7]。该研究评估了 17 例梯形切除术后有持续症状的患者，发现 10 例无明确原因。这些病例接受了采用 Swanson 硅橡胶植入物的关节置换术以改善拇指长度并填充瘢痕组织床。结果显示，9 例患者的疼痛得到了改善，6 例患者无疼痛了，并且所有患者均报告其抓握力、日常生活活动和满意度评分改善，组内无并发症。因此，该手术似乎是梯形切除术治疗失败后的可行选择。

腕部

损伤的诊断

腕部损伤虽然很常见，但依据临床检查和 X 线平片检查进行确诊仍很困难。患者通常是在没有得到明确诊断的情况下接受长时间的固定治疗。磁共振成像（MRI）扫描仍然是一种很昂贵的检查，并且在这种损伤中的诊断中可能还没有得到充分应用，但两项在斯堪的纳维亚半岛进行的研究支持对手腕损伤进行早期扫描。

挪威的一项研究对 115 例 X 线片影像学检查结果正常的急性腕部损伤患者进行了研究[8]。该研究对这些患者进行的 MRI 检查发现，仅有 30 例 MRI 扫描结果是正常的，54 例未确诊骨折，73 例为软组织损伤，包括 15 例三角纤维软骨复合体（triangular fibrocartilage complex, TFCC）损伤。根据该研究结果，研究者将腕关节扭伤重新定义为“X 线片结果为阴性的、由创伤引起的隐匿性部分或完全软组织（韧带、肌腱和肌肉）或骨损伤”。

瑞典的另一个研究组对 300 例急性腕部损伤和桡侧腕部疼痛患者进行了 MRI 扫描[9]。结果显示，224 例确诊为骨折，其中 42% 为舟状骨骨折；X 线平片影像学检查只有 70% 的敏感性。因此，综合考虑上述两项研究，对于未确诊的持续性腕关节疼痛，应该考虑早期进行 MRI 扫描，不仅为了辅助诊断，还为了直接进行早期干预提供机会；这也有利于那些损害不严重的患者，以便其尽早恢复活动。

肩关节

肩袖修复

对老年人肩袖断裂的治疗仍存在争议，因为老年人有其骨骼和肌腱质量较差相关性问题，发生较大肩袖撕裂的可能性增加，愈合的可能性较低，发生再次撕裂的可能性增加。英国最近进行的一项研究对 70 岁以上肩袖断裂患者的 69 次修复进行了评估，以确定与临床结局和再断裂相关的因素[10]。所有患者的修复均为关节镜下修复，术后 1 年对其修复完整性进行临床和超声检查评估。总体而言，该研究发现，患者术后 1 年时 Constant-Murley 评分显著改善，男性患者获益最大。大约 2/3 的修复在术后 1 年仍保持正常，并且无撕裂存活与年龄显著负相关。这些结果表明，肩袖撕裂老年患者可使用关节镜下肩袖修复术，效果良好；但需要让患者明白，即使使用这种疗法，肩袖也有再次撕裂的可能。

不稳定

了解手术干预失败的原因对于外科医师改进其技术并改善未来结果至关重要。

瑞典进行的一项大型研究评估了与 Bristow-Latarjet 手术结果相关的因素。该手术是将喙突转移至关节盂前方替换骨缺损并使用联合肌腱作为脱位的次级约束（图 12.4A 和 B）。

该研究评估了 319 例患者的关节囊修复、喙突位置和愈合结果。总体而言，该研究显示了 96% 的满意率，5% 的患者有一次或多次再脱位，1% 的患者由于仍存在不稳定而需要进行翻修手术。X 线片显示的治愈率为 83%，显示了纤维愈合率为 13%。2% 的患者的喙突位置在关节盂内侧 1 cm 或以上，这导致其复发率显著增加。该研究还发现，喙突位置较高的患者进行关节囊水平移位术后，复发率和不稳定评分改善了。因此，考虑喙突位置和使用关节囊移位似乎有助于改进这一治疗。

锁骨骨折

锁骨骨折的治疗近年来发生了显著变化，早期固定治疗越来越得到普及，这主要是因为解剖锁定板的应用。

芬兰进行的一项随机对照试验比较了 60 例移位性中段锁骨骨折患者的手术治疗结果

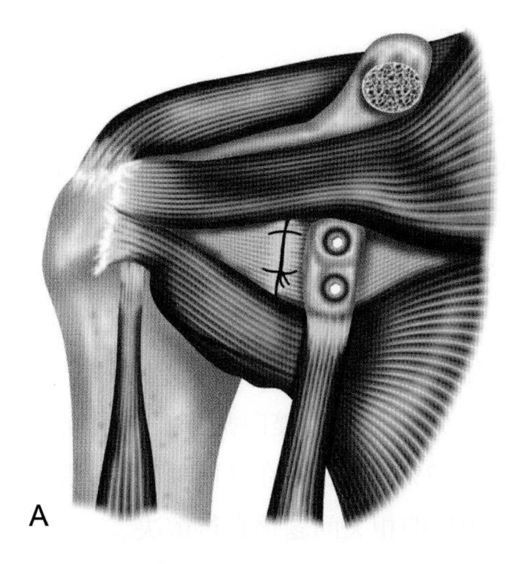

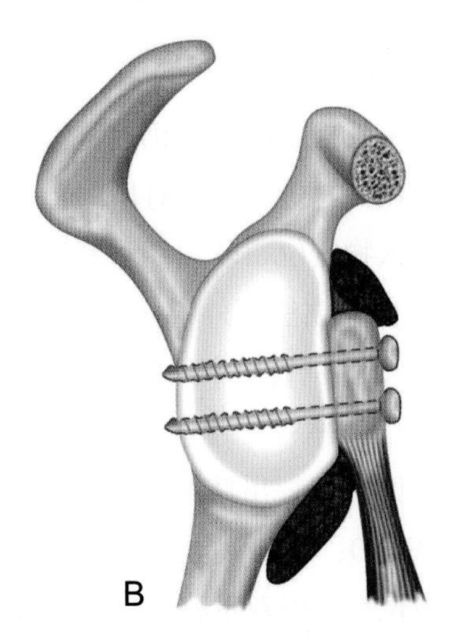

图 12.4A 和 B　Bristow-Latarjet 手术显示转位后喙突的位置

和非手术治疗结果[11]。该研究在损伤后 1 年对主要结果进行测量，结果显示，各组间在 Constant 评分、DASH（手臂、肩部和手部残疾）评分或疼痛方面无差异；然而，非手术组有 24% 患者的结果为不愈合。

考虑到这种不愈合率，结合英国一家外周神经损伤三级转诊中心进行的一项研究，应谨慎对待锁骨骨折的延迟手术固定[12]。该研究包含 21 例因锁骨骨折固定术延迟而导致臂丛神经损伤的病例。所有病例均表现出神经病理性疼痛和损伤，包括 C5/C6 神经根、上躯干、侧索或肩胛上神经。在手术治疗中，在所有病例均发现有一个神经丛附着在锁骨下缘的瘢痕组织上。尽管在进行探查和神经松解术后患者的结果总体良好，但这些并发症原本是可以通过早期手术避免的。

近端肱骨骨折

对于非移位性骨折，尽管人们普遍接受进行保守治疗的做法，但对于较复杂近端肱骨骨折，选择最佳治疗方式依然困难重重，而已发表的证据并未使这个决策变得更容易。

英国循证医学评审专家组已更新了有关成人近端肱骨骨折的治疗干预的报告[13]。该报告是基于对支持各种治疗和康复干预的证据的评估。该评估包含 23 项随机对照试验，共 1 238 例患者。汇总数据显示，对于一些类型的非移位性骨折患者，保守治疗的早期活动没有获益。手术结果和非手术结果之间没有差异，因为在这个阶段没有足够的证据来确定手术是否能够在功能或生活质量方面获得持续较好的长期结果。这表明，未来需要进行高效力的一级研究。

成人下肢重建

髋关节重建

全髋关节置换术的脱位仍然是髋关节重建手术后最令人担忧的并发症之一，尽管外科医师极力强调其总体发生率有所降低。降低风险的努力主要集中在患者和手术因素上，后者通常与植入物定位、软组织张紧和持重面几何结构相关。虽然传统上髋关节置换术涉及一个关节，但一项法国外科医师对双重移动性植入物进行的随访时间最长的病例研究显示，22 年后 240 例置换术的脱位率为 0[14]。由此作者建议，全髋关节置换术的适应证可扩展至 50 岁以上的患者，但要谨慎优化髋臼固定，以降低并发症的发生风险。意大利的一个临床研究团队还提出使用双重移动性髋臼杯进行孤立性髋臼翻修，该研究包含 33 例患者，脱位率为 0，髋臼假体第 5 年的生存率为 97%[15]。尽管在这两项研究的随访中表现出了优异的脱位率，但双重移动性关节和髋臼固定的相关问题仍有待解决。

另一种重度并发症是深层感染——关节置换术外科医师为此无比焦虑，必须及早确诊，以便进行及时适当的治疗。为了诊断全髋关节置换术的感染并鉴定其病原体，德国研究人员进行了相关研究。研究显示，组织活检的细菌学和组织学检查优于关节抽吸液和 C 反应蛋白（CRP）检查[16]，组织活检的敏感性为 82%，特异性为 98%。对于抽吸物呈阴性但临床上仍高度可疑的患者来说，组织活检是一个很好的二次检查。挪威的一个研究小组进行的研究评估了早期人工关节感染（4 周内）患者的清创、抗生素和植入物保留（debridement, antibiotics, and implant retention, DAIR）的结果，中位随访时间为 4 周时显示感染缓解率为 71%[17]。当然，正如该研究所显示的，对于早期确诊的已知病原体感染的患者，这可能是一种有效治疗策略。该研究还显示，多种病原体感染可能是可预期的负面预后指标。

金属 - 金属（metal-on-metal, MOM）髋关节置换术在英国的应用已大幅下降，2012 年英国人工关节登记系统（National Joint Registry, NJR）的报告清楚地说明了这一点[18]。髋关节表面置换术占所有手术的比例已从 2006 年的 10% 降至 2011 年的 2%，大型股骨头（> 36 mm）从 2008 年的 8%（最高值）降至 2011 年的 3%。但 MOM 髋关节置换术仍然构成了 5% 的关节植入率，并且这一比例很有可能还会进一步降低。根据英国 NJR 的一个小组的工作报告，2003—2011 年间 31 932 例 MOM 植入假体患者的结果显示，男性和女性之间的结果有显著差异，前者的结果较优[19]。与使用 28 mm 股骨头的全髋关节置换术（total hip replacement, THR）相比，在女性组，股骨头尺寸较小（42 mm）的患者的翻修率为 5 倍。有意思的是，在男性患者中，当髋关节表面置换术中的股骨头为 54 mm 或以上时，其翻修率与 THR 的翻修率类似，但仍然高于年龄 / 性别匹配的 THR 患者队列（2.6% 对 1.9%）。这清楚地表明，有关 MOM 髋关节置换术的争论仍然存在，并且对这个大型系列中的亚组进行的分析明确表明，在年轻男性中，大型股骨头髋关节表面置换术在骨关节炎的治疗中可能仍有一席之地，但在女性中要不惜一切代价避免使用小型股骨头髋关节表面置换术。

尽管最近的 NJR 报告显示骨水泥型髋关节置换术在英国呈下降趋势，但英国的使用率显著高于北美。这种差异的背后有各种植入理念上的原因，但费用不太可能是导致这种差异的原因，英国更倾向于使用聚甲基丙烯酸甲酯（polymethylmethacrylate, PMMA）浆料固定的抛光锥形骨水泥型骨干。在医疗保健支出不断紧缩的这个年代，一项研究对 2009 年进行的所有骨水泥型全髋关节置换术患者的成本效果进行了评估[20]。该研究表明，由于骨水泥型假体的翻修率降低，每年至少可节省 1 000 万英镑的支出且有可能进一步节省费用。随着医疗保健计划制定者和医疗服务提供者越来越重视医疗服务的成本效果，骨科医师将不得不习惯于去证明 NJR 数据无法支持的额外植入物费用的合理性。事实上，承重轴的选择也显著影响植入的费用。瑞典的一个研究小组对 60 例接受骨水泥型髋关节置换术的患者进行了一项研究，患者被随机地分配到采用超高分子量聚乙烯（ultra-high molecular weight polyethylene, UHMWH）组和高度交联聚乙烯（highly cross-linked polyethylene, XLPE）组，在 10 年的随访中，这些患者在杯迁移、X 线可透性和翻修率方面的结果相似 [21]。这项小型研究尽管存在缺点，但其证明了长期随访在证明植入物系统在体内功效方面的重要性（图 12.5）。

膝关节重建

对于膝关节骨关节炎，在考虑进行膝关节置换术之前，应尝试各种非手术治疗方法，包括适当镇痛、调整活动和减轻体重。然而，除了这些简单策略外，在进行关节置换术之前还缺乏适于给予的中间措施。法国的研究人员对关节内注射透明质酸在治疗前后不同时期对骨关节炎血清和尿液生物标志物的影响进行了研究 [22]。他们发现，在 51 例接受 3 次注射并进行 90 天随访的一组患者中，注射的临床反应与Ⅱ型胶原蛋白降解的生物标志物的减少相关。这个结果当然是令人鼓舞的，虽然关于骨关节炎的化学环境变化和关节软骨组成的变化尚未得到充分的解释，但这个结果提供了一些支持在选定的关节骨关节炎患者中进行透明质酸注射的科学证据。丹麦的研究人员对另外一种改善生化软骨环境的方法——口服葡萄糖胺补充剂——进行了一项双盲随机对照试验研究，这项研究纳入了 36 例患者，对安慰剂和葡萄糖胺或抗炎药的效果进行了比较 [23]。该研究显示，与安慰剂组相比，葡萄糖胺或抗炎药组在 12 周康复方案中测量的股四头肌肌肉力量和横截面积未显示有显著改善，从而对这些广泛使用和大量上市的补充剂的成本合理性提出了进一步质疑。

对于获得膝关节置换术的成功结果，骨与软组织的平衡是关键。此外，一些患者会因固定所致的屈曲挛缩、功能不佳和一般不满意而复诊。英国的一项研究对固定屈曲畸形（fixed flexion deformity, FFD）的自然史进行了研究。该研究显示，膝关节置换术术后 1 年

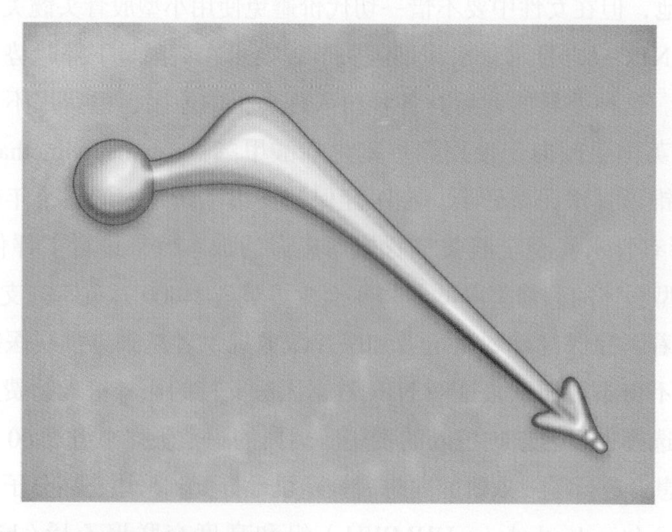

图 12.5 Exeter 骨水泥型锥度滑脱全髋关节置换

内，FFD 从平均 8.8° 改善至 0.4°，其中超过 90% 的患者在第 11 个月完全解决[24]。对于术后关节活动范围不满意的患者，这个结果无疑是令人欣慰的，但重要的是要考虑到，那些在手术前有重度（>15°）FFD 的患者和那些之后需要手法复位的患者是被排除在该研究之外的，这些患者可能代表另一个患者人群。

运动员膝关节手术

长期以来，对于这些典型的年轻活跃的患者来说，膝关节大型骨软骨缺损的治疗一直是有争议的。尽管微骨折无疑是目前治疗大多数病变的金标准，但立陶宛的研究人员进行的一项随访时间为 10 年的随机对照试验显示，接受自体骨软骨移植系统（osteochondral autologous transplantation system, OATS）治疗后恢复到伤前活动状态的患者人数有可能是接受微骨折治疗的 2 倍[25]。虽然 OATS 治疗成本较高，并且需要较多的专科手术技术，但如果这项研究的结果可重复，则可为大型骨软骨缺损的年轻运动员患者提供一个不错的选择。英国的研究人员进行了一项随访时间为 10 年的随机对照试验，比较了自体软骨细胞植入（autologous chondrocyte implantation, ACI）和软骨镶嵌成形术 /OATS 的结果。该研究显示，第 10 年时 ACI 组的移植物存活率为 83%，而软骨镶嵌成形术 /OATS 组仅为 45%，ACI 组的功能评分也较高[26]。虽然 ACI 可能是治疗大型关节损伤的一种令人满意的治疗方法，但该研究结果显示，ACI 只能作为初次手术植入物予以考虑，而不能作为微骨折失败的挽救措施。正如德国的文献，在既往接受过微骨折治疗的患者中，ACI 的失败率显著增加[27]。

前交叉韧带重建通常是在韧带断裂的年轻患者中进行，目的是重新稳定膝关节，使患者恢复活动并降低继发性软骨损伤和骨关节炎的潜在风险。挪威的一项研究表明，在 12 年的随访中，膝关节重建患者的骨关节炎风险将近 80%，而未接受手术治疗的膝关节的骨关节炎风险则不到其一半[28]。从这些数据可以看出，ACI 远不能保护骨关节，并且鉴于康复治疗的时间较长，患者在进行手术前必须充分知情。

足部和踝关节手术

踝关节创伤和不稳定是胫骨 - 距骨关节发生骨关节炎的常见前兆，因此，需要一种可靠且经过验证的策略来治疗患有创伤性踝关节不稳定的患者——通常为运动量大的年轻患者。虽然最初的非手术治疗在大多数情况下取得了成功，但法国的一项研究表明，使用 Gould 改良的 Brostrom 修复术进行解剖重建的结果更好[29]。该研究包含 150 例在多个中心接受手术治疗的患者，在 10 年的随访中，患者的满意率为 93%，没有发生骨关节炎病例。这些令人印象深刻的结果支持使用解剖重建修复作为这些病例的一线手术治疗方案，非解剖重建的腓骨短肌腱固定术可作为二线治疗方案或翻修手术。

鉴于踝关节的软组织包膜薄，距骨血运差，松质干骺端骨质柔软，以及手术通路困难，踝关节仍然是一个难以处理的关节且并非天然适用于关节置换术。因此，适于接受关节置换术的患者需要准确选择；而对于不适于接受关节置换术的患者，特别是活动量大的较年轻患者，仍以采用关节融合术作为最合适的选择。奥地利的一项有意思的研究比较了活动量大的患者接受关节融合术和关节置换术的术后活动情况。该研究将这些患者是随机分入两个治疗组[30]。在为期 34 个月的随访中，两组的功能和活动评分无显著差异，这表明这些患者即使在踝关节关节融合术后也能恢复相对的活动。

对于急性跟腱断裂的治疗，目前的趋势是进行功能性非手术治疗，而不是手术干预。两项有意思的欧洲研究强化了这一论点的重要性，这两项研究均表明，随机分入手术组和非手术组的患者在随访第 1 年时没有表现出功能优劣性[31-32]。鉴于非手术功能性治疗和手术的潜在风险的证据越来越多，对于患者是否应接受跟腱肌腱修复手术治疗这一问题，无疑争议将持续存在。

下肢创伤手术

股骨颈囊内移位骨折是一种常见的脆性骨折，需要进行紧急干预，以使这些易受伤害的患者活动起来和及时进行康复。荷兰进行的一个 meta 分析显示，无认知功能障碍且能够独立活动的、身材适中的患者在全髋关节置换术中具有小但统计学显著的改善结果（疼痛评分和功能评分）[33]。然而，由于该 meta 分析纳入的 8 项随机对照试验中老年人群的脱位率显著较高（9% 对 3%），需要对 THR 和半关节置换术患者进行慎重的选择。

外科植入物 Gerneration 网络钉（Surgical Implant Gerneration Network nail）项目已对发展中国家的长骨骨折治疗产生了重大影响，并且在对 SIGN 数据库进行的一项评估中，挪威的一项研究表明，58 个国家的 722 个植入的手术钉中有 46 个手术钉感染，感染发生率为 1%，感染发生率与所在国家或地区的收入相关[34]。这表明，发展中国家的护理标准在面临挑战的第三世界环境中可以实现，并且应该成为发展中国家创伤患者治疗的目标。

胫腓联合韧带损伤通常需要固定治疗，可通过各种方法来实现，包括螺钉固定、皮质接合和使用固定物。德国的研究人员评论了手术中达到的复位，并提出标准的二维 X 线透视不如术中三维 CT 成像，在他们进行的病例研究中，术中三维 CT 成像使超过 32% 的接受治疗的损伤病例的腓骨在胫腓切迹处得到了复位[35]。然而，他们没有提出任何临床相关性，并且尚不知道改变后的复位部位是否具有临床获益。

第 5 跖骨骨折在急诊室很常见，损伤部位不同治疗方法也显著不同。德国的一项研究在对文献进行回顾后，提出了应将传统的三区域分类（结节撕脱、Jones 骨折和骨干应力性骨折）改为两个区域分类[36]。虽然在进行功能治疗且没有使用石膏的情况下 Lawrence 和 Botte 的 1 区和 2 区骨折在愈合方面表现出了令人满意的结果，但 3 区骨折接受手术治疗具有较优的结果并可恢复活动。他们提出了一个简单的两类分类法，医疗机构可以根据检查的证据合理地进行调整。

脊柱外科

作为一个迅速发展的二级学科，脊柱外科在许多技术方面仍处于相对不成熟阶段，并且其临床常规应用也存在颇多争议。腰椎间盘置换术适用于一些有腰背部疼痛（经证实与退行性椎间盘疾病相关）的患者，并且有研究提出腰椎间盘置换术具有可减少晚期邻近节段疾病（adjacent segment disease, ASD）发生的好处。挪威的一项研究表明，这些患者随机接受关节置换术和保守治疗时，ASD 的发生率是相同的，这让人们对目前的关节置换术提出了质疑，因为有可能发生严重的潜在并发症（图 12.6）[37]。

对于治疗病理性脊椎骨折，现已推广应用骨水泥椎体置换术。直到最近，一个重要的未知问题是：椎体置换术部位（特别是脊髓）邻近的周围组织的温度，因为聚合反应具有放热性质。德国的一项研究使用尸体模型对 25 例椎体进行了研究。该研究将椎体浸入加热至 37°C 的水中，并在不同位置放置了热探针以记录峰值温度[38]。达到的最高温度为 43.1°C，研究者认为，该温度对于周围神经组织是安全的。

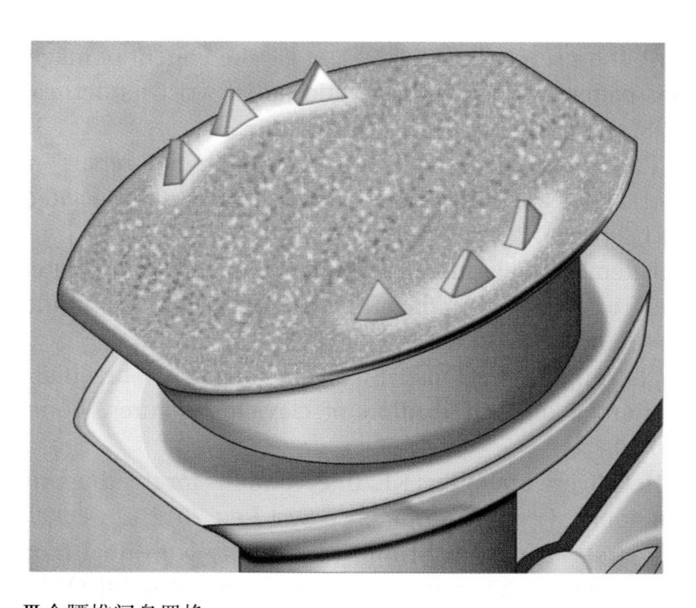

图 12.6　SB Charite Ⅲ全腰椎间盘置换

参考文献

1. Adams J, Ryall C, Pandyan A, et al. Proximal interphalangeal joint replacement in patients with arthritis of the hand: a meta-analysis. J Bone Joint Surg Br. 2012;94(10):1305-12.
2. Daecke W, Kaszap B, Martini AK, et al. A prospective, randomized comparison of 3 types of proximal interphalangeal joint arthroplasty. J Hand Surg Am. 2012;37(9):1770-9.e1.
3. Kaszap B, Daecke W, Jung M. High frequency failure of the Moje thumb carpometacarpal joint arthroplasty. J Hand Surg Eur Vol. 2012;37:610-16.
4. Klahn A, Nygaard M, Gvozdenovic R, et al. Elektra prosthesis for trapeziometacarpal osteoarthritis: a follow-up of 39 consecutive cases. J Hand Surg Eur Vol. 2012;37(7):605-9.
5. Maru M, Jettoo P, Tourret L, et al. Thumb carpometacarpal osteoarthritis: trapeziectomy versus pyrocarbon interposition implant (Pi2) arthroplasty. J Hand Surg Eur Vol. 2012;37(7):617-20.
6. Gangopadhyay S, McKenna H, Burke FD, et al. Five- to 18-year follow-up for treatment of trapeziometacarpal osteoarthritis: a prospective comparison of excision, tendon interposition, and ligament reconstruction and tendon interposition. J Hand Surg Am. 2012;37(3):411-17.
7. Umarji SI, Arnander MW, Evans DM. The use of Swanson silastic interposition arthroplasty in revision thumb-base surgery for failed trapeziectomy; a case series of 10 patients. J Hand Surg Eur Vol. 2012;37(7):632-6.
8. Bergh TH, Lindau T, Bernardshaw SV, et al. A new definition of wrist sprain necessary after findings in a prospective MRI study. Injury. 2012;43(10): 1732-42.
9. Jørgsholm P, Thomsen NO, Besjakov J, et al. The benefit of magnetic resonance imaging for patients with posttraumatic radial wrist tenderness. J Hand Surg Am. 2013;38(1):29-33.
10. Robinson PM, Wilson J, Dalal S, et al. Rotator cuff repair in patients over 70 years of age: early outcomes and risk factors associated with re-tear. Bone Joint J. 2013;95-B(2):199-205.
11. Virtanen KJ, Remes V, Pajarinen J, et al. Sling compared with plate osteosynthesis for treatment of displaced midshaft clavicular fractures: a randomized clinical trial. J Bone Joint Surg Am. 2012;94(17):1546-53.
12. Jeyaseelan L, Singh VK, Ghosh S, et al. Iatropathic brachial plexus injury: a complication of delayed fixation of clavicle fractures. Bone Joint J. 2013; 95-B(1):106-10.
13. Handoll HH, Ollivere BJ, Rollins KE. Interventions for treating proximal humeral fractures in adults. Cochrane Database Syst Rev. 2012;12:CD000434.
14. A: Boyer B. et al. Primary total hip arthroplasty with dual mobility socket to prevent dislocation: a 22 year follow-up of 240 hips. Int Orthop. 2012;36(3): 511-18.

15. B: Civinini et al. A dual-mobility cup reduces risk of dislocation in isolated acetabular revisions. Clin Orthop Relat Res. 2012;470:3542-8.
16. Fink B, Gebhard A, Fuerst M, et al. High diagnostic value of synovial biopsy in periprosthetic joint infection of the hip. Clin Orthop Relat Res. 2013;471(3): 956-s64.
17. Westberg M, Grogaard B, Snorrason F. Early prosthetic joint infections treated with debridement and implant retention: 38 primary hip arthroplasties prospectively recorded and followed for median 4 years. Acta Orthop. 2012;36: 1137-42.
18. The NJR 9th Annual Report 2012. http://www.njrcentre.org.uk/njrcentre/Portals/0/Documents/England/Reports/9th_annual_report/NJR%209th%20Annual%20Report%202012.pdf
19. Smith AJ, Dieppe P, Howard PW, et al. National Joint Registry for England and Wales. Failure rates of metal-on-metal hip resurfacings: analysis of data from the National Joint Registry for England and Wales. Lancet. 2012;380(9855): 1759-6.
20. Griffiths EJ, Stevenson D, Porteous MJ. Cost savings of using a cemented total hip replacement: an analysis of the National Joint Registry data. J Bone Joint Surg Br. 2012;94(8):1032-5.
21. Johanson PE, Digas G, Herberts P, et al. Highly crosslinked polyethylene does not reduce aseptic loosening in cemented THA 10-year findings of a randomized study. Clin Orthop Relat Res. 2012;470(11):3083-93.
22. Conrozier T, Balblanc JC, Richette P, et al.; Osteoarthritis Group of the French Society of Rheumatology. Early effect of hyaluronic acid intra-articular injections on serum and urine biomarkers in patients with knee osteoarthritis: An open-label observational prospective study. J Orthop Res. 2012;30(5):679-85.
23. Petersen SG, Beyer N, Hansen M, et al. Nonsteroidal anti-inflammatory drug or glucosamine reduced pain and improved muscie strength with resistance training in a randomized controlled trial of knee osteoarthritis patients. Arch Phys Med Rehabil. 2011;92(8):1185-93.
24. Quah C, Swamy G, Lewis J, et al. Fixed flexion deformity following total knee arthroplasty. A prospective study of the natural history. Knee. 2012;19(5):519-21.
25. Gudas R, Gudaite A, Pocius A, et al. Ten-year follow-up of a prospective, randomized clinical study of mosaic osteochondral autologous transplantation versus microfracture for the treatment of osteochondral defects in the knee joint of athletes. Am J Sports Med. 2012;40(11):2499-508.
26. Bentley G, Biant LC, Vijayan S, et al. Minimum ten-year results of a prospective randomised study of autologous chondrocyte implantation versus mosaicplasty for symptomatic articular cartilage lesions of the knee. J Bone Joint Surg Br. 2012;94(4):504–9.
27. Pestka JM, Bode G, Salzmann G, et al. Clinical outcome of autologous chondrocyte implantation for failed microfracture treatment of full-thickness cartilage defects of the knee joint. Am J Sports Med. 2012;40(2):325-31.

28. Holm I, Oiestad BE, Risberg MA, et al. No differences in prevalence of osteoarthritis or function after open versus endoscopic technique for anterior cruciate ligament reconstruction: 12-year follow-up report of a randomized controlled trial. Am J Sports Med. 2012;40(11):2492-8.
29. Tourné Y, Mabit C, Moroney PJ, et al. Long-term follow-up of lateral reconstruction with extensor retinaculum flap for chronic ankle instability. Foot Ankle Int. 2012;33(12):1079-86.
30. Schuh R, Hofstaetter J, Krismer M, et al. Total ankle arthroplasty versus ankle arthrodesis. Comparison of sports, recreational activities and functional outcome. Int Orthop. 2012;36(6):1207-14.
31. Olsson N, Nilsson-Helander K, Karlsson J, et al. Major functional deficits persist 2 years after acute Achilles tendon rupture. Knee Surg Sports Traumatol Arthrosc. 2011;19(8):1385-93.
32. Keating JF, Will EM. Operative versus non-operative treatment of acute rupture of tendo Achillis: a prospective randomised evaluation of functional outcome. J Bone Joint Surg Br. 2011;93(8):1071-8.
33. Burgers PT, Van Geene AR, Van den Bekerom MP, et al. Total hip arthroplasty versus hemiarthroplasty for displaced femoral neck fractures in the healthy elderly: a meta-analysis and systematic review of randomized trials. Int Orthop. 2012;36(8):1549-60.
34. Young S, Lie SA, Hallan G, et al. Risk factors for infection after 46,113 intramedullary nail operations in low- and middle-income countries. World J Surg. 2013;37(2):349-55.
35. Franke J, von Recum J, Suda AJ, et al. Intraoperative three-dimensional imaging in the treatment of acute unstable syndesmotic injuries. J Bone Joint Surg Am. 2012;94(15):1386-90.
36. Polzer H, Polzer S, Mutschler W, et al. Acute fractures to the proximal fifth metatarsal bone: development of classification and treatment recommendations based on the current evidence. Injury. 2012;43(10):1626-32.
37. Hellum C, Berg L, Gjertsen O, et al.; Norwegian Spine Study Group. Adjacent level degeneration and facet arthropathy after disc prosthesis surgery or rehabilitation in patients with chronic low back pain and degenerative disc: second report of a randomized study. Spine. 2012;37(25):2063-73.
38. Wegener B, Zolyniak N, Gülecyüz MF, et al. Heat distribution of polymerisation temperature of bone cement on the spinal canal during vertebroplasty. Int Orthop. 2012;36(5):1025-30.

第13章

Tetsuya Jinno 和 Kazuyoshi Yagishita

骨科最新进展：亚洲视角——髋关节

日本和其他亚洲国家的髋关节疾病

髋关节骨关节炎的病因

髋关节骨关节炎（osteoarthritis, OA）是髋关节疼痛和残疾的最常见原因。尽管髋关节OA分布遍布全球，但髋关节OA的病因在各国差异很大。先前的一项研究表明，继发于髋关节发育异常的OA在香港并不常见[1]，甚至在亚洲其他一些地区也不太常见，而在日本却一直是髋关节OA的主要原因。最近，在日本进行了一项有关髋关节OA的全国性流行病学研究[2]。经评估，日本81%的髋关节OA患者的病因为髋臼发育异常，仅9%的髋关节OA患者的病因为原发性OA。患者的年龄越大，发生髋臼发育异常的比例越低，80岁以上患者发生髋臼发育异常的发生率为38%。随着年龄的增长，髋关节OA患者的骨盆后倾倾向增加。尽管髋关节发育异常是髋关节OA的主要病因，但在髋关节OA患者中以前接受过髋关节发育异常治疗的髋关节OA患者所占比例为28%。与以白种人为主的国家相比，日本髋关节OA的其他独特流行病学结果包括：大多数患者为女性（89%），患者较年轻（中位数年龄为59岁，24%在50岁以下），双侧受累较常见（56%）。在女性患者中，肥胖［体重指数（BMI）≥25.0］并不常见（26%）。因此，有这些结果似乎与日本的髋关节OA主要继发于髋臼发育异常这一事实相关。

日本全国流行病学研究也评估了720例髋关节OA的影像学资料，并与单侧髋关节OA患者的股骨头骨坏死和对侧非髋关节OA进行了比较[3]。研究显示，髋臼相关指标，诸如Sharp角，即一条水平线与髋臼顶侧缘至远端泪滴连线的夹角，髋臼顶角倾斜角，以及髋臼股骨头指标，显示髋关节OA的比值比显著增加。例如，与Sharp角＜40°的关节相比，Sharp角＞45°或50°使髋关节OA的年龄校正比值比增加5倍或65倍。髋关节OA阶段的恶化也被发现与髋臼发育异常的级别增加显著相关。虽然先前的一些研究显示髋臼发育异常对发生髋关节 OA 的影响的证据有限 [4]，但这些研究证实，髋臼发育异常是与髋关节 OA 的发生和进展相关的最重要因素之一。最近进行的一项研究对髋关节 OA 的危险因素进行了评估，结果显示，髋关节 OA 的危险因素不仅包括髋臼发育异常，还包括髋臼过度覆盖，后者在韩国老年人群中可能是引起股髋撞击综合征（femoroacetabular impingement, FAI）的夹钳型机制 [5]。有一个大的中心边缘（center-edge, CE）角（≥ 40°）以及一个小的 CE 角（<20°）似乎是髋关节 OA 的一个重要危险因素，但有一个大的 CE 角可能是髋关节 OA 的一个结果，而不是髋关节 OA 的原因，因为 OA 改变（如骨赘形成和关节间隙缩小）可能会使 CE 角增大。

全髋关节置换术的原因

全髋关节置换术（total hip arthroplasty, THA）的原因在不同国家或地区有所不同，在亚洲国家也是如此。在日本，大约 80% 的首次进行 THA 是用于治疗 OA，3/4 的 OA 是由于髋关节发育异常所致（图 13.1）[6]。在韩国，股骨头骨坏死是进行 THA 的主要原因 [7]；但在日本，股骨头骨坏死仅占 THA 原因的 7%[6]。据新加坡（大多数患者为华裔）的一项研究报道，THA 的两种同样常见的病因是髋臼发育异常（40%）和股骨头骨坏死（42%）[8]。

髋关节发育异常的关节保留手术

髋臼重新定位截骨术

髋臼发育异常是髋关节 OA 的最重要的病因，尤其是在日本。关节保留手术是为了预防继发性髋关节 OA 的早期发作或进展，或是为了减轻疼痛等症状，最终消除或延缓未来 THA（“省时”手术）的必要性。为了减少髋臼外上倾斜并改善股骨头覆盖率，合理的手术方法是髋臼重定向截骨术。Ganz 髋臼周围截骨术（periacetabular osteotomy, PAO）主要在欧洲和北美洲进行，髋臼旋转截骨术（rotational acetabular osteotomy, RAO）主要在日本进行（图 13.2）。最近的一项系统性回顾表明，对具有以下特征的症状性髋关节发育异常患者进行 PAO 或 RAO 患者髋关节功能可表现出持续改善：外侧 CE 角<10° ~ 30°，影像学显示 OA 前兆或 OA 早期，手术时平均年龄在 18 ~ 45 岁，术前髋关节外展正位 X 线片显示关节一致性改善 [9]；平均随访时间为 3 ~ 7 年时，行 PAO 患者中 0 ~ 17% 因 OA 进展而转行 THA；平均随访时间为 7 ~ 10 年时，行 RAO 患者中 0 ~ 10% 因 OA 进展而转行 THA。由于 PAO 和 RAO 的过度侧向矫正和前向矫正可能导致由 FAI 引起的 OA 进展 [10]，需要进行进一步的研究以充分认识髋臼后倾对临床结果的影响。其他因素也影响术后 FAI，如股骨近端形态和髋臼深度。PAO 和 RAO 重新定向的方向应根据髋臼缺陷部位和股骨前倾角的个体差异进行个性化定制 [11]。建议对原始 RAO 进行各种改良以实现小切口

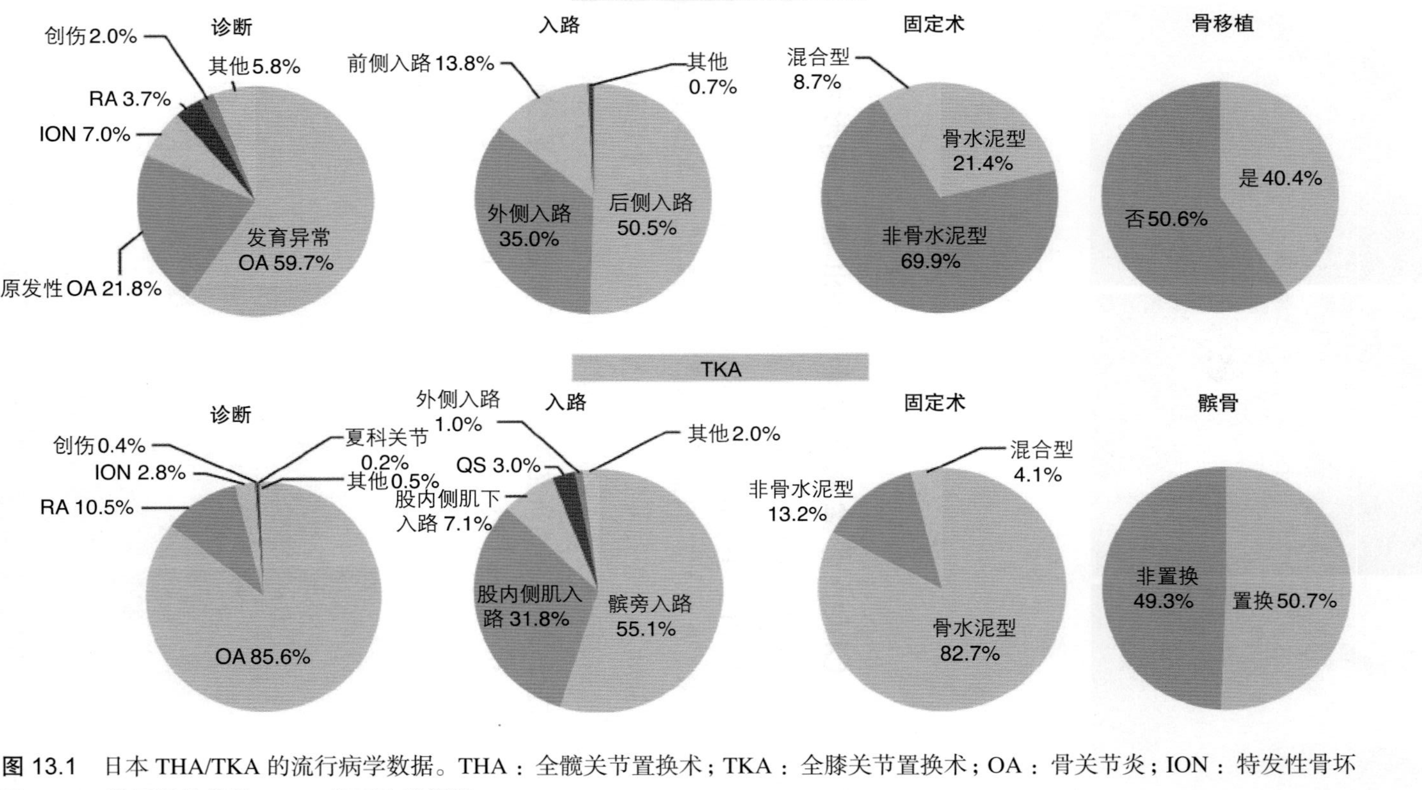

图 13.1　日本 THA/TKA 的流行病学数据。THA：全髋关节置换术；TKA：全膝关节置换术；OA：骨关节炎；ION：特发性骨坏死；RA：类风湿关节炎；QS：股四头肌保留

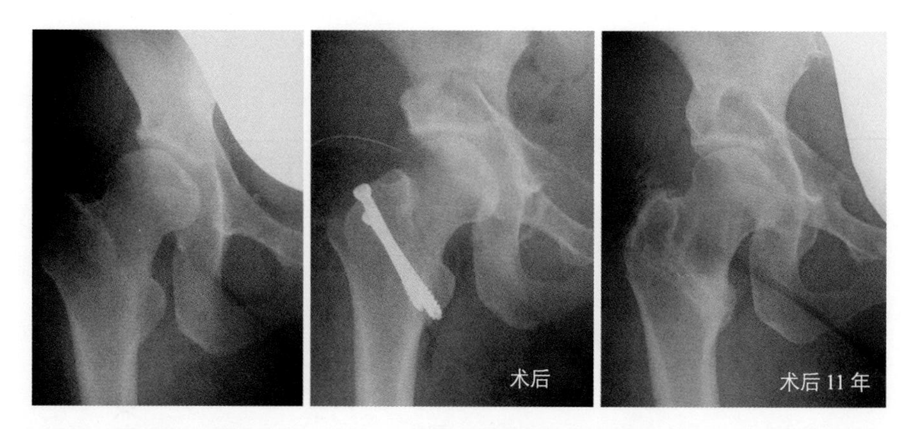

图 13.2 髋臼旋转截骨术

手术入路的早期恢复[12]。

关节外增强手术（Chiari 骨盆截骨术和 Shelf 髋臼成形术）

如果股骨头扁平、不对称或变形，术前正位（AP）X 线片髋关节外展的关节一致性往往无法改善。在这种病例中，不推荐 PAO 或 RAO[9]，可考虑关节外增强，如 Chiari 截骨术或 Shelf 髋臼成形术（表 13.1）。目前在日本[13]和韩国[14]，一种改良的 Chiari 手术较为常见，其与股骨头的球形度匹配而可形成较大的接触面积，该手术是通过横向转子入路在髂骨外侧面进行圆顶形截骨术（图 13.3）。一项对继发于髋关节发育异常的 OA 患者行改良的 Chiari 截骨术进行的长期随访研究显示，如果手术是在关节炎之前或早期进行的，则 27.5 年生存率（THA 作为终点）较为令人满意，为 79.1%（95%CI，63%～91%）[13]。

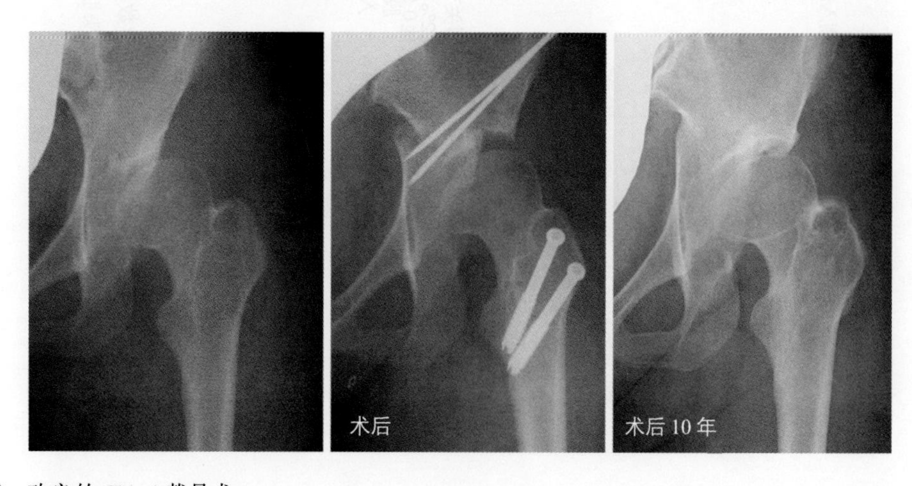

图 13.3 改良的 Chiari 截骨术

一项对行 Shelf 髋臼成形术治疗继发于髋臼发育异常的早期 OA 患者进行的研究也报道了良好结果，其中将转行 THA 作为终点，10 年生存率为 100%，20 年生存率为 93%，32 年生存率为 71%[15]。

表 13.1 髋关节发育异常的髋臼手术

	PAO/RAO	改良的 Chiari 截骨术	Shelf 髋臼成形术
新的关节面	透明软骨	中间位关节囊（随后是纤维软骨化生）	
新增接触面	大	大	取决于移植物的大小和形状
髋关节中心的介质化	可能	总是	无
手术侵入性	高侵入性（髂骨、耻骨、坐骨截骨术）	有侵入性（髂骨截骨术）	微创（骨盆环完好）
适应证（OA 期）	关节炎之前和早期	关节炎之前、早期和晚期	关节炎之前和早期（晚期结合股骨截骨术）
适应证（股骨头）	球面	球面和非球面	

PAO：髋臼周围截骨术；RAO：髋臼旋转截骨术

股骨近端截骨术

髋关节发育异常中的生物力学异常可以通过纠正股骨近端的畸形解剖结构来改善[16]。内翻或解旋股骨转子截骨术主要适用于早期 OA；外翻截骨术主要适用于晚期 OA，加或不加 Shelf 或 Chiari 增强。虽然这些股骨截骨术的长期有效性在最近的文献中依旧得到了证实[17-18]，但在过去二三十年中，由于 RAO 与内翻截骨术相比更受欢迎，THA 与外翻截骨术相比更受欢迎，对成人髋关节发育异常进行的股骨截骨术的数量显著减少了。目前，股骨截骨术是作为骨盆截骨术的补充而不是作为单一手术用于治疗成人髋关节发育异常。

关节保留手术和全髋关节置换术（THA）治疗髋关节发育异常

上述关节保留手术适用于治疗髋关节发育异常导致的轻度或中度 OA 年轻患者[9]，但目前仍不清楚它们与 THA 相比的临床结果和患者满意度。Hsieh 等人[19]最近对台湾医院的因双侧髋关节发育异常导致一侧髋关节早期或中度 OA 而行 PAO 治疗、另一侧髋关节晚期 OA 而行 THA 治疗的患者进行了评估。结果显示，术后 2 ~ 10 年时，患者的两侧功能结果无差异，但更多的患者更喜欢 PAO 而不是 THA（53% 对 23%），尽管 PAO 手术难度较大，恢复期较长，且生理负荷较大。作者得出的结论是，在髋关节发育异常的年轻患者中应考虑尽可能及早进行 PAO，但 PAO 应由经过适当培训的外科医师进行。

全髋关节置换术

髋关节发育异常的髋臼重建

在行 THA 治疗继发于髋关节发育异常的 OA 时，髋臼中窝臼面积不足可能会影响髋臼组件的初始和长期稳定性。对于这种病例，目前已经报道了成功使用有大块自体移植物的骨水泥型杯的效果 [20]。在骨外上侧骨缺损中使用有自体颗粒植入物的非骨水泥杯也取得了优异的长期效果 [21-22]。非骨水泥杯的稳定性能通过使髋关节中心略微向上移位和不向侧向移位使得到。尽管通常是增加螺钉固定而将非骨水泥杯牢固地固定在发育不良的髋臼内，但是，也可以安全地避免增加螺钉固定，而仅通过压合使非骨水泥杯稳定（图 13.4）。据 Takao 等人 [23] 报道，仅使用压合技术和碎骨自体骨移植物，杯 -CE 角（垂直线与杯中心至髋臼外侧缘接触杯的点的连线之间的角度）＞8.4° 的骨 - 杯接触即足以获得最初的稳定性并使非骨水泥杯的稳定性保持至少 7 年。

对于非骨水泥杯的精确定向，横向髋臼韧带可用作发育不良和非髋关节发育异常的实用解剖标志 [24]，但其在髋关节发育异常中可能不如在正常髋关节中那样可靠，因为在髋关节发育异常中其方向的个体差异较大 [25]。

髋关节发育异常的股骨重建术

髋关节发育异常在股骨近端也有解剖异常。日本的股骨髋关节发育异常（Crowe Ⅰ ~ Ⅳ）与正常髋关节比较的三维分析研究显示，与对照组相比，髋关节发育异常股骨的股骨颈较短，股骨管较小较直。股骨颈前倾角增大 5° ~ 15°（42.3° ± 16.0°），股骨发育异常的旋转畸形出现在小转子以下，并且不归因于股骨颈扭转 [16]。随着 Crowe 分类所示的半脱位的增加，管的形状变得更加异常，但即使在轻微半脱位的股骨中，异常

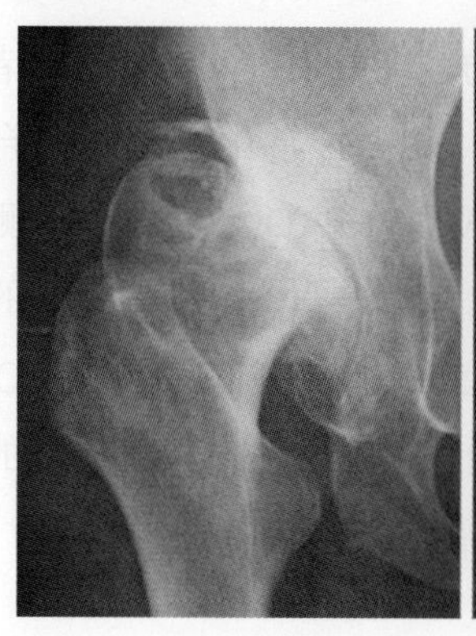
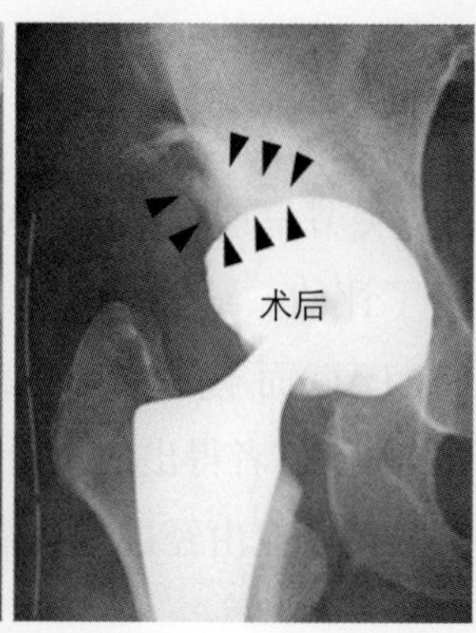

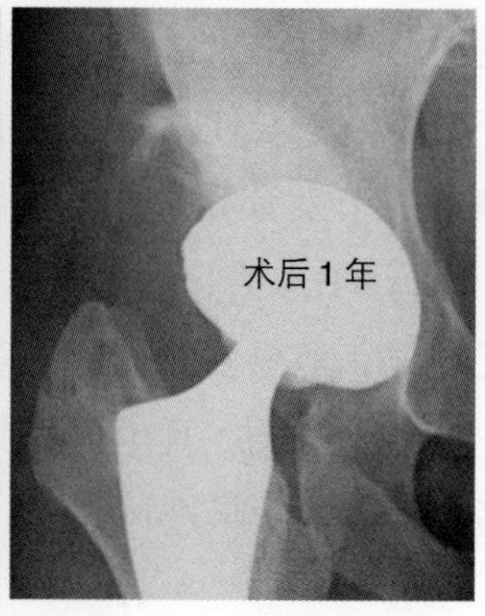

图 13.4 压配臼杯和髋关节发育异常自体颗粒骨移植。箭头显示自体颗粒骨移植的区域

也是显著的。投射到股骨颈平面上的股骨颈 - 轴角（124.5° ± 10.1°）的变异性比对照组（124.3° ± 6.8°）大，但并不显著增大，最大值为 140°，尽管在冠状面取向时许多股骨外翻。

股骨发育异常的这些特征已成功反映在股骨植入物的设计中，包括现有骨水泥型骨干和非骨水泥型骨干的改良版（增加了小尺寸版）[26-27] 以及新设计的骨干的改良版（图 13.5）。设计用于自由调节股骨颈旋转的模块化股骨组件可以解决股骨颈过度前倾畸形 [27] 和股骨截骨术后残余畸形的问题 [28]。对于 Crowe Ⅳ脱位的髋关节，使用非骨水泥型模块化股骨组件和转子下缩短截骨术可带来令人满意的结果 [29]（图 13.6）。

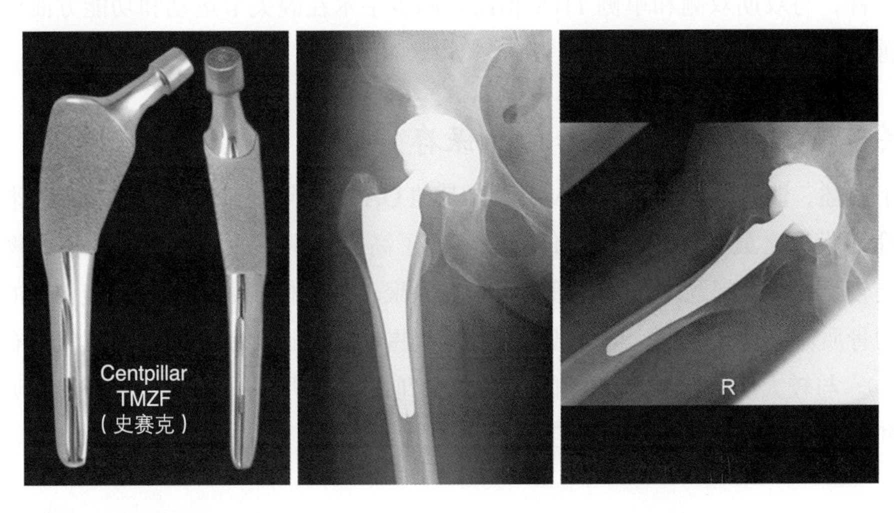

图 13.5　股骨发育异常的骨柄解剖结构

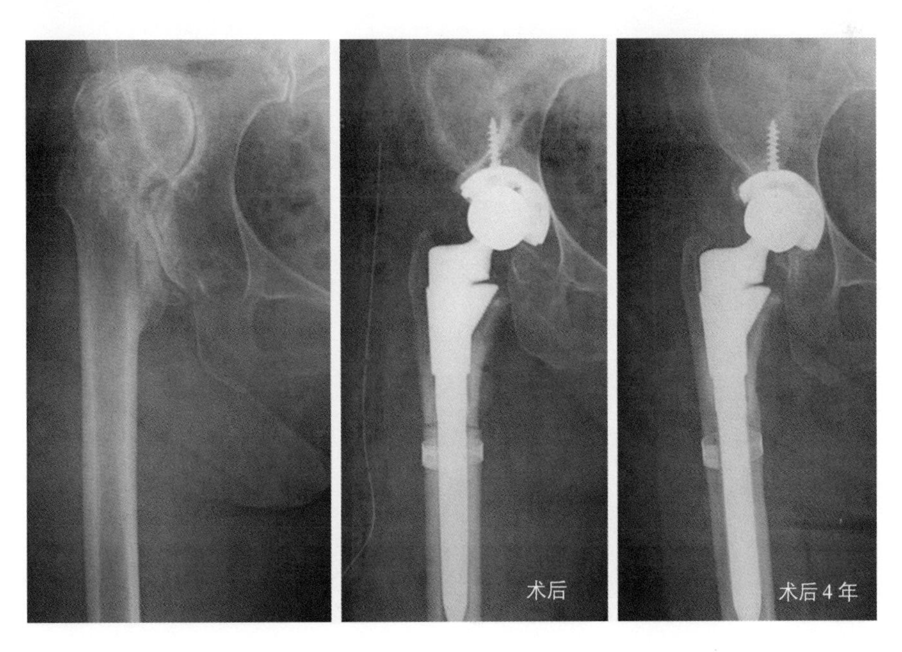

图 13.6　股骨重建短缩截骨术

亚洲患者的全髋关节置换术（THA）

亚洲国家的生活方式与西方国家不同（参见“基于患者的髋关节功能评估”），在行THA时可能需要考虑特殊注意事项。对接受THA治疗的日本患者进行的四维运动分析显示，日本人髋关节活动范围比西方人小[30]。在所有活动中，未观察到假体夹挤，且所需的髋关节屈曲角度＜120°。似乎没有必要针对日式活动采取特殊的术后注意事项。

继发于髋关节发育异常的髋关节OA多为双侧的，需要行双侧THA。对于双侧髋关节OA患者，与双期双侧和单侧THA相比，同步手术在髋关节运动和功能方面似乎有较大的改善[31]。

全髋关节置换术（THA）后的骨保存

如上所述，髋关节发育异常OA患者比其他OA患者年轻。此外，日本和香港等地的人均寿命居世界之最。现代股骨组件已经实现了高生存率，因此，髋关节植入物周围的骨保存是较受关注的问题之一。尽管由于高交联聚乙烯等材料的改进，磨损相关的骨质溶解引起的骨质流失显著减少，但由股骨植入物周围的应力遮挡引起的骨质流失仍有待解决（图13.7）。与较大应力遮挡相关的因素尚未得到很好阐明，一些最近的研究表明，骨干的设计和尺寸以及患者特征具有一定的影响[32-34]。

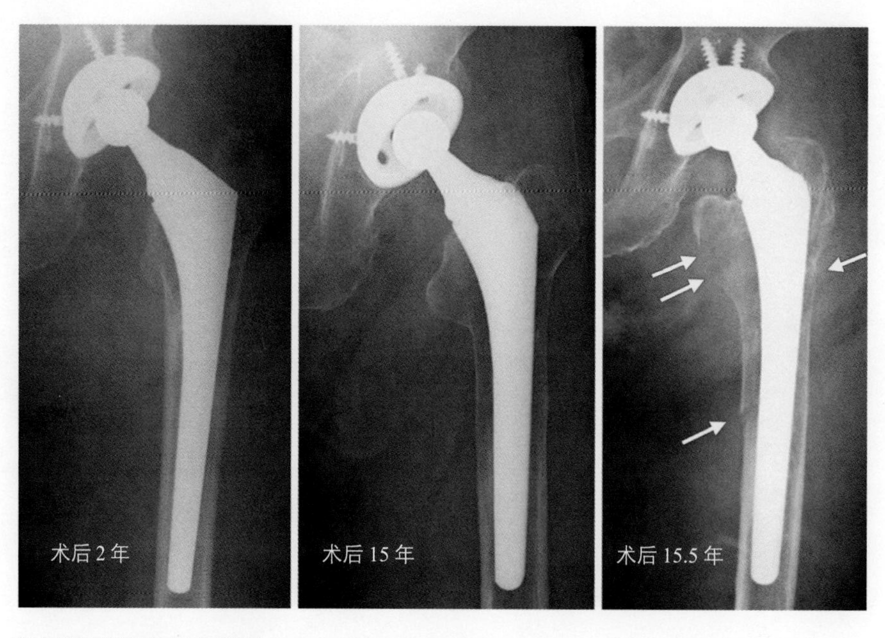

图13.7 应力遮挡引起的股骨骨折

关节成形术登记系统

通过关节成形术登记系统数据可以发现特定植入物或手术的任何故障，并且可以向医疗专业人员提供与患者安全相关的预警。近年来，西方国家，特别是欧洲国家，已经建立了一些登记系统，采用了 20 世纪 70 年代推出的成功的斯堪的纳维亚登记系统。在日本，THA、全膝关节置换术（total knee arthroplasty, TKA）和膝关节单髁置换术（unicompartmental knee arthroplasty, UKA）的国立关节置换术登记系统，即日本关节置换术登记系统（Japan Arthroplasty Register, JAR），是由日本骨科协会（Japanese Orthopaedic Association, JOA）于 2006 年发起的一个试点项目[6]。该登记系统的主要目标是测量每个植入物的结果，并确定表现不佳的植入物和有问题的手术操作。该登记系统的另一个目的是快速追踪和识别由制造公司召回的或表现不佳的植入物或材料。因此，JAR 正在记录关于植入物和产品信息的所有细节。

在日本，每年进行的 TKA/UKA 病例超过 70 000 例，每年进行的 THA 病例超过 470 000 例，并且这些置换手术的数量还在增加。现在 JAR 已经向日本的所有医院开放。预计亚洲第一个全国性 JAR 将在未来为亚洲国家和地区的 THA 和 TKA 分析提供重要数据。JAR 还将帮助其他亚洲国家和地区开发登记系统，提供亚洲人口的特有特征。来自日本 83 家主要医院的 THA（17 534 例）和 TKA/UKA（17 269 例）的一些初始数据如图 13.1 所示。JAR 现在由日本替代性关节置换学会主持，JAR 年度报告摘要可在其学会网站（http://jsra.info/）上获取。

基于患者的髋关节功能评估

髋关节功能的评估已可通过一些评分系统进行，如 Harris 髋关节评分以及 Merle d'Aubigné 和 Postel 评分。在日本，JOA 提出的髋关节功能标准（髋关节评分）已得到广泛使用。这些评分系统的可靠性和有效性已经得到了充分检验。然而，这些评分系统是基于卫生保健提供者视角的客观评估，它们有一定的局限性，其中，最重要的局限性是它们不是基于患者的视角，外科医师在评估结果时可能会带来潜在的偏倚。为了评估骨科结局，如髋关节疾病的结局，基于患者的评估比在其他领域更为重要，因为大多数骨科干预措施是为了提高患者健康相关的生活质量（quality of life, QOL）。

成人髋关节疾病领域中基于患者的评估工具包括西安大略大学和麦克马斯特大学骨关节炎指数（Western Ontario and McMaster University Osteoarthritis Index, WOMAC）和牛津髋关节评分（Oxford Hip Score, OHS）。WOMAC 是针对髋关节或膝关节 OA 患者的疾病特异性评估工具，OHS 专门用于评估接受 THA 治疗的患者的功能和疼痛。然而，

WOMAC 和 OHS 在准确评估亚洲患者的 QOL 方面可能存在局限性，因为它们没有考虑亚洲国家生活方式中特有的运动。例如，一些亚洲人休息和睡觉都是在地板上而不是在床上，这导致一些亚洲人需要采取盘腿坐、跪坐或蹲位。虽然在亚洲坐式马桶也很普及，但蹲式马桶却是传统使用的马桶。对于亚洲髋关节患者的特定的基于患者的评估，已有研究尝试将现有工具（如 WOMAC 和 OHS）翻译成亚洲语言[7,35-36]。Bae 等人开发了 WOMAC 和 Lequesne OA 指数的韩语版本，并进行了最小限度的修改，例如，将“从床上起身”改为“从床垫上起身”，并确认了它们在髋关节和膝关节 OA 患者中应用的可靠性、有效性以及响应性。Uesugi 等人也报道了 OHS 在日本患者中 THA 后的良好内部可靠性和响应性。然而，这两项研究均表明，还需要对髋关节深度屈曲的活动（例如使用蹲式马桶，这些不包含在 WOMAC 和 OHS 中）进行额外评估。最近日本开发了一个评估髋关节疾病患者的 QOL 的自我管理的基于患者的问卷[37]。日本骨科协会髋关节疾病评估问卷（JOA Hip Disease Evaluation Questionnaire, JHEQ）包含 22 个问题，分为三类：疼痛、运动和精神状态。有关运动的问题包括询问患者进行深度屈曲活动的难度，例如，从地板上起来、使用蹲式马桶以及爬上楼梯和穿上袜子。鉴于亚洲人群的生活方式，JHEQ 可能有助于改善对其他亚洲患者的 QOL 的评估。JHEQ 对西方人群也可能有用，因为它可以对以前未评估的因素进行术前和术后评估。例如，可以评估精神方面的因素，如与脱位和翻修手术等临床事件相关性焦虑。JHEQ 原版是用日语编写的，但现在已推出了英语版 JHEQ 和用户指南[37]。翻译的准确性已通过回译成日语得到了证实。

参考文献

1. Hoaglund FT, Yau AC, Wong WL. Osteoarthritis of the hip and other joints in southern Chinese in Hong Kong. J Bone Joint Surg Am. 1973;55(3):545-57.
2. Jingushi S, Ohfuji S, Sofue M, et al. Multiinstitutional epidemiological study regarding osteoarthritis of the hip in Japan. J Orthop Sci. 2010;15(5):626-31.
3. Jingushi S, Ohfuji S, Sofue M, et al. Osteoarthritis hip joints in Japan: involvement of acetabular dysplasia. J Orthop Sci. 2011;16(2):156-64.
4. Lievense AM, Bierma-Zeinstra SM, Verhagen AP, et al. Influence of hip dysplasia on the development of osteoarthritis of the hip. Ann Rheum Dis. 2004;63(6): 621-6.
5. Chung CY, Park MS, Lee KM, et al. Hip osteoarthritis and risk factors in elderly Korean population. Osteoarthritis Cartilage. 2010;18(3):312-6.
6. Akiyama H, Hoshino A, Iida H, et al.; Implant Committee, Japanese Orthopaedic Association. A pilot project for the Japan arthroplasty register. J Orthop Sci. 2012;17(4):358-69.
7. Lee YK, Chung CY, Park MS, et al. Transcultural adaptation and testing of psychometric properties of the Korean version of the Oxford hip score. J Orthop Sci. 2012;17(4):377-81.

8. Singh G, Krishna L, Das De S. The ten-year pattern of hip diseases in Singapore. J Orthop Surg (Hong Kong). 2010;18(3):276-8.
9. Yasunaga Y, Yamasaki T, Ochi M. Patient selection criteria for periacetabular osteotomy or rotational acetabular osteotomy. Clin Orthop Relat Res. 2012;470(12):3342-54.
10. Albers CE, Steppacher SD, Ganz R, et al. Impingement adversely affects 10-year survivorship after periacetabular osteotomy for DDH. Clin Orthop Relat Res. 2013;471(5):1602-14.
11. Akiyama M, Nakashima Y, Fujii M, et al. Femoral anteversion is correlated with acetabular version and coverage in Asian women with anterior and global deficient subgroups of hip dysplasia: a CT study. Skeletal Radiol. 2012;41(11):1411-8.
12. Maruyama M, Wakabayashi S, Tensho K. Less invasive rotational acetabular osteotomy for hip dysplasia. Clin Orthop Relat Res. 2013;471(4):1263-70.
13. Sakai T, Nishii T, Takao M, et al. High survival of dome pelvic osteotomy in patients with early osteoarthritis from hip dysplasia. Clin Orthop Relat Res. 2012;470(9):2573-82.
14. Hu QS, Ul-Haq R, Park KS, et al. Dome osteotomy of the pelvis using a modified trochanteric osteotomy for acetabular dysplasia. Int Orthop. 2012;36(1):9-15.
15. Hirose S, Otsuka H, Morishima T, et al. Long-term outcomes of shelf acetabuloplasty for developmental dysplasia of the hip in adults: a minimum 20-year follow-up study. J Orthop Sci. 2011;16(6):698-703.
16. Noble PC, Kamaric E, Sugano N, et al. Three-dimensional shape of the dysplastic femur: implications for THR. Clin Orthop Relat Res. 2003;(417):27-40.
17. Nishiyama T, Saegusa Y, Fujishiro T, et al. Long-term results of intertrochanteric varus osteotomy for the dysplastic hip. Hip Int. 2012;22(6):628-32.
18. Mori R, Yasunaga Y, Yamasaki T, et al. Ten year results of transtrochanteric valgus osteotomy with or without the shelf procedure. Int Orthop. 2013;37(4):599-604.
19. Hsieh PH, Huang KC, Lee PC, et al. Comparison of periacetabular osteotomy and total hip replacement in the same patient: a two- to ten-year follow-up study. J Bone Joint Surg Br. 2009;91(7):883-8.
20. Akiyama H, Kawanabe K, Iida H, et al. Long-term results of cemented total hip arthroplasty in developmental dysplasia with acetabular bulk bone grafts after improving operative techniques. J Arthroplasty. 2010;25(5):716-20.
21. Kaneuji A, Sugimori T, Ichiseki T, et al. Minimum ten-year results of a porous acetabular component for Crowe I to III hip dysplasia using an elevated hip center. J Arthroplasty. 2009;24(2):187-94.
22. Li H, Wang L, Dai K, et al. Autogenous impaction grafting in total hip arthroplasty with developmental dysplasia of the hip. J Arthroplasty. 2013;28(4):637-43.
23. Takao M, Nakamura N, Ohzono K, et al. The results of a press-fit-only technique for acetabular fixation in hip dysplasia. J Arthroplasty. 2011;26(4):562-8.
24. Miyoshi H, Mikami H, Oba K, et al. Anteversion of the acetabular component aligned with the transverse acetabular ligament in total hip arthroplasty. J Arthroplasty. 2012;27(6):916-22.

25. Abe H, Sakai T, Hamasaki T, et al. Is the transverse acetabular ligament a reliable cup orientation guide? Acta Orthop. 2012;83(5):474-80.
26. Fujita H, Katayama N, Iwase T, et al. Multi-center study of use of the Exeter stem in Japan: evaluation of 1000 primary THA. J Orthop Sci. 2012;17(4):370-6.
27. Tamegai H, Otani T, Fujii H, et al. A modified S-ROM stem in primary total hip arthroplasty for developmental dysplasia of the hip. J Arthroplasty. 2013.
28. Suzuki K, Kawachi S, Matsubara M, et al. Cementless total hip replacement after previous intertrochanteric valgus osteotomy for advanced osteoarthritis. J Bone Joint Surg Br. 2007;89(9):1155-7.
29. Takao M, Ohzono K, Nishii T, et al. Cementless modular total hip arthroplasty with subtrochanteric shortening osteotomy for hips with developmental dysplasia. J Bone Joint Surg Am. 2011;93(6):548-5.
30. Sugano N, Tsuda K, Miki H, et al. Dynamic measurements of hip movement in deep bending activities after total hip arthroplasty using a 4-dimensional motion analysis system. J Arthroplasty. 2012;27(8):1562-8.
31. Yoshii T, Jinno T, Morita S, et al. Postoperative hip motion and functional recovery after simultaneous bilateral total hip arthroplasty for bilateral osteoarthritis. J Orthop Sci. 2009;14(2):161–6.
32. Yamauchi Y, Jinno T, Koga D, et al. Comparison of different distal designs of femoral components and their effects on bone remodeling in 1-stage bilateral total hip arthroplasty. J Arthroplasty. 2012;27(8):1538-43.
33. Hirata Y, Inaba Y, Kobayashi N, et al. Comparison of different distal designs of femoral components and their effects on bone remodeling in 1-stage bilateral total hip arthroplasty. J Arthroplasty. 2013. Epub. In press.
34. Nishino T, Mishima H, Kawamura H, et al. Follow-up results of 10-12 years after total hip arthroplasty using cementless tapered stem - frequency of severe stress shielding with Synergy stem in Japanese patients. J Arthroplasty. 2013. Epub. In press.
35. Bae SC, Lee HS, Yun HR, et al. Cross-cultural adaptation and validation of Korean Western Ontario and McMaster Universities (WOMAC) and Lequesne osteoarthritis indices for clinical research. Osteoarthritis Cartilage. 2001;9(8): 746-50.
36. Uesugi Y, Makimoto K, Fujita K, et al. Validity and responsiveness of the Oxford hip score in a prospective study with Japanese total hip arthroplasty patients. J Orthop Sci. 2009;14(1):35-9.
37. Matsumoto T, Kaneuji A, Hiejima Y, et al. Japanese Orthopaedic Association Hip Disease Evaluation Questionnaire (JHEQ): a patient-based evaluation tool for hip-joint disease. The Subcommittee on Hip Disease Evaluation of the Clinical Outcome Committee of the Japanese Orthopaedic Association. J Orthop Sci. 2012;17(1):25-38.

第14章

Kazuyoshi Yagishita 和 Tetsuya Jinno

骨科最新进展：亚洲视角——膝关节

尽管亚洲在全膝关节置换术（total knee arthroplasty, TKA）领域进行了大量研究，但本章仅纳入了最近的描述亚洲特定问题和主题的论文。

亚洲人群的膝关节骨测量学

众所周知，亚洲人群的膝关节和下肢骨测量学与西方人群的不同。如果接受 TKA 治疗的亚洲患者具有独特的人口统计学特征和解剖特征，且已知这些特征会影响手术结果，则应在患者选择、假体设计和外科技术的水平上考虑这些因素[1]。

Chiu 等人报道，中国患者需要的股骨组件可能比白种人患者小，并且可能会从股骨翻修中的弓状骨干组件获益[2]。Urabe 等人报道，白种女性的身高和体重普遍比日本女性高和重（$P<0.001$），并且具有较高的体重指数（$P = 0.03$），而在身高相等的白种女性和日本女性中，白种女性的股骨前后宽度和干骺端宽度较长，而日本女性的后髁较长[3]。

Mahfouz M 等人报道了有关膝关节在种族三维形态方面的差异[4]。受试膝关节是 1 000 个正常的成人膝关节（80 个非裔美国人的膝关节，80 个东亚人的膝关节，860 个白种人的膝关节），该研究建立了三维表面模型并对其进行了分析。结果显示，与非洲和美国男性相比，亚洲男性股骨前后径小 4.3 mm，胫骨内外径小 10.1 mm，胫骨前后径小 6 mm。

Yan 等人报道，中国男性的滑车冠状径显著大于中国女性的，这可能导致在女性中一些标准植入物的假体突出发生率较高[5]。

在其他对中国人进行的研究中，一组年轻志愿者在下肢对齐时倾向于内翻，膝关节关节线的倾斜度较倾向于内侧[6]，并且在老年尸体股骨中观察到后髁角度较大[7]。Yau WP 等人于 2013 年报道了关于股骨远端旋转与关节倾角之间关系的一些新增的骨关节测量学知识，并记录了有前交叉韧带缺陷的中国患者其膝关节在冠状面的关节线比较向内侧倾斜，并且在轴面上股骨远端后髁角较大[8]。

亚洲患者的全膝关节置换术

高屈曲全膝关节置换术（TKA）

在亚洲国家，有地板式生活方式的人在进行常规活动时往往需要进行膝关节的深度屈曲，例如，跪姿、蹲姿、盘腿坐以及日式如厕 [9]。因此，在亚洲国家一个仍然需要解决的主要问题是恢复术前的高度屈曲活动 [9]。

日本 Yagishita 等人报道了一项前瞻性随机研究，该研究比较了后交叉韧带保留（cruciate-retaining, CR）和后交叉韧带替换（cruciate-substitutiing, PS）的设计 [10]。该研究结果包括：CR 设计中术前屈曲角度平均为 136.4°，PS 设计中术前屈曲角度平均为 137.4°；CR 设计中术后屈曲角度平均为 125.7°，PS 设计中术后屈曲角度平均为 129.7°；这表明，术后屈曲角度恢复超过 125°，CR 设计和 PS 设计之间在术后屈曲方面差异显著。

对于亚洲患者的全膝关节置换术后最大屈曲度与临床结果的相关性这一问题，Park 等人报道，韩国患者术后最大屈曲度与疼痛缓解、功能和生活质量的临床参数之间具有微弱相关性，他们使用的评估工具为美国膝关节协会评分（American Knee Society Score, AKSS）、西安大略大学和麦克马斯特大学骨关节炎指数（Western Ontario and McMaster University Osteoarthritis Index, WOMAC）和 SF-36[11]。

对于高屈曲假体的寿命，韩国 Lee BS 等人报道，虽然有一半患者术后的最大屈曲度＞135°，高屈曲设计的早期无菌性松动的发生率较低，但无菌性松动的 5 年生存率为 99.1%，因此，假体达到关节高屈曲度的膝关节和假体未达到高关节屈曲度的膝关节之间在无菌性松动的总生存率方面无差异 [12]。

目前对亚洲人群中高屈曲假体发生早期股骨假体组件松动的可能性仍存在争议。

韩国 Han 等人报道了 47 例患者中经 Nexgen LPS-flex 固定的 72 例 TKA 的生存率，最短随访时间为 0.9 年（中位数随访时间为 6.5 年；范围为 0.9 ~ 8.6 年）[9]。结果显示，5 年和 8 年的无菌性松动的无翻修生存率分别为 67% 和 52%，而能够完成蹲姿、跪姿或盘腿坐姿的患者的 8 年累积生存率较低（31% 对 78%）。这些结果表明，亚洲队列研究中的中期高屈曲 TKA 的生存率低于常规设计和其他高屈曲设计的生存率。

此外，亚洲人喜欢的地板式生活方式不仅需要膝关节深度屈曲动作，还需要膝关节做深屈曲、内旋 / 外旋和外翻 / 内翻的组合动作。然而，高屈曲假体的寿命以及膝关节深屈曲、内旋 / 外旋和外翻 / 内翻组合动作对假体寿命的影响尚不清楚，因此，需要进一步研究弄清楚这一点。

在对泰国佛教僧侣进行的研究中，测量了 35 名泰国佛教僧侣的地板式活动中以下四种姿势下的双侧膝关节屈曲：跪姿、向左叠腿侧坐、向右叠腿侧坐以及盘腿坐姿。该研究显示，跪姿、向左叠腿侧坐、向右叠腿侧坐以及盘腿坐姿的平均膝关节屈曲角度分别为 163°、146°、149° 和 138°，这表明泰国佛教僧侣的日常地板式活动需要的屈曲能力大于进行 TKA 所能达到的屈曲能力 [13]。因此，对于特定的亚洲人来说，可能需要可达到屈曲能力更大的假体设计。

全膝关节置换术（TKA）术后肺栓塞和深静脉血栓形成

深静脉血栓形成（deep vein thrombosis, DVT）和肺栓塞（pulmonary embolism, PE）是 TKA 手术后的主要副作用，应对进行 TKA 的患者采取包括化学预防在内的多种预防治疗。在亚洲 TKA 患者中，DVT 和 PE 的发生率较低。Lee WS 等人进行了一个系统性回顾和 meta 分析，结果显示，症状性 PE 的发生率为 0.01%，总体 DVT、近端 DVT 和症状性 DVT 的发生率分别为 40.4%、5.8% 和 1.9%。他们发现，亚洲各国家之间症状性 PE 的发生率没有差异，且随着时间的推移没有发生变化。他们还发现，在亚洲患者中，即使在没有采取化学预防的情况下，TKA 术后症状性 PE 和近端 DVT 的发生率也很低，而且即使在奉行西方化生活方式的人群和日益老龄化的人群，也没有发现症状性 PE 或近端 DVT 的发生率随着时间的推移而增加。他们还提到，在亚洲人群中，对遵循西方治疗方案的 TKA 术后常规化学预防仍存在争议 [14]。另一方面，印度 Nair 等人报道了在接受 TKA 和 THA 治疗的患者中，与短期血栓预防相比，为期 4 周的长期血栓预防对降低术后 DVT 的风险更有效 [15]。Hosaka 等人还报道，在接受选择性 TKA 治疗的日本患者，磺达肝素和依诺肝素对预防静脉血栓栓塞均有效。然而，关于不良反应，与使用依诺肝素相比，使用磺达肝素导致的膝关节肿大（$P<0.0005$）和膝关节皮下血肿（$P=0.035$）的发生率显著增加 [16]。

亚洲人的膝关节评估

在成人膝关节疾病以及膝关节 TKA 领域，基于患者的评估主要包括 WOMAC 和膝关节损伤与骨关节炎结局评分（Knee Injury and Osteoarthritis Outcome Score, KOOS）。WOMAC 是一种膝关节疾病针对性较高的评估工具，KOOS 是一种自我管理的结局测量工具 [17]。然而，这些工具在评估亚洲患者的 QOL 方面可能有局限性，因为亚洲有一些特定的生活方式，例如地板式生活方式。

为了评估奉行地板式生活方式的患者，Kim JG 等人制定了新的韩国膝关节评分方法（Korean Knee Score, KKS），包括反映地板式关节高屈曲生活方式的一个患者生成的膝关节评估工具，其包含的问题包括：跪姿疼痛，蹲姿疼痛，站姿疼痛，在地板上盘腿坐姿疼痛，从盘腿坐站起困难，以及从沙发或低脚椅站起困难 [18]（表 14.1）。KKS 这个新量表的制定和验证遵循了国际关节内镜术、膝关节外科和骨科运动医学协会（International Society of Arthroscopy, Knee Surgery and Orthopaedic Sports Medicine, ISAKSOSM）指南，作者得出的结论是，KKS 在评估骨关节炎（OA）方面具有较高可靠性和响应性，并且有限的验证研究表明，KKS 可作为评估奉行地板式生活方式的 OA 患者的评估工具 [19]。

表 14.1 韩国膝关节评分（KKS）项目

子项目
疼痛和症状
夜间疼痛
坐位或卧位疼痛
站立位疼痛
爬楼梯时疼痛
行走时疼痛
身体完全伸直时疼痛
身体完全弯曲时疼痛
晨僵
午后僵硬
肿胀
摩擦感或关节响动
抓持或悬挂
活动功能
下楼梯
上楼梯
从坐位起身
弯曲
步行
进 / 出汽车
购物
穿上袜子
脱掉袜子
起床
躺在床上
进 / 出浴缸
坐
坐上坐便器 / 从坐便器起身
沉重的家务
轻松的家务
地板式生活方式评估
跪姿疼痛
蹲位疼痛
从地板站起来时感到疼痛
盘腿坐在地板上时感到疼痛
盘腿坐困难
从沙发或低脚椅上起身困难
社会情感功能
意识
生活方式改变
信心不足
一般性困难
社交功能
旅行

参考文献

1. Kim TK. Special considerations for TKA in Asian patients: editorial comment. Clin Orthop Relat Res. 2013;471(5):1439-40.
2. Chiu KY, Ng TP, Tang WM, et al. The shape and size of femoral components in revision total hip arthroplasty among Chinese patients. J Orthop Surg (Hong Kong). 2003;11(1):53-8.
3. Urabe K, Mahoney OM, Mabuchi K, et al. Morphologic differences of the distal femur between Caucasian and Japanese women. J Orthop Surg (Hong Kong). 2008;16(3):312-15.
4. Mahfouz M, Abdel Fatah EE, Bowers LS, et al. Three-dimensional morphology of the knee reveals ethnic differences. Clin Orthop Relat Res. 2012;470(1):172-85.
5. Yan M, Wang J, Wang Y, et al. Gender-based differences in the dimensions of the femoral trochlea and condyles in the Chinese population: Correlation to the risk of femoral component overhang. J Arthroplasty. 2012; Dec 12. pii: S0968-0160(12)00227-X. doi: 10.1016/j.knee.2012.11.005.
6. Tang WM, Zhu YH, Chiu KY. Axial alignment of the lower extremity in Chinese adults. J Bone Joint Surg Am. 2000;82-A(11):1603-8.
7. Yip DK, Zhu YH, Chiu KY, et al. Distal rotational alignment of the Chinese femur and its relevance in total knee arthroplasty. J Arthroplasty. 2004;19(5):613-9.
8. Yau WP, Chiu KY, Fok AW, et al. Distal femur rotation relates to joint obliquity in ACL-deficient Chinese. Clin Orthop Relat Res. 2013;471(5):1458-64.
9. Han HS, Kang SB. Brief followup report: Does high-flexion total knee arthroplasty allow deep flexion safely in Asian patients? Clin Orthop Relat Res. 2013;471(5):1492-7.
10. Yagishita K, Muneta T, Ju YJ, et al. High-flex posterior cruciate-retaining vs posterior cruciate-substituting designs in simultaneous bilateral total knee arthroplasty: a prospective, randomized study. J Arthroplasty. 2012;27(3):368-74.
11. Park KK, Chang CB, Kang YG, et al. Correlation of maximum flexion with clinical outcome after total knee replacement in Asian patients. J Bone Joint Surg Br. 2007;89(5):604-8.
12. Lee BS, Chung JW, Kim JM, et al. High-flexion prosthesis improves function of TKA in Asian patients without decreasing early survivorship. Clin Orthop Relat Res. 2013;471(5):1504-11.
13. Stresuriyasawad Y. Can total knee arthroplasty (TKA) achieve its goal in knee flexion floor activity of Thai Buddhist monks? J Med Assoc Thai. 2012; 95 Suppl 10:S67-71.
14. Lee WS, Kim KI, Lee HJ, et al. The incidence of pulmonary embolism and deep vein thrombosis after knee arthroplasty in Asians remains low: a meta-analysis. Clin Orthop Relat Res. 2013;471(5):1523-32.
15. Nair V, Kumar R, Singh BK, et al. Comparative study of extended versus short term thromboprophylaxis in patients undergoing elective total hip and knee arthroplasty in Indian population. Indian J Orthop. 2013;47(2):161-7.
16. Hosaka K, Saito S, Ishii T, et al. Safety of fondaparinux versus enoxaparin after TKA in Japanese patients. Orthopedics. 2013;36(4):e428-33.

17. Roos EM, Roos HP, Lohmander LS, et al. Knee Injury and Osteoarthritis Outcome Score (KOOS)—development of a self-administered outcome measure. J Orthop Sports Phys Ther. 1998;28(2):88-96.
18. Kim JG, Ha JK, Han SB, et al. Development and validation of a new evaluation system for patients with a floor-based lifestyle: the Korean knee score. Clin Orthop Relat Res. 2013;471(5):1539-47.
19. Kirkley A, Griffin S. Development of disease-specific quality of life measurement tools. Arthroscopy. 2003;19(10):1121-8.

第15章

David Figueroa、Rafael Martínez 和
Maria Jesus Tuca

全膝关节置换术最新进展：南美洲视角

膝关节置换手术的成功取决于多种因素的复杂相互作用，例如，患者选择标准，植入物设计和几何形状，关节周围软组织的质量，以及先前的活动范围。

根据我们的当地经验，我们将在本章中讨论有关全膝关节置换术（total knee arthroplasty, TKA）的最近概念：回顾迄今为止引入此手术的最新修改内容。我们将详述 TKA 的流行病学、模块化概念、部分关节置换术、移动式承重高屈曲设计微创手术（minimally invasive surgery, MIS）、性别导向设计、导航、交联聚乙烯、骨水泥型与非骨水泥型 TKA 比较、全聚乙烯胫骨组件、后交叉韧带保留与后交叉韧带替换以及各种手术入路。

流行病学

在过去几年中，全球行首次 TKA 的病例数在持续显著增加，医疗费用也在增加。2008 年，美国有 650 000 例患者接受了 TKA 治疗[1]。这与 1976 年的统计数据相比意味着，每 100 000 例患者中增加 312 ~ 2 209 例手术患者[2]。人工膝关节手术增加主要是由于初次 TKA 的适应证增加所致，因为翻修或部分假体手术的发生率在过去 10 年中一直保持不变。TKA 的主要手术适应证是骨关节炎（97%），其次是类风湿关节炎（2%）。患者手术的平均年龄段为 60 ~ 70 岁，女性与男性的性别分布为 14：1。这种关于 TKA 患者的年龄和性别的人口统计数据在过去 20 年里一直保持不变[3]。

拉丁美洲没有专门的人工关节登记系统，据估计，TKA 手术的发生率在过去 5 年中增加了一倍。这意味着，因为假肢膝关节手术和预期未来翻修的需求的不断增长，该地区在开发适当的健康和经济政策方面面临着巨大挑战。

模块化

经典假体模型的主要缺点是：关节匹配度较低和无法处理骨质流失。模块化当前已成为用于解决这些问题的标准设计。模块化设计的主要优点是：术中可获得较大的灵活性，其组件可以形成多种组合以达到足够的关节匹配。模块化设计在翻修手术中更具相关性，可为较复杂的病例提供定制解决方案。在由模块化假体设计提供的各种方案中，外科医师可以选择不同的增强设备以及不同的约束水平，且对旋转、偏移和长度进行修改。然而，这种设计上的进步也会带来新问题，例如，胫骨单块损失，可能发生腐蚀，以及仪器较为昂贵，这对当地而言是非常要紧的问题[4]。这些模块化设计已在作者所在的骨科使用：通常用于翻修以及矫正重度内翻和外翻的轴向畸形（图 15.1A 和 B）。

区室化

区室化是一个表示仅对膝关节受影响部分进行表面重建的概念，其被称为“单区室”或“部分关节置换术”，可能涉及内侧、外侧或髌股区室。在仅有一个区室患有主要疾病的患者中，区室化可以代替 TKA，从而实现在关节置换部分和未置换部分之间分担负荷。

与 TKA 相比，膝关节单髁置换术具有许多潜在的优点，例如，维持骨质，小切口手术对周围软组织的损伤小，保留交叉韧带，实现膝关节的接近正常的运动，维护本体感觉机制，降低发病率，降低假体周围感染发生率，运动范围较好，术后康复较快，以及输血需求较少。尽管如此，在过去 10 年中，行部分关节置换术的比例有所下降，在 2003 年

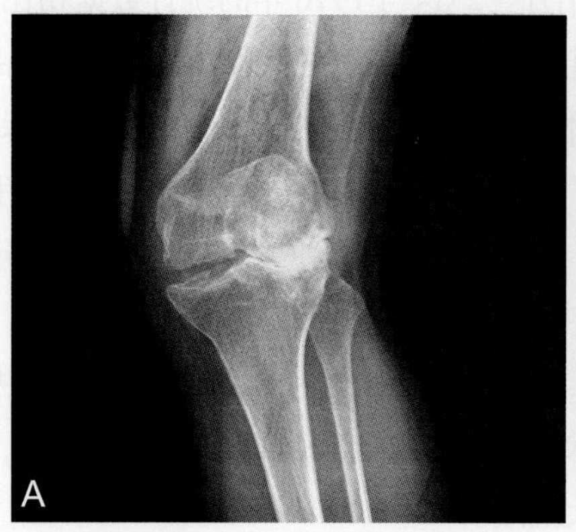

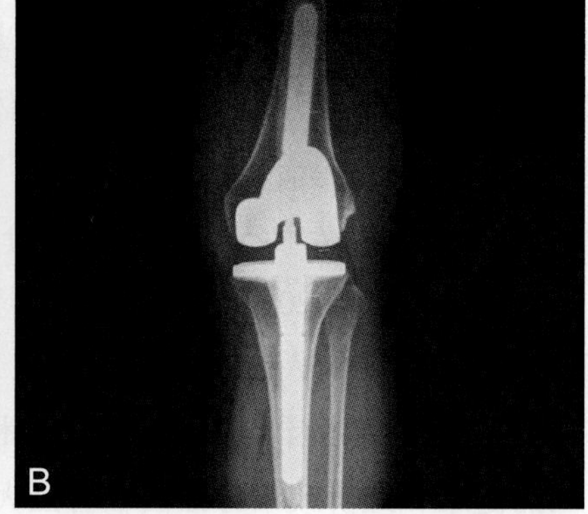

图 15.1A 和 B 用模块化方法翻修假体治疗重度外翻畸形

占所有膝关节置换术的 25%，而在 2011 年仅占 10%[5-6]。局部表面重建适应证减少的原因是：早期循证研究显示其生存率不具优势，因为骨关节炎向其他区室进展以及胫骨组件发生反复疼痛或沉陷而导致 TKA 的转化率较高。

英国和澳大利亚的研究显示，部分关节置换术术后 8 年随访时，髌股关节假体翻修率为 14%，单髁假体的翻修率为 10%，而 TKA 的总体翻修率仅为 2%[5-6]。对当前文献进行的分析发现，部分关节置换术的不良结果可能是由患者选择不足引起的，这就提出了重新定义单区室表面重建术的纳入标准的问题。与经典纳入标准不同的是，最近发表的文献显示，在体重指数（body mass index, BMI）＜35 的 60 岁以下患者，部分关节置换术的效果较好[7]。因此，全球努力的方向是：为获得最佳结果，为接受部分关节置换术的患者确定严格的入选标准。

根据作者的经验，单髁关节置换术仅适用于那些没有其他区室损害的患者，通常使用磁共振成像（MRI）来排除。髌股关节假体是作者所在团队使用最多的假体，其次是内侧单区室假体，外侧单区室模型使用的较少。在作者的实践中，在所行所有膝关节置换手术中，部分关节置换术占 10%。作者所在团队对 30 例连续患者进行了一项前瞻性研究，平均随访时间为 2 年，85% 的膝关节得到了优良结果，包括恢复低强度运动；牛津评分由术前的 166 分提高至术后的 45 分；手术后有 15% 的患者主诉有不同程度的髌股关节疼痛。正如之前的研究所示，与 TKA 相比，单髁置换术失血较少和住院时间较短。功能康复效果非常好，85% 的患者在 6 个月后恢复了低强度的运动（图 15.2）[8]。

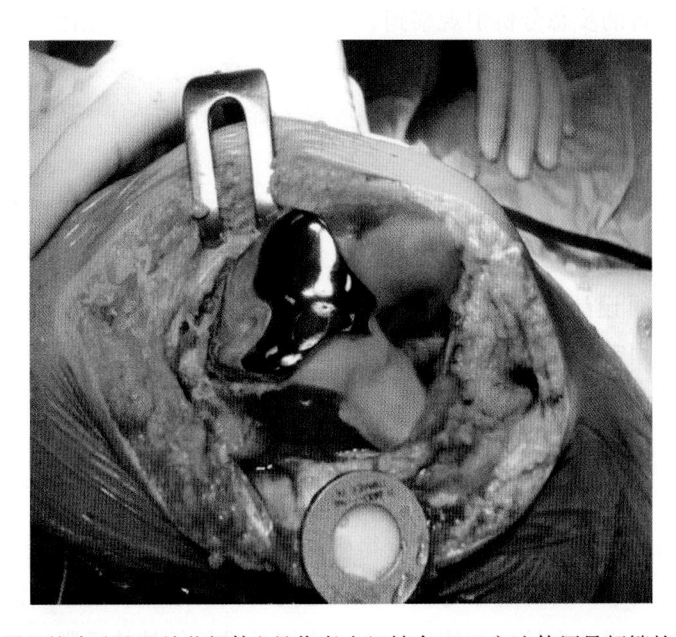

图 15.2　膝关节单髁置换术（髌股关节假体）是作者小组结合 MIS 方法使用最频繁的单髁手术

作者所在团队对 60 个单髁膝关节假体进行的另一项研究显示，在 5 年的随访时显示出了临床和影像学优良结果，仅有 1 例患者因游离骨水泥块引起了膝关节交锁，需要进行关节镜下翻修。迄今为止，作者还没有遇到单髁关节置换术术后需要进行翻修术的病例[9]。

移动式承重设计

与固定式承重设计相比，移动式承重设计的理论优势是：术后膝关节大幅度活动可以使移动式轴承旋转，通过运动弧增加关节匹配度。因此，移动式承重设计的负载分布较好，假体 / 骨界面之间的应力较小，骨质溶解和聚乙烯磨损的风险较低。移动式承重设计允许向软组织传递扭矩和剪切力、卸载关节负荷以及模仿原生膝关节上正常发生的事件。移动式承重假体具有无旋转限制优势，可最大限度地实现股骨胫骨的协调性。聚乙烯植入物在膝关节运动过程中的外侧和内侧移位也可提高对髌骨错位的耐受性。

尽管如此，现有证据尚未能显示这种植入物与固定式模型相比的绝对优势，因为两种模型的生存率在长期随访中相当。此外，移动式承重设计较为昂贵，并且依赖软组织支持。因此，这些植入物在长期使用后有假体脱位或半脱位、胫骨组件过度旋转和移动式支撑件硬化的风险。考虑到这些争议，澳大利亚和英国的统计数据显示，移动式承重模型的比例从 2005 年的 11% 下降到 2011 年的 6%[5-6]。最近的一项多中心随机试验比较了移动式设计和固定式设计 5 年随访时的结果，显示两种植入物在功能评分、并发症发生率、成本效果或再手术方面无显著差异[10]。

有关固定式承重植入物和移动式承重植入物的运动学模式的回顾性研究没有显示出重大差异，除了在患者的步态分析中观察到，与固定式承重植入物相比，移动式承重植入物的内侧和外侧股骨髁的前后位移较小。这可能继发于存在于大多数移动式承重植入物的矢状面股胫骨整合的增加，并且可能有助于减少聚乙烯的剪切应力，从而降低移动式承重植入物的聚乙烯磨损率[11]。

最后，有一些研究发现，移动式承重假体还不能改善膝关节的活动范围，这是因为膝关节活动范围更多的是由髁假体的几何形状决定而不是由移动式承重决定。

由于移动式承重设计除了费用增加外，尚无支持的实质性证据，因此，在临床实践中，作者一直选择固定式或承重假体。

高屈曲设计

与传统模型相比，高屈曲设计是为获得更高的屈曲度植入物，理论上要＞120°，而传统模型中屈曲度受到平台后部边缘与股骨皮质之间的夹挤限制。高屈曲设计可延长后髁表面，改善关节接触，因此在该区域使用较薄的金属并进行额外的后髁切割。由于活动范围改善，高屈曲设计植入物可以更好地适应日常生活活动，这是这种设计的理论优势。根据专家的意见，高屈曲设计植入物的主要缺点是后髁骨质流失增加，由此可导致早期松动和翻修手术的发生风险。

生物力学实验室研究表明，高屈曲设计植入物出现的碎片比传统植入物更多，因此，建议谨慎使用高屈曲设计植入物[12]。已有一些循证研究来比较标准植入物与高屈曲植入物的结果。最近一项前瞻性研究对双侧同时接受 TKA 的双侧骨关节炎患者进行了评估，其中一侧膝关节使用标准植入物，另一侧膝关节使用高屈曲植入物。研究显示，术后 12 个月在屈曲方面两组有轻微的显著差异，倾向于使用高屈曲植入物，使用后者在先前屈伸范围＜120° 的患者中的差异更为显著[13]。尽管如此，也有证据表明，使用高屈曲设计植入物会产生不良后果，例如，在没有髌骨表面置换的患者中存在髌骨杂音[14]。

手术入路和微创手术（MIS）

微创手术（MIS）旨在减少对周围软组织的手术损伤，以减少术后疼痛和促进术后康复。然而，应用于 TKA 的微创技术在步态或力量结果方面没有显示获益，特别是在中期和长期随访时[15]。尽管过去几年的大量研究表明微创技术在 TKA 中是安全和可重复的，但迄今为止，在 TKA 的 MIS 定义方面尚未达成共识，而且对这种技术相对于传统入路的获益也没有达成共识[16]。

在应用于 TKA 的 MIS 中，最常见的优势包括：切口较小，股四头肌破坏最小化，避免胫股关节半脱位（移动窗的概念），以及避免髌骨外翻以保护与术后疼痛密切相关的伸肌机制。为了实现这些微创技术，已经开发了特定的仪器和替代手术入路。1978 年 Von Langenbeck 描述的经典的内侧髌旁入路已被所谓的“MIS”入路取代，如小切口内侧髌旁入路、保护股四头肌的手术入路、股内侧肌入路或股内侧肌下入路；其中最后一个是最常见的“MIS”入路，因为它通过减小切口可实现适当显露，并且不影响股四头肌的四个髌骨植入物[17]。

尽管 MIS 入路与传统入路相比具有这些假设性优势，但有研究强调了其潜在的风险，包括术中并发症发生率较高以及假体组件排列错位的百分比较高[18]。比较传统 TKA 与 MIS 的 TKA 的循证数据未能显示 MIS 在功能或影像学结果方面具有实质性获益。与传统手术相比，MIS 的唯一显著优势是股四头肌功能的早期恢复，但它们之间的长期随访结果相同[17]。目前，TKA 中 MIS 的应用受到限制，占所有 TKA 的总体百分比为 2%～4%。作者所在团队进行的一项前瞻性研究比较了 40 例接受 TKA 治疗的患者，其中 20 例患者采用 MIS 入路，作者发现在中期随访时两组患者在临床和功能结果以及评分方面不存在统计学差异。作者认为，考虑到可获得的证据——对解剖参照物的正确可视化，仍然支持使用传统入路进行 TKA，以确保适当的对准和避免术中并发症（图 15.3）。

固定

在过去 20 年中，假体组件的骨水泥固定已成为标准做法，其植入物生存率较高（随访 15 年的生存率为 90%～95%）。骨水泥固定能够为骨与植入物之间可提供直接稳定的接触面，但众所周知骨水泥固定会影响骨质保存。早在 20 世纪 80 年代，制造商就已开发了非骨水泥植入物，理论上其有助于保存骨质，对于未来有可能需要行翻修手术的高运动量患者非常有用。尽管如此，研究发现，非骨水泥固定可引起胫骨组件的微运动增加和植入物早期无菌性松动[19]。这些发现快速降低了非骨水泥型植入物的普及率，并进而开发了混合式固定方式——将骨水泥型胫骨 - 髌骨组件与非骨水泥型股骨组件组合，并已显示出了良好的中期结果[20]。尽管在长期病例研究中这些类型的固定方法的使用已经减少（混合式固定 2005 年占 1%，到 2011 年降至 1% 以下，非骨水泥型固定 2005 年占 7%，到 2011 年降至 4%），但在过去几年中，对于初次植入物和翻修植入物均开发了多种非骨水泥型胫骨组件设计[5-6]。

尽管在术后 2 年随访后使用羟基磷灰石作为辅助固定，但对 TKA 植入物固定的循证数据进行的回顾研究发现，骨水泥型胫骨组件出现下降的风险比非骨水泥固定低。然而，

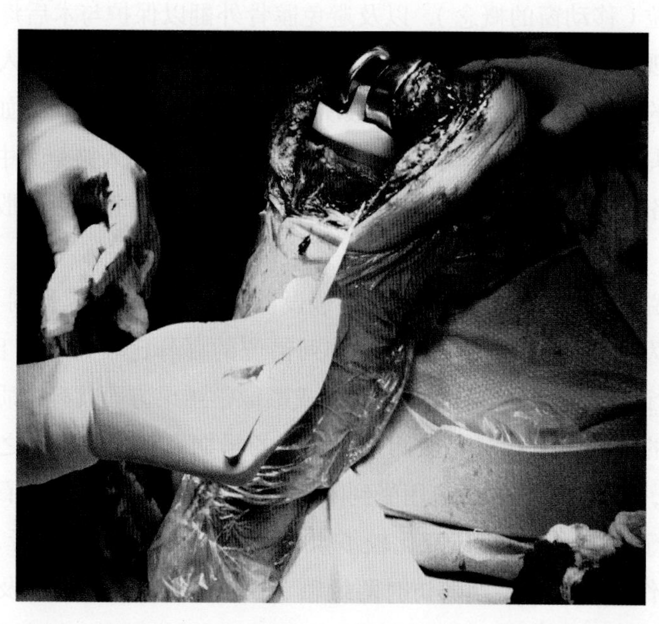

图 15.3 全膝关节置换术。作者所在的小组使用的是传统内侧髌旁入路，所有假体均采用骨水泥固定

与骨水泥固定相比，非骨水泥型胫骨组件发生无菌性松动的风险降低了 16%，而两者的功能结果无显著差异[21]。其他变量无法在这项研究中进行评估，如植入物的生存率。

作者今天的标准做法是一律采用骨水泥型组件，因为没有实质性的数据支持相反的做法。然而，他们期待更多循证研究支持非骨水泥固定——短期和中期随访病例已显示出良好结果。

影像导航

计算机辅助引导和辅助植入（技术上命名为导航）是为了提高假体植入的准确性。考虑到患者出现骨切口和肢体对齐相关失败的百分比高达 8%，努力降低这一比率是值得推崇的[22]。与标准实践相比，导航在组件的位置方面显示出了较好的结果[23]，但在长期随访中有关功能结果或植入物生存率方面无差异[24]。

在过去几年中，有关导航的研究重点是放在简化导航系统上，特别是在图像捕获方面。随着光学系统的出现，已不再需要先前的图像捕捉，由此在临床实践中导航系统的使用范围扩大了。尽管如此，影像引导系统的实际使用率在美国超过 3%，在德国占 30%。

尽管使用了引导系统，但导航还是会出现各种潜在的错误，如软件故障、仪器校准不当和标志性结构识别不正确。最后一点是最关键的问题，因为外科医师需要根据标志性结构确定假体植入位置。最近的研究表明，当识别股骨髁时，2 mm 的不准确会导致股骨组件的 1° 旋转误差[25]。这是有意义的，因为先前的研究表明，股骨髁的观察者间误差在内侧达到 2.8 mm ± 1.5 mm，外侧髁为 1.7 mm ± 0.9 mm，可引起冠状面 0.7° 的改变，矢状面 2.2° 的改变，髁平面 5.5° 的改变[26]。在实践中，由于导航系统的使用会导致患者费用增加和手术时间延长，导航系统并不常用。

后交叉韧带

有关后交叉韧带（posterior cruciate ligament, PCL）的保留或移除仍存在争议。两种策略各有其优点和缺点，而就哪种方法可带来较优结果也未达成共识。PCL 在股骨回收动作中起重要作用，在维持屈曲和外展中也起重要作用。因此，人们试图在假体手术中保留这种结构，但目前的证据提供的信息尚不明确。一些研究表明，PCL 移除后，置换术的成功率较高，而另一些研究则表明 PCL 保留可带来本体感受和生物力学方面的获益[27-29]。此外，PCL 保留是一种费用较低的手术（植入物较便宜），且骨质流失较少，可以使未来的翻修手术可采取后稳定设计。

支持 PCL 移除的作者认为，由于骨关节炎变性，该韧带将不再具有本体感觉传入的功能[30]，并且股骨回收动作的生物力学作用可由假体来实现（使用内侧约束的股骨胫骨关节或超级负荷区，一个胫骨脊和一个股骨曲柄型）。最近的一项研究表明，PCL 保留设计和 PCL 移除设计之间的功能结果和植入物生存率相当[31]。

我们认为，考虑到有关这两种技术的研究报道的成功结果以及随后的专家建议，对那些没有明显内翻或外翻错位或屈曲挛缩的患者应进行 PCL 保留手术。因此，我们对有膝关节严重错位或屈曲挛缩、炎性疾病以及既往已行截骨术或髌骨切除术的患者进行 PCL 移除手术，因为 PCL 移除在这些患者中表现出了较好的结果。

全聚乙烯组件

这些设计与使用金属盘和聚乙烯植入物的传统模块化植入物不同，因为全聚乙烯设计具有聚乙烯单块组件。这种设计的主要优点是成本较低，这对于发展中国家非常重要，尽管与传统植入物相比，有关初步研究的报道显示其功能结果较差而导致其被大量弃用[32]。在过去几年中，对参加体育活动的患者进行的研究显示，随访 10 年时，与标准假体相比它们具有等效结果，植入物的生存率为 95.5%[33-34]。最近的文献显示，在随访 15 年后，金属胫骨组件和全聚乙烯胫骨组件之间没有差异，与模块化设计相比，全聚乙烯植入物下沉（>0.02 mm）风险降低 48%，且具有统计学意义[35]。

作者进行的置换术中没有使用过全聚乙烯假体，但考虑到报道的良好结果和较低的相关费用（比标准植入物约低 $1 500），它们似乎是一个非常值得关注的替代方案[35]。

依性别设计

长期随访研究显示，与男性相比，接受 TKA 治疗的女性的疗效较差[36]。其原因是存在性别之间的解剖差异，例如，女性的 Q 角较大且股骨髁突较为突出，由此导致髌骨组件的张力较高（过度填塞）以及股骨髁之间的内外侧和前后侧关系。因此，设计人员已将精力集中在根据性别设计特定植入物，但目前尚无一致的证据证明这些模型有较好的结果。一些研究认为，使用依性别设计的植入物具有增加活动范围方面的优势，虽然证据尚不确定[37-39]。在作者的实践中没有使用过性别特异性假体，因为没有足够的证据支持其获益。

交联聚乙烯

生物工程师已经开发出了这种改性聚乙烯，即其聚乙烯链中含有大量的交联结构单元，提高了抗磨损性能。然而，该材料的弹性性能下降，其骨折风险增加了。最近，生物工程师已开发了高度交联聚乙烯，其抗磨损性能更高，刚度更高，因此，其骨折风险更高。通过物理方法可降低骨折风险。交联聚乙烯在 TKA 中的使用仍存在争议。

髌骨的表面置换

骨科医师对于进行髌骨表面置换还是保留原生髌骨这一问题仍存在争论。有关髌股关节置换有几项建议，髌骨表面置换术的传统适应证包括：患者年龄较大，有膝关节前部疼痛、髌股关节症状、髌股关节影像学改变，有类风湿关节炎等炎性关节炎，有肥胖症，术中髌骨位置不正，有髌骨脱位史，股骨组件上有非解剖髌骨滑车槽。

另一方面，传统上不建议进行髌骨表面置换术的情况包括：患者髌骨短薄，年龄较小，有骨关节炎或非炎性关节炎，髌骨软骨保存完好，术中髌骨位置适中，髌骨大小或厚度不足以进行表面置换术，股骨组件上带有适用于天然髌骨的解剖滑车槽[40]。

在考虑进行髌骨表面置换术时，在各主要因素中用于置换的植入物的设计必须是影响

表 15.1　作者就膝关节置换给出的建议

作者建议	
模块化	用于翻修
	用于轴向内翻 / 外翻畸形
单区室关节置换术	MRI 显示单室性骨关节炎
	年龄＜60 岁
	BMI＜30
移动式或固定式	固定式设计
高屈曲设计	作者的小组未使用
手术入路	MIS 仅用于单区室置换 我们支持在 TKA 中更好地处理软组织
固定	骨水泥所有组件
导航	作者的小组未使用
后交叉韧带	PCL 保留手术，条件是患者不具有以下 – 显著内翻或外翻错位 – 或屈曲挛缩 所有其他患者不保留
髌骨表面置换	几乎对所有病例进行髌骨表面置换
	根据手术结果，仅对选定患者免除髌骨表面置换

BMI：体重指数；MIS：微创手术；PCL：后交叉韧带；TKA：全膝关节置换术

决定的重要因素，因为许多植入物需要与相应的髌骨假体相契合。正常髌骨与假体股骨组件的契合会改变正常髌股关节的接合和位置特征。

大多数有关随机性研究支持进行髌骨表面置换，鉴于非表面置换组膝关节前部疼痛的发生率为10%，他们可能需要进行后续的髌骨表面置换。然而，无论是否进行髌骨表面置换，两组患者的满意度非常相似[40]。

在作者所在的团队中，外科医师倾向于进行髌骨表面置换，但在一些病例中，根据术中发现，他们可能不会对一些患者进行髌骨表面置换。

参考文献

1. Quality, A.f.H.R.a. Outcomes by patient and hospital characteristic for ICD-9-CM principal procedure code. *HCUPnet.* 2008.
2. Singh JA, Vessely MB, Harmsen WS, et al. A population-based study of trends in the use of total hip and total knee arthroplasty, 1969-2008. Mayo Clin Proc. 2010;85(10):898-904.
3. Carr AJ, Robertsson O, Graves S, et al. Knee replacement. Lancet. 2012; 379(9823):1331-40.
4. Jones RE, Russell RD, Huo MH. Alternatives to revision total knee arthroplasty. J Bone Joint Surg Br. 2012;94(11 Suppl A):137-40.
5. Wales NJ. R.o.E.a. 9th Annual Report 2012.
6. Registry, T.A.O.A.N.J.R. Annual Report 2012 Hip and Knee Arthroplasty, 2012.
7. Thompson SA, Liabaud B, Nellans KW, et al. Factors Associated With Poor Outcomes Following Unicompartmental Knee Arthroplasty: Redefining the "Classic" Indications for Surgery. J Arthroplasty. 2013; 28(9):1561-4.
8. Figueroa D, Vaisman A, Siertling C, et al. Patellofemoral knee arthroplasty: mid-term results. AANA 2013 meeting Abstract #286 (2013).
9. Figueroa, Gili, Calvo, et al. Unicompartment Knee Replacement: revision of outcomes at mid-term follow-up. Abstract, presented in Chilean Congress of Orthopaedics Surgeons, Viña del Mar, November, 2012.
10. Breeman S, Campbell MK, Dakin H, et al.; KAT Trial Group. Five-year results of a randomised controlled trial comparing mobile and fixed bearings in total knee replacement. Bone Joint J. 2013;95-B(4):486-92.
11. Bergeson AG, Berend KR, Lombardi AV Jr, et al. Medial Mobile Bearing Unicompartmental Knee Arthroplasty: Early Survivorship and Analysis of Failures in 1000 Consecutive Cases. J Arthroplasty. 2013;28(9):172-5.
12. Paterson NR, Teeter MG, MacDonald SJ, et al. The 2012 Mark Coventry award: a retrieval analysis of high flexion versus posterior-stabilized tibial inserts. Clin Orthop Relat Res. 2013;471(1):56-63.
13. Dennis DA, Heekin RD, Clark CR, et al. Effect of implant design on knee flexion. J Arthroplasty. 2013;28(3):429-38.
14. Shillington MP, Cashman K, Farmer G. Patellofemoral crepitus in high flexion rotating platform knee arthroplasty. ANZ J Surg. 2013;83(10):779-83.

15. Wegrzyn J, Parratte S, Coleman-Wood K, et al. The John Insall award: no benefit of minimally invasive TKA on gait and strength outcomes: a randomized controlled trial. Clin Orthop Relat Res. 2013;471(1):46-55.
16. Curtin B, Yakkanti M, Malkani A. Postoperative Pain and Contracture Following Total Knee Arthroplasty Comparing Parapatellar and Subvastus Approaches. J Arthroplasty. 2013 (epub ahead of print).
17. Costa CR, Johnson AJ, Harwin SF, et al. Critical review of minimally invasive approaches in knee arthroplasty. J Knee Surg. 2013;26(1):41-50.
18. Alcelik I, Sukeik M, Pollock R, et al. Comparison of the minimally invasive and standard medial parapatellar approaches for primary total knee arthroplasty. Knee Surg Sports Traumatol Arthrosc. 2012;20(12):2502-12.
19. Ryd L. Micromotion in knee arthroplasty. A roentgen stereophotogrammetric analysis of tibial component fixation. Acta Orthop Scand Suppl. 1986;220:1-80.
20. Yang JH, Yoon JR, Oh CH, et al. Hybrid component fixation in total knee arthroplasty: minimum of 10-year follow-up study. J Arthroplasty. 2012;27(6): 1111-8.
21. Nakama GY, Peccin MS, Almeida GJ, et al. Cemented, cementless or hybrid fixation options in total knee arthroplasty for osteoarthritis and other non-traumatic diseases. Cochrane Database Syst Rev. 2012;10:CD006193.
22. Soares LF, Nunes TA, de Andrade MA, et al. The effect of computerized navigation on component alignment in total knee arthroplasty. Acta Orthop Traumatol Turc. 2013;47(1):8-13.
23. Chauhan SK, Clark GW, Lloyd S, et al. Computer-assisted total knee replacement. A controlled cadaver study using a multi-parameter quantitative CT assessment of alignment (the Perth CT Protocol). J Bone Joint Surg Br. 2004;86(6):818-23.
24. Lützner J, Günther KP, Kirschner S. Functional outcome after computer-assisted versus conventional total knee arthroplasty: a randomized controlled study. Knee Surg Sports Traumatol Arthrosc. 2010;18(10):1339-44.
25. Amanatullah DF, Di Cesare PE, Meere PA, et al. Identification of the landmark registration safe zones during total knee arthroplasty using an imageless navigation system. J Arthroplasty. 2013;28(6):938-42.
26. Yau WP, Leung A, Chiu KY, et al. Intraobserver errors in obtaining visually selected anatomic landmarks during registration process in nonimage-based navigation-assisted total knee arthroplasty: a cadaveric experiment. J Arthroplasty. 2005;20(5):591-601.
27. Rand JA, Trousdale RT, Ilstrup DM, et al. Factors affecting the durability of primary total knee prostheses. J Bone Joint Surg Am. 2003;85-A(2):259-65.
28. Komistek RD, Mahfouz MR, Bertin KC, et al. In vivo determination of total knee arthroplasty kinematics: a multicenter analysis of an asymmetrical posterior cruciate retaining total knee arthroplasty. J Arthroplasty. 2008;23(1):41-50.
29. Warren PJ, Olanlokun TK, Cobb AG, et al. Proprioception after knee arthroplasty. The influence of prosthetic design. Clin Orthop Relat Res. 1993;(297):182-7.
30. Kleinbart FA, Bryk E, Evangelista J, et al. Histologic comparison of posterior cruciate ligaments from arthritic and age-matched knee specimens. J Arthroplasty. 1996;11(6):726-31.

31. Ritter MA, Davis KE, Meding JB, et al. The role of the posterior cruciate ligament in total knee replacement. Bone Joint Res. 2012;1(4):64-70.
32. Gioe TJ, Maheshwari AV. The all-polyethylene tibial component in primary total knee arthroplasty. J Bone Joint Surg Am. 2010;92(2):478-87.
33. Meftah M, Ranawat AS, Sood AB, et al. All-polyethylene tibial implant in young, active patients a concise follow-up, 10 to 18 years. J Arthroplasty. 2012;27(1): 10-4.
34. Vaishya R. All-polyethylene tibial implant in young, active patients. J Arthroplasty. 2012;27(8):1582; author reply 1582.
35. Voigt J, Mosier M. Cemented all-polyethylene and metal-backed polyethylene tibial components used for primary total knee arthroplasty: a systematic review of the literature and meta-analysis of randomized controlled trials involving 1798 primary total knee implants. J Bone Joint Surg Am. 2011;93(19):1790-8.
36. SooHoo NF, Lieberman JR, Ko CY, et al. Factors predicting complication rates following total knee replacement. J Bone Joint Surg Am. 2006;88(3):480-5.
37. Thomsen MG, Husted H, Bencke J, et al. Do we need a gender-specific total knee replacement? A randomised controlled trial comparing a high-flex and a gender-specific posterior design. J Bone Joint Surg Br. 2012;94(6):787-92.
38. Song EK, Park SJ, Yoon TR, et al. Hi-flexion and gender-specific designs fail to provide significant increases in range of motion during cruciate-retaining total knee arthroplasty. J Arthroplasty. 2012;27(6):1081-4.
39. Song EK, Jung WB, Yoon TR, et al. Comparison of outcomes after bilateral simultaneous total knee arthroplasty using gender-specific and unisex knees. J Arthroplasty. 2012;27(2):226-31.
40. Chen K, Li G, Fu D, et al. Patellar resurfacing versus nonresurfacing in total knee arthroplasty: a meta-analysis of randomised controlled trials. Int Orthop. 2013;37(6):1075-83.

第16章

Claudio Mella 和 Claudio Diaz-Ledezma

髋关节置换术最新进展：南美洲视角

引言

随着近来技术和外科技术的进展，全球有关髋关节和膝关节置换术的护理质量大大提高了。在过去十年中，对有关髋关节和膝关节置换术从术前评估到患者长期随访的所有方面都进行了仔细的临床研究。其结果是大大提高了支持我们日常实践的证据水平。知识的流入，几乎均来自发达国家，是我们南美洲外科医师用以提供高质量和最新的手术护理的主要信息来源。本章将讨论2012年和2013年发表的文献和数据，因为发展中国家（尤其是南美洲）的关节置换外科医师应考虑和借鉴这些文献和数据，以便给其患者带来切实的益处。

术前优化和风险分层：避免灾难性问题

众所周知，髋关节置换术后的并发症可能是灾难性的。最近基于美国老年医疗保险（Medicare）数据（覆盖65岁以上美国人口的医疗保健系统）的文献描述了与临床相关并发症相关的各种因素，例如，翻修或死亡[1]。Bozic及其同事已创建了一个电子应用程序来计算这些患者的个体风险，这对于术前评估和咨询将起到一定的作用[2]。最近，Aynardi研究了全髋关节置换术（total hip arthroplasty, THA）术后早期死亡的独立预测因子：Charlson指数>3，外周血管疾病，术后血糖升高，以及术后心脏检查结果异常[3]。我们建议发展中国家的外科医师考虑这些因素，并尽可能地使用科学方法来验证其本国的风险评分。这样做对患者的护理肯定会有重大作用，并且在关节置换方面对体制性政策甚至国家政策的制定有引导作用。

在发达国家和发展中国家，肥胖都是另一个重要的健康问题。最近一篇由美国髋关节和膝关节外科医师协会（American Association of Hip and Knee Surgeons, AAHKS）支持的文章提出了一些建议[4]。体重指数（body mass index, BMI），尽管其存在公认的局限性，但目前是临床上测量肥胖的最有用的方法。如世界卫生组织（WHO）所述，BMI＞30表示肥胖。据AAHKS报道，BMI＞40（病态肥胖）的患者在接受手术前应进行减轻体重的咨询。此外，AAHKS强调了术前营养评估的重要性。

糖尿病也是患者的一个值得关注的问题。芬兰的一项大型研究证实了糖尿病是感染的重要危险因素[5]。虽然血红蛋白$A1_C$已用于评估关节置换术患者，但Iorio等人最近发表的一篇文章[6]表明，由于无法预测并发症，血红蛋白$A1_C$可能不是一种理想的术前测量指标。我们认为，详尽的术前评估和血糖水平优化是术前评估不可缺少的组成部分，必须由全科内科医师或专科内科医师进行。

手术入路：证据支持直接前端入路，但……

髋关节直接前方入路（direct anterior approach, DAA）使用Hueter间隔（使用或不使用专业手术台进行），由于其绕过神经和肌肉，人们认为该入路优于其他入路[7]。虽然这个入路并不是一个新的入路[8]，但人们最近对这个手术入路产生了兴趣，并进行了比较其与直接侧方（direct lateral, DL）入路和后方入路的性能的一级研究。尽管手术后1年或2年它们的功能结果似乎相似，但DAA在术后恢复时间方面显示出了较优的结果。Restrepo及其同事的研究表明，采用DAA的患者6周时的Harris髋关节评分为＞90分，与采用直接侧方入路相比，在统计学上有显著差异[9]。然而，这种差异的临床意义很难得到充分认可。最近一项比较DAA与后方入路的随机对照试验（RCT）显示，74%的采用DAA的患者术后第2天能够安全出院，而采用后方入路的患者中术后第2天能够安全出院的占39%[10]。一项后续研究[11]验证了DAA优于后端入路的优势，该研究侧重于住院时间、输血率等医院相关结局。由此我们可以得出结论，DAA已被证明至少在功能性结局方面与DL和后方入路相当，但所观察到的差异的临床意义尚有待进行大型研究予以证实。成功使用DAA的最重要因素之一是外科医师的经验。如果外科医师想要开始使用DAA而尚未接受过正式的操作培训，我们认为让他们参加尸体操作训练课程至关重要。根据美国俄亥俄州有关关节植入外科医师的建议，具有大量手术经验的外科医师的学习曲线接近40例[12]，而关节置换术手术经验少的外科医师其学习曲线的例数可能更多。

Browne和Pagnano发表了另一个值得注意的创新[13]，他们描述了一种继后方入路后重新插入外部旋转器的技术。这种技术可以避免在大转子处钻孔[14]（目前是后方入路的金标准），但对这种修改的获益应进行仔细评估。

植入物选择：植入什么和不植入什么？

最近的一个 meta 分析比较了骨水泥型髋臼和非骨水泥型髋臼的长期性能 [15]。作者得出的结论是，“非骨水泥型髋臼组件在提高生存率方面的优势并未得到已发表的证据的支持”。对于股骨假体，文献也给出了同样的结论 [16]。所引用的文献实际上显示了骨水泥固定的相对优点。Troelsen 及其同事将这种结论称为“非骨水泥型悖论” [17]。我们主张对两种植入物均予以使用，具体选择取决于外科医师的偏好和经验。

在发达国家，髋关节表面置换术的应用似乎较少。虽然这种手术在参与体育活动的男性中是一种可接受的治疗方法 [18]，但并不是金标准。此外，还应考虑金属 - 金属（MOM）持重面产生的问题。我们认为，髋关节表面置换术应仅由具有大量关节置换术经验的外科医师完成，而发展中国家这类外科医师极少。

由于已在初次手术中使用的模块化骨干中观察到模块化股骨颈接头处有微动和腐蚀，与此相关的潜在风险限制了其广泛使用 [19-20]。目前有避免使用这种构造的植入物的趋势，并且两种普遍的设计已被制造商自愿召回 [21]。因此，在没有更好的证据出现之前，我们不鼓励初次髋关节置换术使用模块化股骨颈接头的植入物。

一篇非常相关的文献是《关节置换术的文献质量》（Quality of Literature in Arthroplasty, QoLA），是由欧洲国家骨科和创伤协会联合会（European Federation of National Associations of Orthopedics and Traumatology, EFNAOT）支持的。它提供了有关支持各种市售植入物的关键信息。在南美洲的一些地区，外科医师采用当地生产的植入物。有关骨科文献尚无对此类植入物进行同行评审的数据，因此，很难对其使用提出意见。我们认为，植入物性能数据对植入物的选择和使用至关重要。

持重力偶：金属–金属持重面的时代已经过去了吗？

由金属 - 金属（metal-on-metal, MOM）植入物产生的问题可能是灾难性的，并且其范围涉及髋关节表面置换术和传统的 THA。对于有疼痛的 MOM 髋关节置换术患者，应遵循美国髋关节协会（American Hip Society, AHS）推荐的治疗流程来评估 [22]。如果外科医师使用 MOM 植入物，则其应具有相应的资源来进行金属伪影减少序列 MRI 检查和离子水平测量，否则评估是不理想的。

此外，已经证明，MOM 是感染的危险因素 [23]，而且在这一特定患者群体中对感染的诊断似乎更加困难 [24]。

从我们的角度来看，考虑到这些缺陷和不可接受的失败率，广泛使用 MOM 的时代已经结束。这种观点与曾将 MOM 植入物作为常规做法的一个团队的意见一致[25]，也符合其他团队的看法[26]。

金属碎屑：一个真正的问题

最近的一篇文章描述了股骨头颈部锥形交界处的微动磨损和腐蚀问题[27]。尽管难以评估，但这个问题应该是 THA 术后出现无法解释的腹股沟疼痛的患者的鉴别诊断的一部分。

氨甲环酸：一个不可或缺的助力

大量证据表明，氨甲环酸（tranexamic acid, TXA）能够减少 THA 术中失血和术后输血。最近的一项系统性回顾研究支持 TXA 的应用[28]。重要的是要知道，接受 TXA 治疗的患者其临床相关的血栓栓塞事件的风险并未增加[29]。有不同剂量和剂型可供选择。我们相信，证据具有足够的强度支持常规性使用。

血栓预防：可用阿司匹林

阿司匹林已被美国胸科医师学会（American College of Chest Physicians, ACCP）和美国骨科医师学会（AAOS）确认为 THA 患者血栓预防的另一种药物[30]。应当提及的是，阿司匹林必须与加压设备一起使用，作为多模式方法的一部分。这种多模式方法在降低静脉血栓形成（venous thromboembolism, VTE）风险方面与其他抗凝强度更好的抗凝剂在预防深静脉血栓形成（deep vein thrombosis, DVT）方面效果相当。我们认为，使用阿司匹林可以降低与血栓预防相关的费用。然而，外科医师应采用自己更有把握的方法并考虑当地政策、可用性和患者偏好。

术后期间局部浸润镇痛：事实

自 2008 年 Kerr 和 Kohan 发表文章以来[31]，局部浸润镇痛（local infiltration analgesia, LIA）或额外弹性泵输液给予局部止痛剂的做法已经逐渐普及，并且其使用有足够的证据予以支持[32]。LIA 包括在手术过程中将镇痛剂浸润到关节周围组织，加或不加术后在手术部位持续输注镇痛剂。一些学者提出了指代自己的镇痛剂组合的“鸡尾酒”这一术语[33]。已几乎得到普遍认可，推荐的药物组合包括局部麻醉剂、非甾体类抗炎药和短效阿片类药物。

然而，最近的一个 meta 分析表明，即使有一级研究支持，这种做法背后的证据不充分[34]。其主要原因是：研究设计和干预分配存在缺陷。我们认为，尽管 LIA 是一种很有前途的替代方法，但仍需进行更好的研究来解决 Kehlet 和 Andersen 所强调的缺点[34]。此外，术后持续输注的有益效果似乎很小，没有临床意义[35]，并且也不是 THA 后成本效果好的干预。

双动杯：是否合适?

双动杯（Dual-Mobility cups, MDM）是一种在概念上有前景的干预措施。最近 Combes 及其同事对 2 480 例使用 MDM 的初次 THA 病例进行了分析。结果显示，有 22 例（0.88%）发生了脱位。然而，他们强烈建议，应避免在年龄较小、骨质溶解风险较高的活动量较大的患者中使用 MDM[36]。在一项有关髋关节骨折的前瞻性多中心研究中，Adam 及其同事的研究显示，使用双动杯的脱位率较低，与半关节置换术具有可比性[37]。我们认为，在有复杂翻修、重度外展缺陷或神经肌肉损伤的病例中[38]，使用 MDM 可以降低脱位风险。在这一点上，MDM 似乎是一个合理的选择，我们根据最近的一篇文章[39]推测，在大多数复发性脱位病例中，MDM 将成为优于限制性衬垫的替代方案。

非骨水泥型股骨翻修：何时？何故?

最近发表的文献表明，对于一些有轻微（Paprosky Ⅰ型和Ⅱ型）缺陷的患者来说，使用多孔涂层锥形骨干是一种好的替代方案[40]。另一种选择是使用广泛涂层的骨干。对于Ⅱ型缺陷，我们主张进行骨干固定，因此，模块化骨干是一种更好的选择[41]。这种类型的骨干在处理重大股骨缺陷（例如 Paprosky Ⅲ型和Ⅳ型）时也是成功的[42]。这些非骨水泥型骨干无疑是骨水泥型翻修的替代方案，不论是否影响移植。我们认为，植入物和固定方法的选择取决于病例特征以及外科医师的经验。

考虑到使用含抗生素骨水泥[43]所带来的优势，对于由感染伴大量骨质流失而引起的翻修，我们建议使用骨水泥型组件。

髋臼翻修：如果没有金属增强会怎样?

对于大多数病例，在髋臼翻修中使用巨型杯可能是极好的解决方案[44-45]。使用小梁金属杯也是一种可以接受的选择[46]，在用于骨缺陷时，与钛杯相比，其似乎可提供较优的结果[47]。然而，其他替代方案，如金属增强物、保持架和结构化骨移植物，可能更有助于形成稳定的结构。在美国，使用金属增强物是一种常见的做法，具有有前途的结果[48]。在发展中国家，由于这些植入物的费用较高，推广难度较大。出于这个原因，我们认为，当无法使用金属增强物时，结构化骨移植物仍然是一个很好的选择。

感染：管理上的一个共同目标和降低易变性的新指南

北美肌肉骨骼感染协会（Musculoskeletal Infection Society of North America, MISNA）最近发布了假体周围关节感染（periprosthetic joint infection, PJI）的诊断标准[49]。我们认为，这不仅是对文献的重大贡献，也是对日常实践的重大贡献。该标准提供了一个共同的目标并可消除 PJI 诊断的易变性。

最近，美国传染病协会（Infectious Diseases Society of America, IDSA）发布了其 PJI 管理指南[50]。这对于骨科医师和传染科医师意义重大，他们可以通过合作来治疗这种严重并发症。我们认为，根据这些指南可降低患者治疗中的易变性，改进我们的日常实践。

康复：髋关节注意事项……真的没有吗？

先前已经证明，在采用侧方入路[51]和前方入路时，髋关节预防措施是不必要的，而且还会增加与 THA 相关的费用[52]。在最近 2013 年美国骨科医师学会（AAOS）会议上有一篇壁报提出，“如果在术中髋关节符合稳定标准，我们认为术后可能不需要给予正式的髋关节预防措施”[53]。尽管有这样的证据，但我们仍认为，一些有神经肌肉控制不佳的高龄患者可以从髋关节预防措施中获益。

健康老年人囊内移位性骨折：行全髋关节置换术还是行半髋关节置换术

根据英国髋关节骨折登记系统（Unitied Kingdom Hip Fracture Registry，UKHPR）数据，髋关节囊内移位性骨折是最常见的骨折类型（47%）[54]。最近的三个 meta 分析比较了股骨颈移位性骨折行全髋关节置换术（THA）和半全髋关节置换术（HA）的结果[55-57]。虽然行 HA 术后的脱位风险一直较低，但 THA 在残余疼痛、功能和翻修风险方面较优。更重要的是，在活跃老年人中 THA 的成本效果比 HA 好[58]。尽管美国[59]和英国[54]均有这样的观察结果，但 HA 是最常用的治疗方法。从我们的角度来看，THA 在获益方面优于 HA，是我们机构首选的治疗方法。

结论

尽管有关 THA 的绝大多数临床研究都是发达国家进行的，但其结果可以应用到全球的患者。我们认为，南美洲外科医师最重要的一步就是对这些文献进行严格评估，并采纳对我们的患者有益的改变。众所周知，证据与实际医疗质量之间的差距可能是巨大的，特别是在发展中国家。我们的任务是，通过获取和应用最近在发达国家取得的进展来缩小这一差距，同时考虑我们当地的背景和局限性。我们还希望南美洲的外科医师大幅提高本地区临床研究和文献的质量。

参考文献

1. Bozic KJ, Lau E, Ong K, et al. Risk factors for early revision after primary total hip arthroplasty in medicare patients. Clin Orthop Relat Res. 2013.
2. Bozic KJ, Ong K, Lau E, et al. Estimating risk in Medicare patients with THA: an electronic risk calculator for periprosthetic joint infection and mortality. Clin Orthop Relat Res. 2013;471(2):574-83.
3. Aynardi M, Jacovides CL, Huang R, et al. Risk factors for early mortality following modern total hip arthroplasty. J Arthroplasty. 2013;28(3):517-20.
4. Obesity and total joint arthroplasty: A literature based review. J. Arthroplasty. 2013;28(5):714-21. doi:10.1016/j.arth.2013.02.011.
5. Jämsen E, Nevalainen P, Eskelinen A, et al. Obesity, diabetes, and preoperative hyperglycemia as predictors of periprosthetic joint infection: a single-center analysis of 7181 primary hip and knee replacements for osteoarthritis. J Bone Joint Surg Am. 2012;94(14):e101.
6. Iorio R, Williams KM, Marcantonio AJ, et al. Diabetes mellitus, hemoglobin A1C, and the incidence of total joint arthroplasty infection. J Arthroplasty. 2012;27(5):726-9.e1.
7. Bender B, Nogler M, Hozack WJ. Direct anterior approach for total hip arthroplasty. Orthop Clin North Am. 2009;40(3):321-8.
8. Light TR, Keggi KJ. Anterior approach to hip arthroplasty. Clin Orthop Relat Res. 1980;(152):255-60.
9. Restrepo C, Parvizi J, Pour AE, et al. Prospective randomized study of two surgical approaches for total hip arthroplasty. J Arthroplasty. 2010;25(5):671-9.e1.
10. Barrett WP, Turner SE, Leopold JP. Prospective Randomized Study of Direct Anterior vs Postero-Lateral Approach for Total Hip Arthroplasty. J Arthroplasty. 2013.
11. Schweppe ML, Seyler TM, Plate JF, et al. Does Surgical Approach in Total Hip Arthroplasty Affect Rehabilitation, Discharge Disposition, and Readmission Rate? Surg Technol Int. 2013;XXIII.

12. Seng BE, Berend KR, Ajluni AF, Lombardi AV Jr. Anterior-supine minimally invasive total hip arthroplasty: defining the learning curve. Orthop Clin North Am. 2009;40(3):343-50.
13. Browne JA, Pagnano MW. Surgical technique: a simple soft-tissue-only repair of the capsule and external rotators in posterior-approach THA. Clin Orthop Relat Res. 2012;470(2):511-5.
14. Pellicci PM, Bostrom M, Poss R. Posterior approach to total hip replacement using enhanced posterior soft tissue repair. Clin Orthop Relat Res. 1998;(355): 224-8.
15. Toossi N, Adeli B, Timperley AJ, et al. Acetabular components in total hip arthroplasty: is there evidence that cementless fixation is better? J Bone Joint Surg Am. 2013;95(2):168-74.
16. Morshed S, Bozic KJ, Ries MD, et al. Comparison of cemented and uncemented fixation in total hip replacement: a meta-analysis. Acta Orthop. 2007;78(3): 315-26.
17. Troelsen A, Malchau E, Sillesen N, et al. A review of current fixation use and registry outcomes in total hip arthroplasty: the uncemented paradox. Clin Orthop Relat Res. 2013;471(7):2052-9.
18. Issa K, Palich A, Tatevossian T, et al. The outcomes of hip resurfacing compared to standard primary total hip arthroplasty in Men. BMC Musculoskelet Disord. 2013;14:161.
19. Gill IP, Webb J, Sloan K, et al. Corrosion at the neck-stem junction as a cause of metal ion release and pseudotumour formation. J Bone Joint Surg Br. 2012;94(7):895-900.
20. Cooper HJ, Urban RM, Wixson RL, et al. Adverse local tissue reaction arising from corrosion at the femoral neck-body junction in a dual-taper stem with a cobalt-chromium modular neck. J Bone Joint Surg Am. 2013;95(10):865-72.
21. Commissioner O of the. Recalls, Market Withdrawals, & Safety Alerts - Stryker Initiates Voluntary Product Recall of Modular-Neck Stems Action Specific to Rejuvenate and ABG II Modular-Neck Stems. Available at: http://www.fda.gov/Safety/Recalls/ucm311043.htm. Accessed June 3, 2013.
22. Lombardi AV Jr, Barrack RL, Berend KR, et al. The Hip Society: algorithmic approach to diagnosis and management of metal-on-metal arthroplasty. J Bone Joint Surg Br. 2012;94(11 Suppl A):14-8.
23. Bozic KJ, Lau EC, Ong KL, et al. Comparative effectiveness of metal-on-metal and metal-on-polyethylene bearings in Medicare total hip arthroplasty patients. J Arthroplasty. 2012;27(8 Suppl):37-40.
24. Wyles CC, Larson DR, Houdek MT, et al. Utility of synovial fluid aspirations in failed metal-on-metal total hip arthroplasty. J Arthroplasty. 2013;28(5):818-23.
25. Berend KR, Morris MJ, Adams JB, et al. Metal-on-metal hip arthroplasty: going, going, gone. - affirms. J Bone Joint Surg Br. 2012;94(11 Suppl A):75-7.
26. Singh G, Meyer H, Ruetschi M, et al. Large-diameter metal-on-metal total hip arthroplasties: A page in orthopedic history? J Biomed Mater Res A. 2013. doi:10.1002/jbm.a.34619.
27. Cooper HJ, Della Valle CJ, Berger RA, et al. Corrosion at the head-neck taper as a cause for adverse local tissue reactions after total hip arthroplasty. J Bone Joint Surg Am. 2012;94(18):1655-61.

28. Sukeik M, Alshryda S, Haddad FS, et al. Systematic review and meta-analysis of the use of tranexamic acid in total hip replacement. J Bone Joint Surg Br. 2011;93(1):39-46.
29. Gillette BP, DeSimone LJ, Trousdale RT, et al. Low risk of thromboembolic complications with tranexamic acid after primary total hip and knee arthroplasty. Clin Orthop Relat Res. 2013;471(1):150-4.
30. Stewart DW, Freshour JE. Aspirin for the prophylaxis of venous thromboembolic events in orthopedic surgery patients: a comparison of the AAOS and ACCP guidelines with review of the evidence. Ann Pharmacother. 2013;47(1):63-74.
31. Kerr DR, Kohan L. Local infiltration analgesia: a technique for the control of acute postoperative pain following knee and hip surgery: a case study of 325 patients. Acta Orthop. 2008;79(2):174-83.
32. McCarthy D, Iohom G. Local Infiltration Analgesia for Postoperative Pain Control following Total Hip Arthroplasty: A Systematic Review. Anesthesiol Res Pract. 2012;2012:709531.
33. Maheshwari AV, Blum YC, Shekhar L, et al. Multimodal pain management after total hip and knee arthroplasty at the Ranawat Orthopaedic Center. Clin Orthop Relat Res. 2009;467(6):1418-23.
34. Kehlet H, Andersen LØ. Local infiltration analgesia in joint replacement: the evidence and recommendations for clinical practice. Acta Anaesthesiol Scand. 2011;55(7):778-84.
35. Specht K, Leonhardt JS, Revald P, et al. No evidence of a clinically important effect of adding local infusion analgesia administrated through a catheter in pain treatment after total hip arthroplasty. Acta Orthop. 2011;82(3):315-20.
36. Combes A, Migaud H, Girard J, et al. Low Rate of Dislocation of Dual-mobility Cups in Primary Total Hip Arthroplasty. Clin Orthop Relat Res. 2013.
37. Adam P, Philippe R, Ehlinger M, et al.; French Society of Orthopaedic Surgery and Traumatology (SoFCOT). Dual mobility cups hip arthroplasty as a treatment for displaced fracture of the femoral neck in the elderly. A prospective, systematic, multicenter study with specific focus on postoperative dislocation. Orthop Traumatol Surg Res. 2012;98(3):296-300.
38. Sanders RJ, Swierstra BA, Goosen JH. The use of a dual-mobility concept in total hip arthroplasty patients with spastic disorders: No dislocations in a series of ten cases at midterm follow-up. Arch Orthop Trauma Surg. 2013;133(7):1011-16.
39. Hailer NP, Weiss RJ, Stark A, Kärrholm J. Dual-mobility cups for revision due to instability are associated with a low rate of re-revisions due to dislocation: 228 patients from the Swedish Hip Arthroplasty Register. Acta Orthop. 2012;83(6):566-71.
40. Khanuja HS, Issa K, Naziri Q, et al. Results of a Tapered Proximally-Coated Primary Cementless Stem for Revision Hip Surgery. J Arthroplasty. 2013.
41. Restrepo C, Mashadi M, Parvizi J, et al. Modular femoral stems for revision total hip arthroplasty. Clin Orthop Relat Res. 2011;469(2):476-82.
42. Palumbo BT, Morrison KL, Baumgarten AS, et al. Results of revision total hip arthroplasty with modular, titanium-tapered femoral stems in severe proximal metaphyseal and diaphyseal bone loss. J Arthroplasty. 2013;28(4):690-4.

43. Parvizi J, Saleh KJ, Ragland PS, et al. Efficacy of antibiotic-impregnated cement in total hip replacement. Acta Orthop. 2008;79(3):335-41.
44. Deirmengian GK, Zmistowski B, O'Neil JT, et al. Management of acetabular bone loss in revision total hip arthroplasty. J Bone Joint Surg Am. 2011;93(19):1842-52.

第17章

George Feldman、Andrzej Fertala、Theresa Freeman、Noreen J Hickok、Rowena McBeath、Makarand V Risbud 和 Irving M Shapiro

基础骨科学最新进展：骨关节炎、感染、退行性椎间盘疾病、肌腱修复和遗传性骨骼疾病

引言

本章的目标是总结与骨外科实践相关的科学新进展。由于骨科领域包含多个不同学科，从生物群落研究到生物技术，本综述将集中在基础研究的六个关键领域：骨关节炎的发病机制，退行性椎间盘疾病的发病机制，关节遗传性疾病的发病机制，结缔组织遗传性疾病的发病机制，骨科感染的发病机制，以及肌腱修复。毫无疑问，这种基础研究的成果将巩固和促进骨骼疾病在预防、诊断和治疗方面的发展。

软骨下骨在骨关节炎发病机制中的重要性

与其他慢性疾病一样，骨关节炎（osteoarthritis, OA）是由多种因素导致的，目前已发现的多种局部和全身性危险因素，包括但不限于关节损伤、寿命增长和高体重指数。此外，影响软骨和骨重塑的遗传因素也被认为可影响疾病发生和进展的易感性。一般来说，与其他具有复杂病因的疾病一样，人们对于引起 OA 发生和进展的因素知之甚少。因此，按分子特征对 OA 患者进行分类有助于研究 OA 的新疗法并理解其基本发病机制[1]。

不幸的是，基于 OA 表型、临床或解剖差异对 OA 患者进行分类效果不好。其原因部分可能是人们将主要注意力集中于软骨退化，因为这种组织学表现反映了 OA 的潜在临床表现：关节狭窄、软骨损失、基质纤维化、血管翳形成、软骨细胞阵挛、疼痛、运

动丧失以及骨赘形成。然而，更迫切的需要是确定软骨退化的发病机制。最近一项研究主要是通过研究滑膜和软骨下骨来确定软骨退化的诱发因素[2]。该研究主要讨论了软骨 - 骨交界处和软骨下骨与软骨细胞之间的紧密分子偶联；据假设，偶联被破坏时，OA 开始发病[3]。

骨关节炎中软骨下骨的结构和功能变化

一直以来，软骨下骨在 OA 的发生和发展中的确切作用机制始终存在争议[4]。从生物力学的角度来看，关节软骨可吸收表面拉伸剪切应力和深部区域压缩应力，从而最大限度地降低机械负重。在 OA 中，关节软骨丢失，增加的机械负荷会促进软骨下骨增厚。随着疾病的进展[5]，软骨下骨板结构会发生显著变化（图 17.1A），大体上，在该区域中可观察到的变化包括血管成分对钙化软骨的渗透、潮标的额外重复以及钙化软骨区厚度增加。软骨 - 骨交界处这些变化是生长板处动力学变化导致的：血管渗透和肥大软骨细胞的成熟，导致钙化软骨的去除和新骨的形成[6]。

血管渗透和相关的纤维血管组织形成与血管内皮生长因子（vascular endothelial growth factor, VEGF）表达增加一致[7]。VEGF 的这种局部升高可能对软骨细胞的功能和软骨基质的动态平衡有严重的不利影响。最近的一项研究注射到，小鼠膝关节中的 VEGF 可导致滑膜增生、关节软骨钙化增加和骨硬化[8]。此外，促血管生成因子与抗血管生成因子的平衡紊乱可能会促使血管生成活性增高和随后的软骨血管浸润[9]。图 17.1B 图解概述了驱动骨形成和软骨退化的序列事件。随着 OA 的发展，其他与骨相关的改变包括关节边缘软骨内骨化引起的骨赘出现。

不幸的是，有关软骨下骨重塑及其相关的软骨 - 骨交界处的变化的信息很少。目前对骨软骨下骨的骨小梁的数量、厚度、连接性、组织矿物质含量、微损伤、骨细胞密度和孔隙率的变化均尚未完全了解。我们所知道的是，在 OA 中，骨在再吸收和形成方面均增加，并且在关节软骨损伤情况下，新形成的增厚的骨发生矿化和硬化[10]，且伴有基质组成、结构组织和生物力学性质的改变。骨骼必须具有刚性，否则在承担负荷时就会弯曲；骨骼也必须具有柔性，否则它们通过弹性和塑性变形吸收能量的能力就会降低而使传递来的能量只能通过微损伤或完全骨折来消散。可以预期的是，当骨骼变形过多（超过其峰值应变）或过少（超过其应力峰值）时均会发生损害。当骨小梁发生微骨折时，骨髓腔内会出现局部炎症和纤维组织积聚（图 17.1C）。由步态异常或肥胖造成的撞击损伤和不当负荷也可以引发这个过程并加速局灶性重塑，导致软骨下骨板和松质骨增厚。此外，这个过程伴随着细胞因子和其他炎症介质的释放，这些介质可以为异常的细胞行为提供能量。

细胞新陈代谢的变化可影响骨骼和覆盖其上的关节软骨的基本结构和生物化学活性。有意思的是，当从一个大样本量患者中将软骨下骨成骨细胞分离出来并构建细胞因子谱

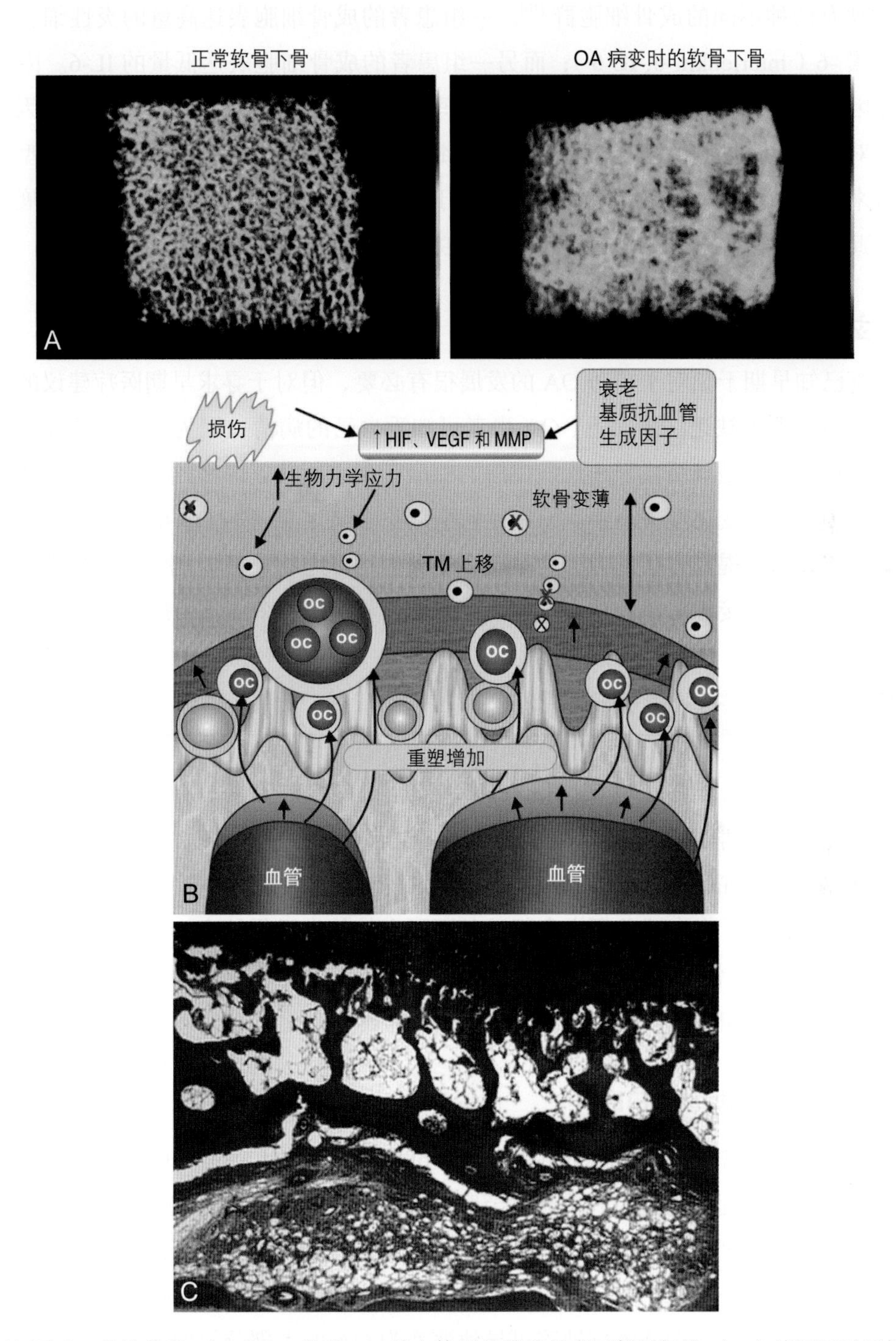

图 17.1A 至 C　骨关节炎。（A）OA 和非 OA 的人体股骨关节骨表面断层扫描；（B）该图显示了软骨下骨中 OA 相关的变化。（C）伊红 - 苏木素（HE）和阿辛蓝（alcian）染色部分为微骨折相关性骨髓腔炎症性表现（10×）。OC：破骨细胞；HIF：缺氧诱导因子；MMP：基质金属蛋白酶；VEGF：血管内皮生长因子；TM：潮痕

时，发现有两种不同的成骨细胞群[10]。一组患者的成骨细胞表达高量的炎性细胞因子白细胞介素 -6（interleukin-6, IL-6）；而另一组患者的成骨细胞表达低量的 IL-6。因此，这种细胞因子的水平和其他炎症介质的水平之间似乎存在显著差异。对于 OA 的病因学及其发展，对有关成骨细胞的功能、基质矿化和细胞因子产生相关的软骨下骨细胞表型的理解可能带来有意思新见解。确切地说，人们对于骨形成改变如何影响 OA 的发生发展尚不清楚，因此，需要有更好的方法来确定骨细胞功能和特征并明确它们之间的关系。

临床应用前景

尽管已知早期干预对于预防 OA 的发展很有必要，但对于寻求早期医疗建议的患者来说，可选方案严重缺乏。事实上，OA 患者可知悉自己的病情，因为检测早期关节改变的方法并不缺乏，只是减缓或阻止疾病发展的临床干预手段缺乏。因此，确定有关关节各区域特定的细胞分子变化至关重要。只有了解引起每个特定患者的 OA 的发病机制，才能产生新的见解，从而提高诊断能力。为了确定相关生物标志物，需要建立分子病理学与患者血清组分变化的直接相关性，从而创建治疗 OA 关节疾病的个体化治疗方法。

遗传学对骨关节炎诊断的影响

OA 是一种复杂疾病，其病因既有环境因素又有遗传因素。有关双胞胎研究显示，遗传因素占其病因学的 39% ~ 78%[11]。来自包含成千上万受累个体的全基因组关联研究（genome wide association study, GWAS）的证据表明，多种个体危险因素对 OA 的总体易感性影响较小[12-13]。来自这些研究和候选基因研究的信息已促使在 OA 相关性基因中发现了 DNA 变异。令人惊讶的是，虽然这些基因中有许多是关节发育所必需的，但这些基因均未编码软骨降解相关蛋白质。软骨降解是 OA 的典型变化[14]。

髋关节发育异常（DDH）

髋关节发育异常（developmental dysplasia of the hip, DDH）的特征是：髋臼发育不良，髋臼缩短，容易引起股骨脱位和使髋关节窝表面积减少而引起异常磨损（比较图 17.2A 与图 17.2B）。DDH 的大体类型在出生时可使用 Ortolani 试验和 Barlow 手法（手法操纵股骨以检测异常脱位）来检测[15-16]。然而，这些测试方法对微小的髋臼畸形相对不敏感。人们认为，正是这些漏诊的细微解剖缺陷可导致演变为 OA 的大部分早期变化或后期变化。在进行 GWAS 研究时，髋关节发育异常患者人数太少，样本量不足，因此，该研究在发现导致突变的易感因素方面受到限制。因此，一直以来只能进行病例对照研究，以在几百

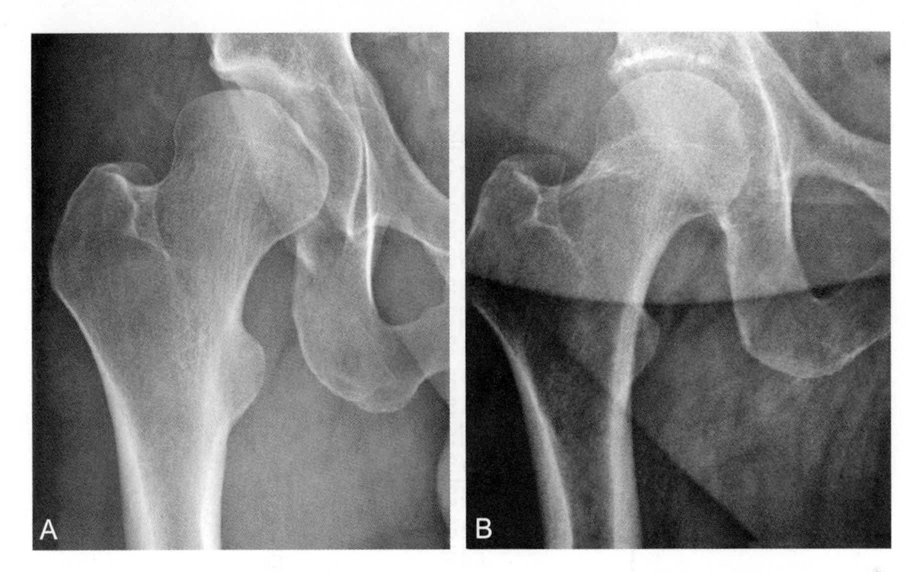

图 17.2A 和 B　伴有中心边缘角增大的 DDH 的 X 线片（A），Tonnis 角异常，股骨颈干角增大；（B）正常股骨和髋臼结构

例散发性髋关节发育异常患者中检测既定的基因变异。这些研究已为可能导致变异的易感特质提供了线索，但其中许多研究缺乏统计学效力。已知与 OA 相关的基因包括 *GDF5*、*TBX4*、*ASPN* 和 *TGFβ*；这些基因在软骨形成或关节形成中发挥作用[17]。

在大家族中，遗传的 DDH 的全基因组连锁分析不假设存在致病性基因突变，而是用于检测受累家庭成员的共同遗传的 DNA 区域。因为 DDH 是一种复杂的疾病，并不是所有携带潜在致病性基因突变的家庭成员都会表现出这种疾病。据称，这些个体表现为不完全外显。此外，一些家庭成员可以表现出一些疾病体征而非全部疾病体征。尽管存在这些混杂因素，仍然有可能从那些诊断明确的家庭成员那里获得有用的信息。对一个有四代、72 名家庭成员的家族进行的全基因组连锁分析显示，DDH 具有代间传播，揭示了所有受累个体共同具有的染色体 3p22.2 上的 2.5 Mb 候选区域（图 17.3）。全外显子组测序分析已揭示了所有受累家庭成员以及一些明显未受累家庭成员所共有的趋化因子受体（CX3CR1）中的一个变异[18]。该趋化因子在骨细胞稳态中发挥作用，但其在软骨形成中的作用尚不清楚。全外显子组分析还提示有其他潜在的“恶化”基因突变；尽管不在 3 号染色体候选区域，这些突变是受累程度最严重的家庭成员共有的。尽管这些突变中某一种突变可能只在这个家族中发现，但有些突变很可能会在散发性 DDH 个体和其他家族中发现。

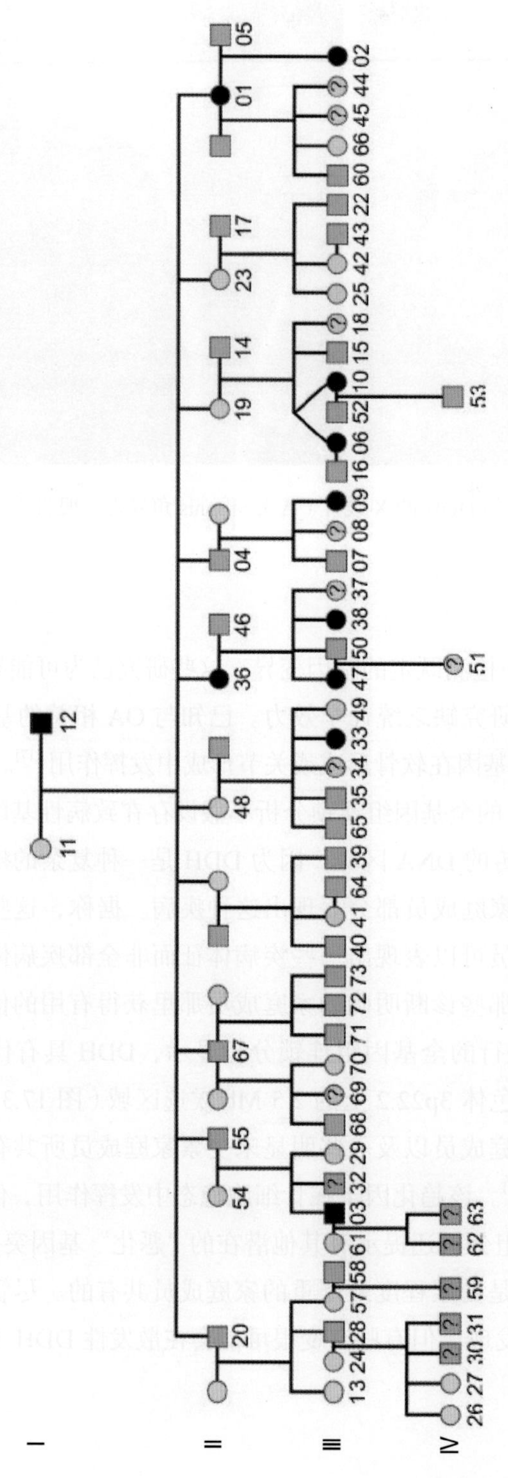

图 17.3 一个有 71 名成员的家族谱系。黑色符号表示有三个或三个以上髋关节发育异常（DDH）体征的个体。包含问号的符号表示有一个或两个 DDH 体征的个体

应用全基因组关联研究（GWAS）、连锁分析和测序分析来鉴定基因变异

全基因组关联研究（GWAS）、连锁分析和测序分析可将遗传变异与表型多样性关联起来。在整个基因组中已发现数百个基因位点与复杂性状之间具有统计学相关性；其局限性包括：鉴定的 DNA 片段的功能显著性以及 DNA 变异在其他人群的家庭成员中的缺乏相关性。该过程没有捕获可能具有大表型效应的罕见 DNA 变异的相关信息[19]。

为了克服 GWAS 的固有缺陷，可以应用对受累家族成员的连锁分析和测序分析来检测罕见但具有生物重要性的变异[20]。与 DDH 一样，对远亲相关受累家族成员进行全外显子组测序可能是卓有成效的。这种方法最近已被 Sobreira 等人用来研究软骨瘤病的原因。软骨瘤病是一种以手部和足部外生骨瘤为特征的罕见疾病[21]。与 DDH 一样，软骨瘤病为常染色体显性遗传病且为不完全外显。对一个家族的 12 名成员进行的连锁分析已揭示了一些弱关联区域。全基因组测序是在 1 例严重受累个体和 8 例不相关的对照个体上进行的。对编码蛋白质的具有功能性后果的高质量变异的关注已使致病性截断基因变异得以鉴定。这个变异出现在受累家族的所有成员身上。在第二个家族的所有个体中发现了同一基因内的另一个变异。

第二种方法是应用极端特质测序。该策略包括在表型极端的一端或两端选择一个精心挑选的小群体。关节置换术后有感染的患者可能包含这样一个群体。因为决定这种性状的罕见变异在这个群体中出现集中，所以对小样本量样本进行的分析也许可以找到一些变异，以便可以对这些变异进行基因分型，从而在更大的群体中进行确认。此外，同一基因的多个罕见变异可能影响表型而增加发现的可能性[20]。对于确认一个可能的致病性基因变异，家族成员中的极端个体非常有价值，因为对他们可以进行共分离分析。事实上，Ng 等人应用这种技术鉴定了一种基因，该基因在 4 例非亲缘关系的 Miller 综合征（一种罕见的多发性畸形疾病）个体中出现罕见变异富集[22]。

临床应用前景

由于过去三年来高通量 DNA 测序分析的费用下降了 5 倍，很快即可服务于 OA 患者的遗传信息数量巨大。此外，由于新一代测序分析的费用下降，现在可以鉴定具有较大影响的罕见变异。如果可以实现早期检测，则应可以通过早期行为干预或非侵入性干预来缓解或减轻 OA。就罕见变异而言，单一基因中带来高风险的明显功能性突变有可能为新药开发提供治疗靶点。

退行性椎间盘疾病：有关疾病发病机制和神经根根性疼痛的新见解

尽管手术技术和诊断技术取得了巨大进步，但有很大一部分老年人群仍在承受着退行性椎间盘疾病带来的病痛折磨。研究显示，遗传、感染、创伤和环境因素可促进退化的发生发展。此外，过去几年中已发现了许多导致或加剧背部疼痛和根性疼痛的细胞和亚细胞变化。考虑到这些，本章这一部分的目标是综合阐述这些新知识，以便对退行性椎间盘疾病状态的发病机制以及伴随的背痛和坐骨神经痛的病因学有更好的认识。对退行性椎间盘疾病的更详细描述即将出现（请参阅 Risbud MV and Shapiro IM. Role of cytokines in intervertebral disc degeneration: pain and disc-content Nat Rev Rheumatol 2013 (doi: 10.1038/nrrheum.2013.160)）。

与退行性椎间盘疾病有关的细胞因子

现在人们已明确地认为到，椎间盘退变是一个复杂级联事件的一部分，这个级联最初是由炎性细胞因子水平和活性的升高引发的。上述因素有助于促进许多细胞因子的合成，其中与椎间盘组织降解密切相关的是肿瘤坏死因子（tumor necrosis factor, TNF）- α 以及白细胞介素（interleukin, IL）-1 α 、IL-1 β 、IL-6、IL-17 和 IL-8。此外，与炎性反应有关的其他代谢物（包括前列腺素类、血栓素以及一氧化氮）存在于退化的椎间盘组织中。这些物质（特别是 IL-1 β ）可增强基质降解酶（基质金属蛋白酶 MMP 和含有血小板反应蛋白序列 ADAMTS4/5 的去整合素和金属蛋白酶）的表达 [23]。这些酶活性的升高可促进聚集蛋白聚糖降解，聚集蛋白聚糖是髓核和纤维环的细胞外基质的主要蛋白聚糖。除了蛋白聚糖外，这些物质可裂解椎间盘细胞外基质的纤维蛋白。除了促进这些分解代谢之外，细胞因子还可以以多种方式影响细胞代谢。首先，它们对介导基质修复的过程产生抑制。其次，细胞因子可增强细胞内事件，这些细胞内事件可显著降解髓核和纤维环功能。再次，这些细胞因子可促进细胞事件，后者可通过细胞凋亡导致细胞死亡，细胞凋亡通常发生在自噬之前 [24]。这些椎间盘细胞外区室的细胞功能和结构组织的退行性改变以及细胞数量的减少可导致对所施加的生物机械力无法承受。从临床角度来看，这些变化的发生先于纤维环中的撕裂或裂隙引起的椎间盘组织疝。

在结束这个话题前，有必要注意的是，在最近的研究中发现，由 T 辅助细胞分泌的细胞因子 IL-17 与椎间盘疾病有关。IL-17 也是一种促炎细胞因子，与其他白细胞介素甚至 TNF- α 共同发挥作用。在疝和退化椎间盘组织中，这种细胞因子的水平升高 [25]。与此观察结果相关的是，随着疝的发生，免疫细胞有所增加，已报道有 $CD4^+/CD8^+$ 以及其他淋巴细胞的增加。患病椎间盘组织中细胞类型的这种改变与疼痛评分相关，这表明全身细胞参与了降解过程。

参与疼痛产生细胞

除了推动基质降解、细胞功能障碍发生和最终的损失外，炎性细胞因子在椎间盘疾病的发病机制中具有或许更为微妙的第二种作用，它们可促进免疫细胞发挥趋化作用，使其离开体循环进入椎间盘突出的病变部位。进入椎间盘突出组织中的细胞包括 $CD68^+$ 巨噬细胞、肥大细胞、中性粒细胞以及 $CD4^+$ 和 $CD8^+$ T 细胞。这些迁移细胞和椎间盘组织自身的细胞均可分泌趋化因子。趋化因子包括 CCL3、CCL4、CCL5、CCL7、CCL13、CXCL10 和 IL-8。从实验观点来看，TNF-α 和 IL-1β 可导致 CCL3 和 CCL4 以及其他趋化因子的表达水平显著升高。Kepler 等人注意到，在从人类疼痛的椎间盘中分离的组织中，CCL4 和 IL-β 显著升高，这符合目前人们对疼痛产生机制的认识[26]。

从机械的角度来看，疼痛产生的通路由此变得更明显：环境刺激因素可引发促炎细胞因子的释放和椎间盘退变的发生。这些细胞因子和趋化因子可共同增强淋巴细胞和其他免疫细胞从体循环侵入椎间盘。事实上，如果 TNF-α 和 IL-8 的活性被阻断，则痛觉就会有显著缓解。可能增强疼痛反应的一个因素是，虽然许多侵入细胞可分泌促炎细胞因子，但它们也表达神经营养因子、神经生长因子（nerve growth factor, NGF）和脑源性神经营养因子（brain-derived neurotrophic factor, BDNF）[27]。研究表明，在疼痛性退化椎间盘中，神经营养因子的表达水平是升高的。

神经营养因子与退化椎间盘中的疼痛产生

促炎细胞因子、趋化因子和神经营养因子的释放所致的分子事件有可能影响神经的生长和活性。其结果是，从脊神经后根神经节（dorsal root ganglion, DRG）萌发的轴突和长入椎间盘组织的神经有助于推动疼痛反应。作者所在的实验室研究显示，椎间盘细胞可表达酸敏感离子通道 ASIC3；这种通道蛋白质对 NGF、BDNF 和 IL-1 有反应。在 DRG 中识别的另一个重要离子通道蛋白质是 TrpV1 伤害感受性阳离子通道。

很可能的情况是，在健康状态下，椎间盘的神经突侵入最小，被诸如 Sema 3A 和蛋白聚糖聚集蛋白聚糖所阻断。研究显示，聚集蛋白聚糖的葡糖胺聚糖（glycosoaminoglycan, GAG）组分可用作化学排斥因子，防止神经突找到神经纤维蛋白受体和神经丛状蛋白受体。在纤维环的外部区域，Sema 3A 这种蛋白质具有相似的功能[28]。因此，在人体组织中，随着退化的发展，由 GAG 和 Sema 3A 提供的屏障功能可能丧失，由此有利于伤害性细胞长入神经椎间盘内。当发生这种情况时，分子通路是完整的，患者不仅遭受椎间盘功能损失，还要遭受腰背痛和根性疼痛。

临床应用前景

上文所述的分子通路（即定位细胞因子）在椎间盘疾病的发病机制中起关键作用。然而，这种纯粹的有害功能与这些分子的生理活性并不一致。例如，在伤口愈合中，组织修复依赖于由细胞因子产生的分子信号，这些细胞因子可协调炎症反应和愈合反应。在中枢神经系统中，循环中的细胞因子和可溶性受体可保持神经元活性；实际上，对这些相互作用的干扰与许多常见神经系统疾病的发病机制相关。在脊柱中，细胞因子是为外周神经再生所必需。事实上，最近有关神经损伤的一项研究表明，IL-1β 和 TNF 或其受体的损失可导致神经功能的恢复减弱[29]。因此，细胞因子既具有促炎作用，也具有修复功能，还可能具有预防功能。从这个角度来看，正如许多临床研究所表明的，抑制细胞因子的功能可能无法减轻疼痛，甚至有可能加剧椎间盘退化。因此，目前迫切需要更全面地了解控制细胞因子免疫、细胞 - 神经突功能的多种相互作用。只有完全明了这些通路，才能揭示预防和治疗椎间盘疾病相关的疼痛的新潜在靶点，而不干扰组织修复过程。

骨外科中感染的控制

目前感染仍是骨外科中最严重的并发症之一。感染发生率随着手术方法、手术入路、损伤史以及合并症的不同而不同。在围术期预防性应用抗生素来降低感染发生率的尝试其结果仍然不明：在颈后入路手术部位加用万古霉素可显著降低感染发生率[30]，但对初次膝关节手术的植入骨水泥块淋洗多黏菌素和红霉素并未改变感染发生率[31]。

即使是在使用洁净室技术和抗生素溶液彻底灌洗创建的无菌环境下，细菌仍然可以进入开放性伤口。如果没有植入物 / 异物存在，少数细菌不太可能引起感染；如果有植入物，则仅 10 ~ 100 个细菌即可引起感染。少数微生物可黏附于植入物表面并传播进而引起感染。这些细菌（主要是葡萄球菌，在深部感染中，最重要的两种细菌是金黄色葡萄球菌和表皮葡萄球菌）在植入物表面附着时发生代谢变化，使其对抗生素不敏感。在适当的条件下，细菌可将其自身包裹在多糖生物膜基质中，这样可限制免疫监视的作用并进一步降低其抗生素的敏感性。在有多种微生物污染情况下，这种生物膜还可以作为传播抗生素耐药性的遗传特性的一种交换方法。出于这些原因，人们迫切追求采取积极措施来防止细菌污染并杀死任何自由浮动的浮游细菌。重要的是，能够防止 / 消除细菌黏附的植入物设计一直是抗感染骨科植入物研究的主要推动力。

预防植入物细菌定植的最新方法

可以对植入物进行表面结构进行处理使其不适合细菌生长。改变后的拓扑结构可能具有两个优点。首先，它们可减少细菌定植；其次，它们可以促进骨整合。虽然增强的骨整合对于预防围术期的感染并不重要，但骨生长过程一旦开始，就可能成为细菌定植的主要遏制力量。

也许最为普及的方法是应用各种抗生素控释系统，即在植入物上涂布抗生素或在将植入物植入时同时在手术部位涂布抗生素。一个范例是在用于治疗一阶段和二阶段关节感染的骨水泥间隔块进行了非常成功的抗生素浸渍；预防性再次使用间隔块对初次膝关节治疗中的感染发生率几乎没有影响[31]。那些市售的最成功的涂层是依赖于银的抗菌特性的涂层。虽然有几种涂层已经进入临床，但这些涂层的生物相容性以及释出银的最佳方法仍然是活跃的研究课题。

已经开发出了水凝胶和溶胶 - 凝胶配方，它们有可能可以用于涂布植入物以利于抗菌剂释放。在一个这样的系统中，作者已使用交联化合物和季胺对壳聚糖进行了工程学改造，以创建一个天然抗菌的系统，即在细菌的酸性环境中能改变构象而释放抗生素[32]。不幸的是，这些“智能”涂层仍然很脆弱，因此对其在骨科领域的应用需要进行额外的研究[33]。值得注意的是，这些高度水合的水凝胶可用于修复软骨撕裂，并且一些水凝胶已在非美国获准作为人工椎间盘上市。

为了防止细菌黏附，还有一些研究描述了用抗菌剂直接修饰植入物[34]。作者使用商用纯钛（commercially-pure titanium, cpTi）、Ti6Al4V（Ti）和同种异体骨（图 17.4）开发了可永久性含有万古霉素的表面，并且这些表面通过时间依赖性和剂量依赖性的方式防止金黄色葡萄球菌和表皮葡萄球菌的黏附。这些涂层似乎具有很长的保质期（>2 年），并且经万古霉素修饰的表面在体外实验已显示出与初始 cpTi、Ti 或同种异体移植物表面等同的生物相容性[35]。重要的是，这些抗生素 - 持重面本身似乎没有带来抗生素耐药性，且在联合治疗中可能有利于预防抗生素耐药性的发生。具体而言，与浸浴利福平一起使用时，万古霉素偶联的表面不仅表现出了增强的抗菌活性，而且表现出了可防止细菌对利福平产生耐药性[36]。在受感染的羊截骨术模型中使用经万古霉素修饰的 cpTi 锁定板时，仅在那些应用了经万古霉素修饰的 cpTi 锁定板的肢体中观察到了骨折愈合和新骨形成的增强。在采用未经修饰的 cpTi 锁定板的动物中观察到了明显骨不愈合和骨溶解征象[37]。

临床应用前景

这些研究强烈表明，将抗生素表面与浸浴抗菌剂相结合以减轻细菌黏附是一种预防感染的非常成功的方法。总之，目前许多抗感染技术正在开发，感染发生率有可能进一步降低。由于这些技术的性质往往是将药物与植入式器械相结合，这些技术的临床应用可能还需要数年时间才能实现。

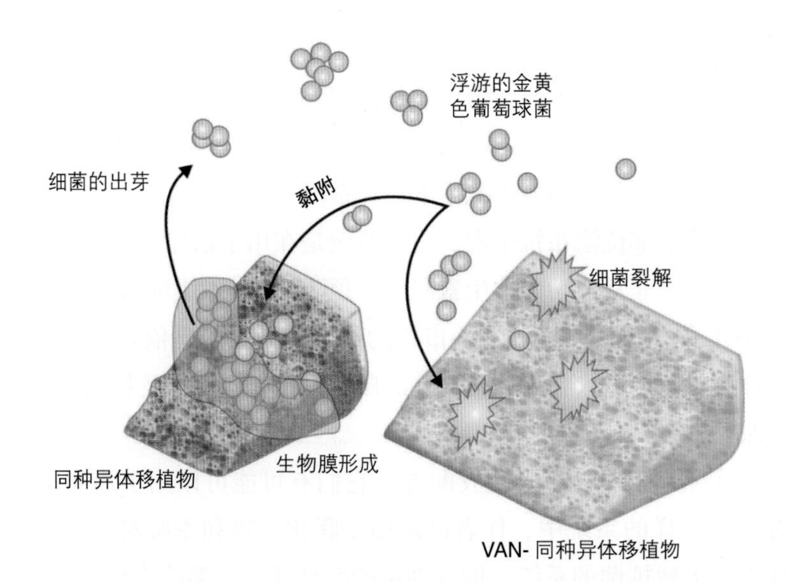

图 17.4 通过生物膜的出芽，移动（浮游）的细菌的生物膜形成、成熟和重新播种使细菌黏附同种异体骨（左）容易发生。使用与万古霉素（VAN）偶联的同种异体移植物（右），抗生素在同种异体移植物表面上的存在可防止细菌黏附，因为万古霉素会削弱细胞壁而导致细菌裂解

对形成骨骼组织的胶原中的突变的细胞应答

胶原蛋白包含骨骼组织的细胞外基质的主要蛋白质。在生理条件下，这些蛋白质能够自我组装成原纤维而保持骨、软骨、韧带和肌腱的结构完整性。改变Ⅰ型胶原蛋白和Ⅱ型胶原蛋白（分别为骨骼和软骨的主要蛋白质）的结构的突变与骨骼组织的疾病相关。这些疾病的最突出的临床特征包括骨骼脆弱、线性生长改变和关节松弛。尽管Ⅰ型胶原蛋白和Ⅱ型胶原蛋白中的突变的主要后果是组织支架结构的改变，但新出现的证据表明，这些突变的存在可改变其所在的细胞的功能。本章这部分的目标是描述这些突变如何影响软骨细胞和成骨细胞的功能的。

胶原分子中的突变对细胞功能的影响

在携带胶原蛋白基因突变的患者的细胞中常常可以观察到扩张型内质网（endoplasmic reticulum, ER）。经证实，扩张是错误折叠的胶原蛋白分子过度累积的一种结果[38]。因此，有人提出，由胶原蛋白基因突变引起的结缔组织疾病属于一组 ER 贮存疾病[39]。这一观点得到了突变研究的支持，这些突变研究显示，异常突变分子的细胞内累积可引起 ER 应激并改变细胞行为（图 17.5A 和 B）。最近，已确定与胶原蛋白突变的细胞内累积相关的 ER

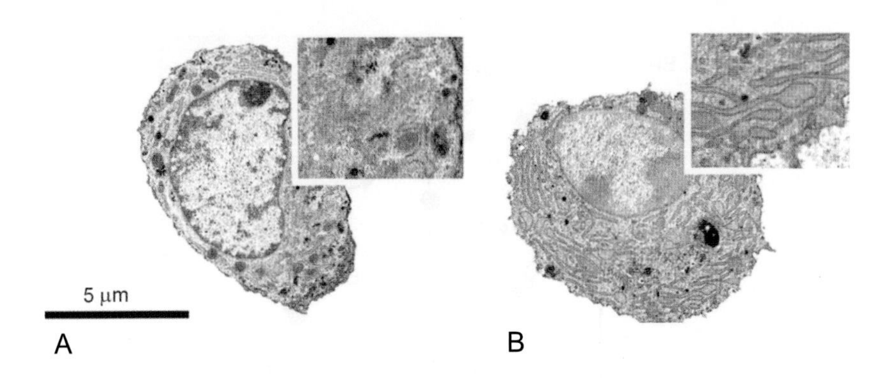

图 17.5A 和 B　野生型的显微分析（A），Ⅱ型胶原蛋白中含有 R992C 序列的突变软骨细胞（B）。注意：这种突变会导致错误折叠，引起Ⅱ型胶原蛋白过度累积，这一现象如图 B 中所示的扩张 ER

应激可能会激活未折叠蛋白质应答（unfolded protein response, UPR），该过程可能可以抵消细胞应激的破坏性后果[40]。

在 UPR 中，免疫球蛋白结合蛋白质（binding immunoglobulin protein, BiP）从跨膜应激感受器解离，这些跨膜应激感受器包括需要肌醇的跨膜激酶 / 核酸内切酶（inositol-requiring transmembrane kinase/endonuclease, IRE1）、激活转录因子（activating transcription factor, ATF6）和蛋白激酶 RNA 样内质网激酶（protein kinase RNA-like endoplasmic reticulum kinase, PERK）[41]。当解离发生时，BiP 易位到 ER 腔中并与错误折叠的突变瞬时结合。已有突变型前胶原蛋白Ⅰ/BiP 和突变型前胶原蛋白Ⅱ/BiP 在含有错误折叠的前胶原蛋白分子的细胞中相互作用的报道，这表明了 BiP 依赖性 UPR 的存在[42]。BiP/ 感受器复合体的解离可激活应激感受器并启动一系列过程，包括 IRE1 介导的编码转录因子 X-Box 结合蛋白质 1（X-Box-binding protein 1, XBP1）的 mRNA 的切割，以及将 ATF6 加工成一个缩短的 ATF6p50 形式的过程（图 17.6）[43]。XBP1 可激活对蛋白质折叠、易位和 ER 相关的蛋白质降解（ER-associated protein degradation, ERAD）来说至关重要的基因[44]。同时，BiP 和其他分子伴侣的生物合成的增加可促进细胞内积聚的突变的折叠。作为 UPR 的一个结果，蛋白质的总生成量降低，这主要是由于真核细胞翻译起始因子 2（eukaryotic translation initiation factor 2, eIF2a）依赖性抑制的活性[45]。因此，错误折叠的突变的过载减少，ER 应激因此降低。然而，在一些 UPR 不能减少轻这种过载的情况下，含有突变型胶原蛋白的细胞可能发生凋亡[46]。

Ishida 等人描述了对错误折叠的前胶原蛋白分子的非典型累积的另一种细胞应答机制[47]。在含有突变型前胶原蛋白分子的细胞中，作者定义了两组错误折叠的前胶原蛋白Ⅰ聚集体：一组包含错误折叠的单体前胶原蛋白 α 链；一组由异常三聚体分子组成。作者的研

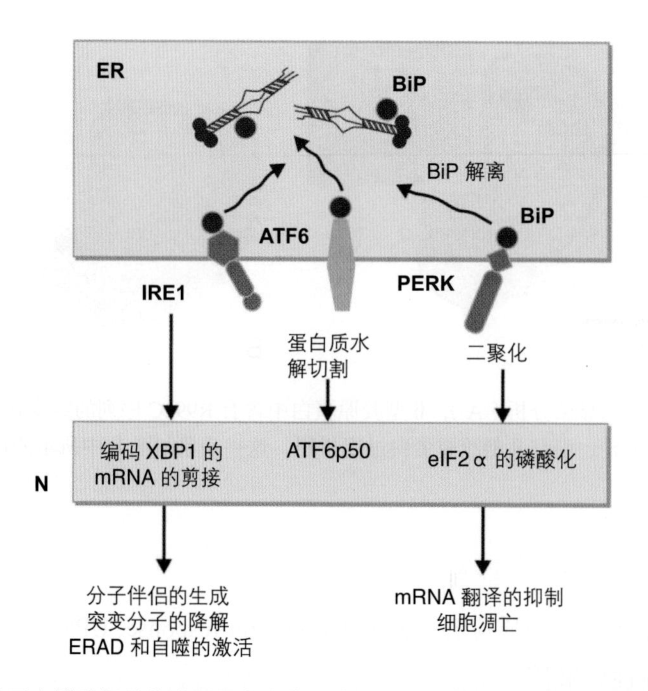

图 17.6 示意图表示了由错误折叠的胶原蛋白突变过度累积引发的 UPR 的相关关键步骤。UPR 包括 BiP 与跨膜应力传感器（IRE1、ATF6 和 PERK）相互作用中的变化。具体来说，BiP 从 BiP/ 传感器复合物解离并移位到 ER 腔中而与错误折叠的突变结合。BiP 的丧失可激活应力传感器并促使 IRE1 介导的编码 XBP1 的 mRNA 的加工，以及产生其截短的 ATF6p50 形式的 ATF6 的裂解。由于阅读框的剪接，XBPA1 被改变以编码名为 XBP1s 的蛋白质转录因子，其可上调对蛋白质的折叠、质量控制、易位和 ERAD 起关键作用的基因。BiP 和其他分子伴侣的生物合成的增加可刺激所累积的突变的折叠，而通过 eIF2a 依赖性抑制，蛋白质的总生成量降低。因此，错误折叠的突变的过载减少，ER 应激因此降低。在一些 UPR 无法减少这种过载的情况下，受影响的细胞可能发生凋亡

究显示，属于第一组的分子可由 ERAD 机制降解，而属于第二组的分子可通过自噬作用从 ER 中清除 [47]。这些结果表明，自噬是一种重要机制，可将由胶原蛋白突变过度累积引起的 ER 应激的影响降至最低。

临床应用前景

胶原蛋白突变可引起骨骼疾病，这种细胞病理机制能为骨骼疾病治疗提供新的治疗靶点。例如，有人提出，减少由突变型胶原蛋白过度累积引起的 ER 应激可以成为限制这种累积的后果的靶点。目前还提出了一些假设，伴侣分子，即能够改善错误折叠突变的折叠和分泌的小分子，也许可以减少 ER 应激 [48]。此外，增强自噬也被认为是降低突变型胶原蛋白链的细胞内负载的可能治疗策略。尽管靶向 ER 应激的方法可为减轻胶原蛋白基因突变后果提供一种潜在的有吸引力的治疗方法，但有必要在相关动物模型中进行精心设计的

研究以确定其真实效用。

肌腱生发中的机械力和生长因子信号传导

肌腱是由肌腱细胞或分泌细胞外基质蛋白质（主要为 I 型胶原蛋白）的细胞组成（图 17.7）[49]。胶原蛋白分子通过特定的蛋白聚糖（核心蛋白聚糖和纤维调节蛋白）聚集在一起，缔合成原纤维，然后形成肌腱。肌腱损伤后，其愈合有内源性和外源性两种途径；内源性途径通过肌腱自身所含的细胞的活性来实现，外源性途径通过腱鞘外细胞向损伤部位迁移和增殖来实现。内源性愈合和外源性愈合之间的平衡决定了最终的肌腱功能。

内源性愈合分为三个阶段：炎症期、增殖期和重塑期[49-50]。第一个阶段是炎症期，持续数天，损伤部位填充着含有白细胞和巨噬细胞的血块[50]。两天后，第二个阶段增殖期开始；在此修复阶段，巨噬细胞刺激细胞募集，肌腱细胞合成含有临时Ⅲ型胶原蛋白的基质[49,51]。第三个阶段是重塑期，在损伤之日起 1～2 个月后开始。在这个阶段，肌腱细胞合成 I 型胶原蛋白；然而，愈合的组织不会恢复其原有性质，而是保持瘢痕形态[51]。

许多基因在整个内在肌腱愈合过程中都有表达。有意思的是，这些基因 / 蛋白质在肌腱发育期间也有表达。这些基因 / 蛋白质包括：scleraxis，一种肌腱细胞前体群体特异性转录因子[52]；腱生蛋白，一种早期肌腱发育中存在的细胞外基质蛋白质[53]；腱调蛋白，一种调节胶原蛋白纤维成熟的蛋白质[49]。其他重要基因包括：转录因子 Smad8，以及编码

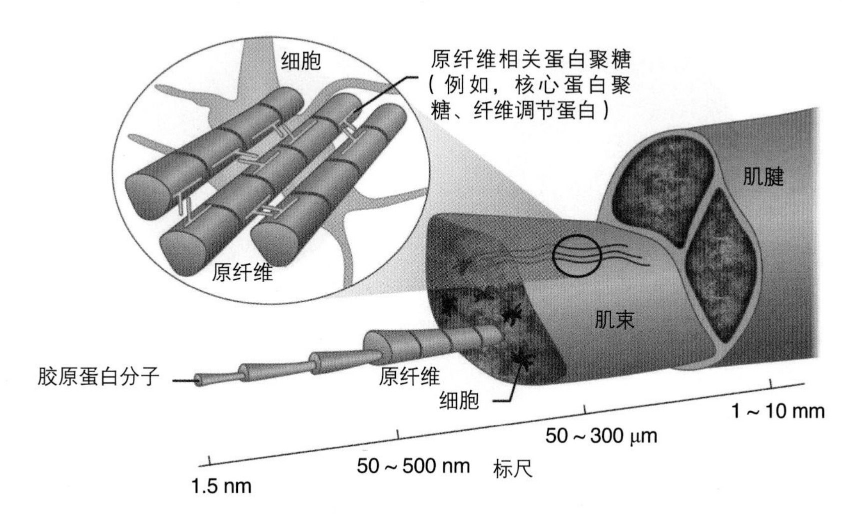

图 17.7　肌腱组织的层级结构（*Source:* Republished with permission of Annual Reviews, Inc. from Annual review of biomedical engineering Mcbeath, January 1, 1999; permission conveyed through copyright Clearance Center, inc.）

Ⅰ型胶原蛋白和Ⅲ型胶原蛋白、核心蛋白聚糖和聚集蛋白聚糖的基因[53]。然而，尽管这些基因存在于肌腱发育和愈合过程中，但胎儿的肌腱和成人的肌腱修复之间存在根本差异。换句话说，在动物模型中，胎儿的肌腱组织愈合不会有瘢痕形成[54-55]。

肌腱组织工程：生长因子、干细胞和生物力学环境

使用肌腱愈合的体外模型和体内模型进行的研究确定，将细胞、生物机械力和一些生长因子相结合的策略是最有利于肌腱修复的策略（图 17.8）[56]。在肌腱损伤后的细胞增殖和初始瘢痕形成中，TGF-β 家族成员的作用是重要的[53]。其他生长因子参与细胞迁移、增殖和细胞外基质产生；肌腱损伤后早期表达的生长因子包括 IGF-1、PDGF、bFGF、BMP 12/GDF7、BMP13/GDF6 和 BMP14/GDF5[53]。值得注意的是，尽管已经阐明了肌腱修复过程中生长因子表达的时间模式，但在实验中，它们并不总能再现肌腱愈合。在兔模型中，用 GDF5 进行屈肌肌腱修复增强可使承受机械负荷的能力在早期时间点（3 周）提高；然而，所有的修复均以失败告终[57]。此外，在犬屈肌肌腱修复的滑膜内模型中，纤维蛋白基质上的 bFGF 可促进早期细胞增殖，但可增加瘢痕形成、粘连而因此降低运动[58]。

为了更确切地还原肌腱愈合环境，骨髓基质细胞、脂肪来源干细胞（adipose-derived

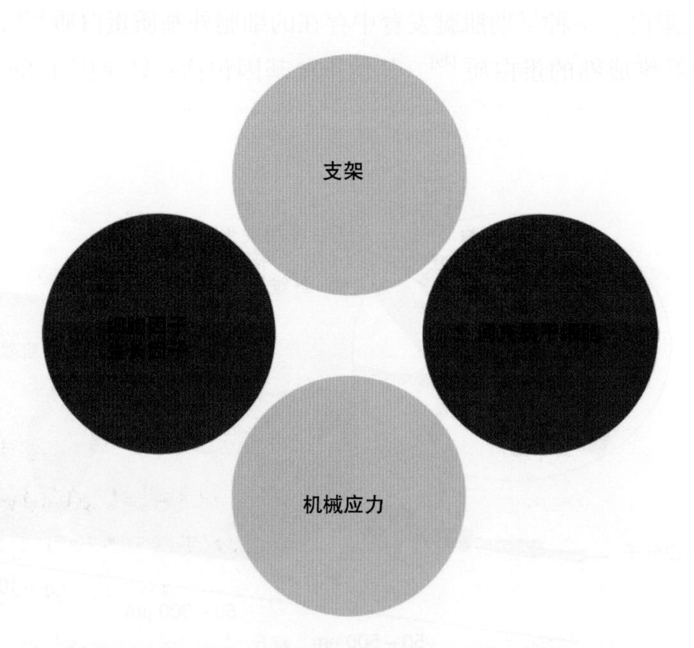

图 17.8　当前的良好肌腱组织工程示意图：环境（支架）、细胞（间充质干细胞）、诱导因子（生长因子）和机械刺激（应力）（*Source:*©2011 American Academy of Orthopedic Surgeons. Reprinted from the journal of the American Academy of Orthopedic Surgeons, Volume 19(3), pp. 134-142 with permission.）

stem cell, ASC）和间充质干细胞（MSC）已被用于肌腱愈合模型中[53]。这些细胞均为多能细胞，被认为比肌腱细胞具有更大的增殖和分化潜能。有意思的是，也已发现了肌腱来源的干细胞；然而，尚无对受控的肌腱细胞分化所必需的线索进行阐释的报道[59]。

重建肌腱愈合过程的努力也一直是集中在使用生物工程支架重建机械环境上。生物工程支架包括细胞外基质凝胶、海绵和纳米纤维[60]。有关机械负荷对 MSC 的影响的体外研究已证明，在跨 MSC- 胶原蛋白凝胶构建体施加张力可导致 scleraxis 和 I 型胶原蛋白上调[61]，而压缩负荷可导致糖胺聚糖和纤维软骨产生[62]。在机械环境（支架）中，具有高增殖潜力的细胞类型（干细胞）与生长因子的组合被认为是重建功能性肌腱组织的理想方法（图 17.8）。为了支持这种多学科方法，在 GDF5 存在下对将 ASC 应用于电纺支架的体外研究证明，scleraxis 和 I 型胶原蛋白上调[63]。这些组合系统是否能够承受体内的负荷，以及是否能够承受人体修复环境下的负荷，需进行进一步的研究。

临床应用前景

肌腱和韧带损伤很常见，在美国占每年报道的 3 300 万例肌肉骨骼损伤的比例为 50% 以上[53]。肌腱损伤的治疗包括从非手术康复到手术修复的一系列治疗。然而，尽管有最好的手术技术，由于肌腱在愈合期间有瘢痕形成，术后结果仍然是不可预测的。例如，肩袖修复后瘢痕形成以及屈肌肌腱撕裂可限制术后运动；肌腱粘连形成可导致僵硬。与肌腱再生和愈合有关的细胞和分子机制的发现有助改善患者肌腱损伤和肌腱修复后的预后。人们认为，体外和体内肌腱生成的关键是可溶性分子、细胞和机械环境的重建，可为肌腱再生和愈合提供细胞疗法。

结论

关于 OA 的发病机制，本章强调了软骨下骨的结构和功能的重要性。另一个重要变量是 IL-6 的水平，或许其他炎症介质的水平也是重要变量。根据假设，当软骨 - 骨交界处的软骨细胞和成骨细胞之间的紧密分子偶联被破坏时，疾病进程开始。本章第二个主题主要集中在 OA 的遗传因素上。关于 DDH 这一疾病，全基因组连锁分析揭示了染色体 3p22.2 上的候选区域；而全外显子组测序分析表明，所有受累家族成员都有一个趋化因子受体（CX3CR1）发生变异。本章第三部分着重介绍了椎间盘疾病以及相关的背痛和坐骨神经痛的发病机制。该途径涉及促炎细胞因子的释放和椎间盘退化的开始；随后的免疫细胞趋化因子依赖性侵入和神经营养因子的释放可增强神经萌芽并促进疼痛反应。本章第四部分阐述了与手术相关的骨感染。水凝胶和溶胶 - 凝胶制剂具有涂覆植入物而使抗菌剂释放的潜力。此外，抗生素已可直接固定在金属表面和同种异体骨上。这些表面可以非常成功地以时间依赖性和剂量依赖性的方式防止细菌黏附。本章其后部分考察了由胶原蛋白突变引起的内质网（ER）应激。所引发的细胞行为改变可导致未折叠蛋白质应答的激活。从这个角度来看，突变胶原蛋白过度积累导致的ER应激下降或自噬增强可能是一种治疗靶点，可以降低这些突变基因的影响。本章的最后一部分讨论了促进肌腱修复的相关问题。基于根据充分的组织工程原理，有强有力的证据支持这样的观点，即细胞、生物机械力和一些生长因子相结合的策略在临床环境中将有助于肌腱修复和愈合。毫无疑问，本章讨论的许多新研究结果未来将会促进骨骼疾病在预防、诊断和治疗方面进一步发展。

致谢

本书作者感谢美国NIH提供以下资助支持：DE-13319、DE-10875、AR-051303、DE-019901和HD-061053；感谢美国国防部拨款DAMD17-03-1-0713（NH）；AR050087（赠与IMS和MVR）和AR055655（赠与MVR）；R01 EB013011 (TF) R03 DE020840 (TF)。TF感谢Marla Steinbeck博士的有益讨论；GF感谢Rothman研究所提供的研究支持和Irving M Shapiro BDS博士的深刻见解；RM感谢Philadelphia Hand Center提供的研究支持。本书所展示的结果没有受到资助机构声明或政策的影响。

参考文献

1. Hough AJ. Pathology of osteoarthritis. In: Koopman WJ, (Ed). Arthritis and Allied Conditions. 13th edition. Baltimore, MD: Williams and Wilkins; 1997:1945-68.
2. Burr DB, Gallant MA. Bone remodelling in osteoarthritis. Nat Rev Rheumatol. 2012;8(11):665-73.
3. Goldring SR. Alterations in periarticular bone and cross talk between subchondral bone and articular cartilage in osteoarthritis. Ther Adv Musculoskelet Dis. 2012;4(4):249-58.
4. Antoniades L, MacGregor AJ, Matson M, et al. A cotwin control study of the relationship between hip osteoarthritis and bone mineral density. Arthritis Rheum. 2000;43(7):1450-5.
5. Bobinac D, Spanjol J, Zoricic S, et al. Changes in articular cartilage and subchondral bone histomorphometry in osteoarthritic knee joints in humans. Bone. 2003;32(3):284-90.
6. Bullough PG. The role of joint architecture in the etiology of arthritis. Osteoarthr Cartil. 2004;12(Suppl A):S2-S9.
7. Suri S, Walsh DA. Osteochondral alterations in osteoarthritis. Bone. 2012; 51(2):204-11.

8. Ludin A, Sela JJ, Schroeder A, et al. Injection of vascular endothelial growth factor into knee joints induces osteoarthritis in mice. Osteoarthr Cartil. 2013;21(3):491-7.
9. Saito M, Sasho T, Yamaguchi S, et al. Angiogenic activity of subchondral bone during the progression of osteoarthritis in a rabbit anterior cruciate ligament transection model. Osteoarthr Cartil. 2012;20(12):1574-82.
10. Sanchez C, Deberg MA, Bellahcène A, et al. Phenotypic characterization of osteoblasts from the sclerotic zones of osteoarthritic subchondral bone. Arthritis Rheum. 2008;58(2):442-55.
11. Spector TD, Cicuttini F, Baker J, et al. Genetic influences on osteoarthritis in women: a twin study. BMJ. 1996;312(7036):940-3.
12. Kerkhof HJ, Meulenbelt I, Akune T, et al. Recommendations for standardization and phenotype definitions in genetic studies of osteoarthritis: the TREAT-OA consortium. Osteoarthr Cartil. 2011;19(3):254-64.
13. Panoutsopoulou K, Southam L, Elliott KS, et al. arcOGEN Consortium. Insights into the genetic architecture of osteoarthritis from stage 1 of the arcOGEN study. Ann Rheum Dis. 2011;70(5):864-7.
14. Sandell LJ. Etiology of osteoarthritis: genetics and synovial joint development. Nat Rev Rheumatol. 2012;8(2):77-89.
15. Nimityongskul P, Hudgens RA, Anderson LD, et al. Ultrasonography in the management of developmental dysplasia of the hip (DDH). J Pediatr Orthop. 1995;15(6):741-6.
16. Roposch A, Liu LQ, Hefti F, et al. Standardized diagnostic criteria for developmental dysplasia of the hip in early infancy. Clin Orthop Relat Res. 2011;469(12):3451-61.
17. Shi D, Dai J, Ikegawa S, et al. Genetic study on developmental dysplasia of the hip. Eur J Clin Invest. 2012;42(10):1121-5.
18. Feldman GJ, Parvizi J, Levenstien M, et al. Developmental dysplasia of the hip: Linkage mapping and whole exome sequencing identify a shared variant in CX3CR1 in all affected members of a large multi-generation family. J Bone Miner Res. 2013. doi: 10.1002/jbmr.1999. [Epub ahead of print]
19. Frazer KA, Murray SS, Schork NJ, et al. Human genetic variation and its contribution to complex traits. Nat Rev Genet. 2009;10(4):241-51.
20. Cirulli ET, Goldstein DB. Uncovering the roles of rare variants in common disease through whole-genome sequencing. Nat Rev Genet. 2010;11(6):415-25.
21. Sobreira NL, Cirulli ET, Avramopoulos D, et al. Whole-genome sequencing of a single proband together with linkage analysis identifies a Mendelian disease gene. PLoS Genet. 2010;6(6):e1000991.
22. Ng SB, Buckingham KJ, Lee C, et al. Exome sequencing identifies the cause of a mendelian disorder. Nat Genet. 2010;42(1):30-5.
23. Wang HY, Chen Z, Wang ZH, et al. Prognostic Significance of a5ß1-integrin Expression in Cervical Cancer. Asian Pac J Cancer Prev. 2013;14(6):3891-5.
24. Ye W, Zhu W, Xu K, et al. Increased macroautophagy in the pathological process of intervertebral disc degeneration in rats. Connect Tissue Res. 2013;54(1):22-8.

25. Shamji MF, Setton LA, Jarvis W, et al. Proinflammatory cytokine expression profile in degenerated and herniated human intervertebral disc tissues. Arthritis Rheum. 2010;62(7):1974-82.
26. Kepler CK, Markova DZ, Dibra F, et al. Expression and relationship of proinflammatory chemokine RANTES/CCL5 and cytokine IL-1ß in painful human intervertebral discs. Spine. 2013;38(11):873-80.
27. Richardson SM, Purmessur D, Baird P, et al. Degenerate human nucleus pulposus cells promote neurite outgrowth in neural cells. PLoS ONE. 2012;7(10):e47735.
28. Tolofari SK, Richardson SM, Freemont AJ, et al. Expression of semaphorin 3A and its receptors in the human intervertebral disc: potential role in regulating neural ingrowth in the degenerate intervertebral disc. Arthritis Res Ther. 2010;12(1):R1.
29. Nadeau S, Filali M, Zhang J, et al. Functional recovery after peripheral nerve injury is dependent on the pro-inflammatory cytokines IL-1ß and TNF: implications for neuropathic pain. J Neurosci. 2011;31(35):12533-42.
30. Kanj WW, Flynn JM, Spiegel DA, et al. Vancomycin prophylaxis of surgical site infection in clean orthopedic surgery. Orthopedics. 2013;36(2):138-46.
31. Hinarejos P, Guirro P, Leal J, et al. The use of erythromycin and colistin-loaded cement in total knee arthroplasty does not reduce the incidence of infection: a prospective randomized study in 3000 knees. J Bone Joint Surg Am. 2013;95(9):769-74.
32. Lee HS, Eckmann DM, Lee D, et al. Symmetric pH-dependent swelling and antibacterial properties of chitosan brushes. Langmuir. 2011;27(20):12458-65.
33. Alkayyali LB, Abu-Diak OA, Andrews GP, et al. Hydrogels as drug-delivery platforms: physicochemical barriers and solutions. Ther Deliv. 2012;3(6):775-86.
34. Hickok NJ, Shapiro IM. Immobilized antibiotics to prevent orthopaedic implant infections. Adv Drug Deliv Rev. 2012;64(12):1165-76.
35. Shapiro IM, Hickok NJ, Parvizi J, et al. Molecular engineering of an orthopaedic implant: from bench to bedside. Eur Cell Mater. 2012;23:362-70.
36. Rottman M, Goldberg J, Hacking SA. Titanium-tethered vancomycin prevents resistance to rifampicin in Staphylococcus aureus *in vitro*. PLoS ONE. 2012; 7(12):e52883.
37. Stewart S, Barr S, Engiles J, et al. Vancomycin-modified implant surface inhibits biofilm formation and supports bone-healing in an infected osteotomy model in sheep: a proof-of-concept study. J Bone Joint Surg Am. 2012;94(15):1406-15.
38. Willing MC, Cohn DH, Starman B, et al. Heterozygosity for a large deletion in the alpha 2(I) collagen gene has a dramatic effect on type I collagen secretion and produces perinatal lethal osteogenesis imperfecta. J Biol Chem. 1988;263(17):8398-404.
39. Rutishauser J, Spiess M. Endoplasmic reticulum storage diseases. Swiss Med Wkly. 2002;132(17-18):211-22.
40. Bateman JF, Boot-Handford RP, Lamandé SR. Genetic diseases of connective tissues: cellular and extracellular effects of ECM mutations. Nat Rev Genet. 2009;10(3):173-83.

41. Schröder M, Kaufman RJ. ER stress and the unfolded protein response. Mutat Res. 2005;569(1-2):29-63.
42. Hintze V, Steplewski A, Ito H, et al. Cells expressing partially unfolded R789C/ p.R989C type II procollagen mutant associated with spondyloepiphyseal dysplasia undergo apoptosis. Hum Mutat. 2008;29(6):841-51.
43. Gardner BM, Walter P. Unfolded proteins are Ire1-activating ligands that directly induce the unfolded protein response. Science. 2011;333(6051):1891-4.
44. Acosta-Alvear D, Zhou Y, Blais A, et al. XBP1 controls diverse cell type- and condition-specific transcriptional regulatory networks. Mol Cell. 2007;27(1): 53-66.
45. Schröder M, Kaufman RJ. The mammalian unfolded protein response. Annu Rev Biochem. 2005;74:739-89.
46. Jensen DA, Steplewski A, Gawron K, et al. Persistence of intracellular and extracellular changes after incompletely suppressing expression of the R789C (p.R989C) and R992C (p.R1192C) collagen II mutants. Hum Mutat. 2011;32(7): 794-805.
47. Ishida Y, Yamamoto A, Kitamura A, et al. Autophagic elimination of misfolded procollagen aggregates in the endoplasmic reticulum as a means of cell protection. Mol Biol Cell. 2009;20(11):2744-54.
48. Gawron K, Jensen DA, Steplewski A, et al. Reducing the effects of intracellular accumulation of thermolabile collagen II mutants by increasing their thermostability in cell culture conditions. Biochem Biophys Res Commun. 2010;396(2):213-8.
49. Voleti PB, Buckley MR, Soslowsky LJ. Tendon healing: repair and regeneration. Annu Rev Biomed Eng. 2012;14:47-71.
50. Hope M, Saxby TS. Tendon healing. Foot Ankle Clin. 2007;12(4):553–67, v.
51. Leadbetter WB. Cell-matrix response in tendon injury. Clin Sports Med. 1992;11(3):533-78.
52. Schweitzer R, Chyung JH, Murtaugh LC, et al. Analysis of the tendon cell fate using Scleraxis, a specific marker for tendons and ligaments. Development. 2001;128(19):3855-66.
53. James R, Kesturu G, Balian G, et al. Tendon: biology, biomechanics, repair, growth factors, and evolving treatment options. J Hand Surg Am. 2008;33(1): 102-12.
54. Beredjiklian PK, Favata M, Cartmell JS, et al. Regenerative versus reparative healing in tendon: a study of biomechanical and histological properties in fetal sheep. Ann Biomed Eng. 2003;31(10):1143-52.
55. Favata M, Beredjiklian PK, Zgonis MH, et al. Regenerative properties of fetal sheep tendon are not adversely affected by transplantation into an adult environment. J Orthop Res. 2006;24(11):2124-32.
56. Hogan MV, Bagayoko N, James R, et al. Tissue engineering solutions for tendon repair. J Am Acad Orthop Surg. 2011;19(3):134-42.
57. Henn RF 3rd, Kuo CE, Kessler MW, et al. Augmentation of zone II flexor tendon repair using growth differentiation factor 5 in a rabbit model. J Hand Surg Am. 2010;35(11):1825-32.

58. Thomopoulos S, Kim HM, Das R, et al. The effects of exogenous basic fibroblast growth factor on intrasynovial flexor tendon healing in a canine model. J Bone Joint Surg Am. 2010;92(13):2285-93.
59. Bi Y, Ehirchiou D, Kilts TM, et al. Identification of tendon stem/progenitor cells and the role of the extracellular matrix in their niche. Nat Med. 2007;13(10): 1219-27.
60. Smith L, Xia Y, Galatz LM, et al. Tissue-engineering strategies for the tendon/ligament-to-bone insertion. Connect Tissue Res. 2012;53(2):95-105.
61. Kuo CK, Tuan RS. Mechanoactive tenogenic differentiation of human mesenchymal stem cells. Tissue Eng Part A. 2008;14(10):1615-27.
62. Huang CY, Hagar KL, Frost LE, et al. Effects of cyclic compressive loading on chondrogenesis of rabbit bone-marrow derived mesenchymal stem cells. Stem Cells. 2004;22(3):313-23.
63. James R, Kumbar SG, Laurencin CT, et al. Tendon tissue engineering: adipose-derived stem cell and GDF-5 mediated regeneration using electrospun matrix systems. Biomed Mater. 2011;6(2):025011.

中英文对照索引

Bankart 修复（Bankart repair） 61, 77
Bristow-Latarjet 手术（Bristow-Latarjet procedure） 61, 163
Chiari 骨盆截骨术（Chiari pelvic osteotomy） 176
Chiari 手术（Chiari procedure） 176
Constant 评分（Constant Score） 164
C 反应蛋白（C-reactive protein） 150, 165
Denis-Browne 支架（Denis-Browne brace） 152
Elektra 植入物（Elektra implant） 161
Exeter 骨水泥型锥度滑脱全髋关节置换（Exeter cemented taper slip total hip replacement） 166
Ganz 髋臼周围截骨术（Ganz periacetabular osteotomy） 141, 174
Harris 髋关节评分（Harris Hip Score, HHS） 17, 19, 24, 129, 141, 143, 181, 204
Hill-Sachs 病变（Hill-Sachs lesion） 62, 76-77
Hill-Sachs 畸形（Hill-Sachs deformities） 62
Hill-Sachs 缺陷（Hill-Sachs defect） 62-63, 76,
Jamshidi 针（Jamshidi needle） 7
Jones 骨折（Jones fractures） 169
Legg-Calvé-Perthes 病（Legg-Calvé-Perthes disease） 142
Merle D' Aubgné 和 Postel 评分（Merle D'Aubgné and Postel Scores） 21-22, 181
Miller 标准（Miller's Criteria） 105
Mitchell-Ponseti 支架（Mitchell-Ponseti brace） 152
Neer 标准（Neer's Criteria） 119
O'brien 测试（O'brien's test） 63
Olerud-Molander 踝关节评分 Olerud-Molander Ankle Score, ONAS） 132
Olerud-Molander 问卷（Olerud-Molander Questionnaires, OMQ） 133
Pemberton 截骨术（Pemberton osteotomy） 142
Ponseti 量表（Ponseti Scale） 153
Speed 测试（Speed's Test） 63
ε 氨基己酸（Epsilon-aminocaproic acid） 145

A

阿司匹林（乙酰水杨酸）（Aspirin, acetylsalicylic acid） 33-34, 42, 206
氨甲环酸（Tranexamic acid） 29, 31, 41, 145, 206

B

半关节置换术（Hemiarthroplasty） 128-129, 168, 207
保护股四头肌（Quadriceps sparing） 195
北美肌肉骨骼感染协会（Musculoskeletal Infection Society of North America, MISNA） 208
闭合式复位和经皮钉合（Closed reduction and percutaneous pinning） 146
边缘线发育异常（Borderline dysplasia） 23
表皮葡萄球菌（Staphylococcus epidermis） 222-223
宾夕法尼亚大学肩关节量表（University of Pennsylvania Shoulder Scale, UPSS） 78
髌股关节假体（Patellofemoral prosthesis） 193
髌骨骨折（Patellar fracture） 55
髌骨关节病（Patellar arthrosis） 56
髌骨肌腱炎（Patellar tendonitis） 60
剥脱性骨软骨炎（Osteochondritis dissecans） 148
不稳定骨盆环损伤（Unstable pelvic ring injury） 127
不稳定严重程度指数评分（Instability Severity Index Score, ISIS） 61
步态特征量表（Gait Profile Score, GPS） 153

C

成人下肢重建（Lower limb adult reconstruction） 164
尺骨侧腕部疼痛（Ulnar sided wrist pain） 102, 107-108

尺骨短缩截骨术（Ulnar shortening osteotomy） 102, 107
创伤（Trauma） 6, 7, 19, 41, 61-63, 79, 88, 93, 95, 101-102, 123, 132, 135, 146, 148, 162, 167-168, 205, 220
磁共振成像（Magnetic resonance imaging, MRI） 21, 63, 83, 108, 116, 142, 150, 162, 193
粗大动作功能分类系统（Gross Motor Function Classification System, GMFCS） 153
痤疮丙酸杆菌（Propionibacterium acnes） 75

D

单房性骨囊腔（Unicameral bone cyst） 113, 118-119
单区室关节置换术（Unicompartmental arthroplasty） 199
单事件多层次手术（Single event multilevel surgery） 153
锝骨扫描（Technetium bone scans） 108
第一腕掌关节炎（Trapeziometacarpal arthritis） 108
对抗性体育活动（Contact sports） 73
多节段关节骨折（Multifragmentary joint fracture） 124-125

E

儿科创伤（Pediatric trauma） 148
儿科肱骨髁上骨折（Pediatric supracondylar humerus fracture） 146
儿科疾病后遗症（Pediatric disease sequelae） 9
儿科结局数据收集工具（Pediatric outcomes data collection instrument） 155
儿科髋关节疾病后遗症（Sequelae of pediatric hip disease） 9
儿童和青少年运动医学研究协会（Pediatric and Adolescent Sports Medicine Research Society, PASMRS） 148
二头肌（Distal biceps） 65

F

法国肉瘤和骨肿瘤研究组（French Sarcoma and Bone Tumor Study Groups, FSBTSG） 114
翻修膝关节置换术的干骺端增强（Metaphyseal augmentation for revision knee arthroplasty） 46
反向肩关节置换术（Reverse shoulder arthroplasty） 74, 78
非骨水泥型股骨翻修（Uncemented femoral revisions） 207
非关节炎髋关节评分（Non-arthritic Hip Score, NAHS） 143
非球面股骨头（Aspherical femoral head） 143
非游离背侧交错节段性不稳定（Non-dissociative dorsal intercelated segmental instability） 108-109
腓骨肌腱脱位（Peroneal tendon dislocation） 93
肺栓塞（Pulmonary embolism） 187
复发性不稳定（Recurrent instability） 77
复杂型局部疼痛综合征（Complex regional pain syndrome） 84
富血小板纤维蛋白基质（Platelet-rich fibrin matrices） 65
富血小板血浆（Platelet-rich plasma） 54, 60, 65, 67, 85, 89

G

改良的 Chiari 截骨术（Modified Chiari osteotomy） 176
改良的 Harris 髋关节评分（Modified Harris Hip Score） 150
改良的 Kessler 技术（Modified Kessler technique） 106
改良的 Russe 技术（Modified Russe technique） 101
干骺端套管（Metaphyseal sleeves） 47-48
高屈曲全膝关节置换术（High-flexion total knee arthroplasty） 186
高屈曲设计（High-flexion design） 186, 191, 194-195
跟骨骨折（Calcaneus fracture） 93-94
跟腱断裂（Achilles tendon rupture） 96-97, 100, 168
功能移动性量表（Functional Mobility Scale, FMS） 153
肱骨（Humerus） 117-120, 124-125, 146-147, 149, 164

肱骨髁上骨折（Supracondylar humerus fracture） 146, 147
肱骨外上髁炎（Lateral epicondylitis） 67
估计的失血量（Estimated blood loss） 126, 145
股骨发育异常（Dysplastic femur） 178, 179
股骨干（Femoral shaft） 147
股骨骨折（Femoral fracture） 131, 147
股骨近端截骨术（Proximal femoral osteotomy） 13
股骨近端囊外（Extra-capsular proximal femur） 130
股骨颈（Distal femoral neck） 10, 11, 13, 15-17, 23
股骨颈骨折（Femoral neck fracture） 128-129
股骨头复位（Femoral head reduction） 11
股骨头骨骺滑脱（Slipped capital femoral epiphysis） 11, 143
股骨头颈锥形连接腐蚀（Head neck taper corrosion） 34
股髋撞击综合征（Femoroacetabular impingement, FAI） 9, 11, 13-14, 17, 19, 21, 24, 174
股外侧皮神经（Lateral femoral cutaneous nerve） 21
股直肌远侧转移术（Distal rectus femoris transfer） 154
骨骼未成熟 ACL 损伤（Skeletally immature ACL injury） 58
骨关节炎（Osteoarthritis） 159-160, 165-167, 173, 181, 186-187, 191, 193, 195, 198-199, 213
骨关节炎结局评分（Osteoarthritis Outcome Score, OUS） 44
骨间背侧神经（Posterior interosseous nerve） 66
骨间前神经（Anterior interosseous nerve） 104, 107
骨巨细胞瘤（Giant cell tumor of bone） 113-115
骨科研究和教育基金会（Orthopedic Research and Education Foundation, OREF） 94
骨科肿瘤学（Orthopedic oncology） 113
骨矿物质密度（Bone mineral density, BMD） 100
骨盆（Pelvis） 114, 126-128, 141-142, 145, 153, 173, 177
骨盆环（Pelvic ring） 128
骨肉瘤（Osteosarcoma） 113, 115-117
骨髓基质细胞（Bone marrow stromal cell） 228
骨髓炎（Osteomyelitis） 150-151
骨愈合（Bone healing） 101, 123
固定屈曲畸形（Fixed flexion deformity） 166
关节节段（Articular fragment） 124
关节节段骨折（Fractures of articular segment） 125
关节镜 Bankart 修复（Arthroscopic Bankart repair） 61
关节镜肩袖修复（Arthroscopic rotator cuff repair） 65
关节内镜术（Arthroscopy） 17, 19, 23, 61, 87-90
关节内桡骨远端骨折（Intra-articular distal radius fracture） 100
关节融合术（Arthrodesis） 135, 154, 168
关节外液外渗（Extra-articular fluid extravasation） 21
关节外增强手术（Extra-articular augmentation procedure） 177
关节窝（Glenoid fossa） 113-115
关节置换术的文献质量（Quality of literature in arthroplasty） 205
关节置换术登记系统（Arthroplasty register） 181
管状减压术（Tubular decompression） 2-3
管状减压术治疗腰椎管狭窄症（Tubular decompression for lumbar stenosis） 1
管状牵开器（Tubular retractor）2-5
国际关节内镜术、膝关节外科和骨科运动医学协会（International Society of Arthroscopy, Knee Surgery and Orthopaedic Sports Medicine, ISAKSOSM） 187
国际膝关节文献委员会（International Knee Documentation Committee, IKDC） 60
腘绳肌腱自体移植（Hamstring autograft） 59

H

韩国膝关节评分（Korean Knee Score, KKS） 187
后交叉韧带（Posterior cruciate ligament） 186, 191, 199
后倾髋臼（Retroverted acetabulum） 9
后足部创伤（Hindfoot trauma） 93
化脓性关节炎（Septic arthritis） 150

踝关节（Ankle joint） 131-134, 153, 167-168
踝关节骨折（Ankle fracture） 92-93, 131-133
踝关节能力测量 - 日常生活活动（Ankle ability measure-activities of daily living） 83
踝关节炎（Ankle arthritis） 90-91

J

肌腱病变（Tendinopathy） 67, 83, 95
肌腱关节置换术（Tendon arthroplasty） 108
肌腱组织工程（Tendon tissue engineering） 228
肌肉骨骼评分简表（Short Form Musculoskeletal Assessment, SFMA） 133
脊神经后根神经节（Dorsal root ganglion） 221
脊柱侧凸和畸形矫正（Scoliosis and deformity correction） 143
脊柱手术（Spinal procedure） 2, 6-7
脊柱外科（Spinal surgery） 1, 7, 169
加拿大骨科创伤协会（Canadian Orthopedic Trauma Society, COTS） 132
间充质干细胞（Mesenchymal stem cell） 229
肩关节置换术（Shoulder arthroplasty） 73-75, 78
肩胛骨（Scapula） 124
肩胛骨骨折（Scapula fracture） 124
肩锁关节（Acromioclavicular joint） 78
肩袖（Rotator cuff） 162-163, 229
肩袖修复（Rotator cuff repair） 65, 163, 229
肩袖修复的生物学增强（Biologic augmentation of rotator cuff repair） 65
简明肩关节功能测试（Simple Shoulder Test scores, SST） 73
健康相关的生活质量（Health-related quality of life, HRQL） 123, 128, 181
腱内浆液肿（Intratendinous seroma） 84
交联聚乙烯（Cross-linked polyethylene） 165, 180, 191, 199
结节撕脱（Tuberosity avulsion） 169
金黄色葡萄球菌（Staphylococcus aureus） 150, 222-223
金属 - 金属持重（Metal-on-metal bearing, MMB） 34
金属 - 金属髋关节置换术（Metal-on-metal hip arthroplasty） 34-36
金属碎屑（Trunionosis） 206
近端肱骨骨折（Proximal humerus fracture） 164
近端股骨骨髓炎（Proximal femoral osteomyelitis） 151
近端开口楔形截骨术（Proximal opening wedge osteotomy） 91
近节指骨骨折（Proximal phalanx fractures） 102
近节指间关节骨折 - 脱位（Proximal interphalangeal joint fracture-dislocation） 103
经皮椎弓根螺钉内固定术（Percutaneous pedicle screw instrumentation） 4, 6
竞技性体育运动（Competitive sport） 61
静脉血栓栓塞（Venous thromboembolism） 187
局部浸润镇痛（Local infiltration analgesia） 206
巨细胞瘤（Giant cell tumor） 113-115
距骨骨软骨病变（Osteochondral lesion of talus） 89
聚甲基丙烯酸甲酯（Polymethylmethacrylate） 113, 165
聚甲基丙烯酸甲酯骨水泥（Polymethylmethacrylate cement） 113

K

开放式复位和内固定术（Open reduction and internal fixation） 132
开放性骨折（Open fracture） 135, 136, 148
抗生素（Antibiotic） 105, 150-151, 165, 207, 222-223, 230
抗生素口腔预防（Antibiotic dental prophylaxis） 31
抗氧化剂浸渍聚乙烯（Antioxidant-impregnated polyethylene） 45
克氏针（Kirschner wire） 153
快速自旋回波（Fast spin echo） 142
髋关节（Hip joint） 9-11, 13-17, 19, 21-24, 30, 32, 34-36, 44, 46
髋关节发育异常（Developmental dysplasia of hip） 9, 14, 21, 23, 141, 153, 173-174, 176-178, 180, 216-217
髋关节发育异常的股骨（Femurs of dysplastic hip） 178-179
髋关节发育异常的股骨重建术（Femoral

reconstruction for dysplastic hips） 178-179
髋关节发育异常的关节保留手术（Joint-preserving surgeries for dysplastic hips） 174
髋关节发育异常的髋臼手术（Acetabular surgery for hip dysplasia） 177
髋关节发育异常的髋臼重建（Acetabular reconstruction for dysplastic hips） 179
髋关节发育异常自体颗粒骨移植（Morselized autograft for hip dysplasia） 178
髋关节功能（Hip joint function） 174, 180-181
髋关节股骨头颈交界处（Femoral head neck junction of hip） 18
髋关节化脓性关节炎（Septic arthritis of hip） 151
髋关节疾病（Hip disease） 181-182
髋关节结局评分（Hip Outcome Score, HOS） 20
髋关节内镜术（Hip arthroscopy） 17, 19, 23
髋关节置换术（Hip arthroplasty） 126, 129, 143, 164-165, 168, 174, 203, 205, 208
髋关节重建（Hip reconstruction） 154, 164
髋臼（Acetabulum） 126-127, 141, 143, 164, 173-174, 176-178, 205, 207, 216
髋臼发育异常（Acetabular dysplasia） 9, 11, 15, 23, 141, 173-174, 177
髋臼旋转截骨术（Rotational acetabular osteotomy） 174
髋臼重新定位截骨术（Acetabular reorientation osteotomy） 175
髋臼周围截骨术（Periacetabular osteotomy） 11, 16, 21, 141, 174
扩张型内质网（Dilated endoplasmic reticulum） 224

L

老年人髋关节骨折（Geriatric hip fracture） 128
类风湿关节炎（Rheumatoid arthritis） 191, 199
螺钉长度（Screw length） 100

M

慢性疾病（Chronic disease） 135, 213
美国传染病协会（Infectious Diseases Society of America, IDSA） 208
美国骨科医师委员会（American Board of Orthopaedic Surgeons, ABOS） 94
美国骨科医师学会（American Academy of Orthopaedic Surgeons, AAOS） 29, 54, 83, 85, 105, 146, 206, 208
美国肩肘外科医师评分（American Shoulder and Elbow Surgeons Score, ASESS） 63, 65, 79
美国矫形外科足踝协会（American Orthopaedic Foot and Ankle Society, AOFAS） 84, 135
美国矫形外科足踝协会评分（American Orthopaedic Foot and Ankle Society Hindfoot Scores, AOFASHS） 86, 88, 153
美国髋关节和膝关节外科医师协会（American Association of Hip and Knee Surgeons, AAHKS） 204
美国髋关节协会 （American Hip Society, AHS） 205
美国陆军军官学校（United States Military Academy, USMA） 58
美国麻醉医师协会（American Society of Anesthesiologists, ASA） 130
美国手外科协会（American Society for Surgery of Hand, ASSH） 106
美国膝关节协会评分（American Knee Society Score, AKSS） 186
美国心脏协会（American Heart Association, AHA） 30
美国胸科医师学会（American College of Chest Physicians, ACCP） 206
美国牙科协会（American Dental Association, ADA） 29
免疫球蛋白结合蛋白质（Binding immunoglobulin protein） 225
拇长屈肌（Flexor pollicis longus） 99
拇长伸肌（Extensor pollicis longus） 99

N

囊内移位性骨折（Intracapsular displaced fractures） 208
内侧髌股韧带（Medial patellofemoral ligament） 149
内翻去旋转截骨术（Varus derotational osteotomy） 153

内质网激酶（Endoplasmic reticulum kinase, ERK） 225
牛津髋关节评分（Oxford Hip Score, OHS） 181
挪威髋关节骨折登记系统（Norwegian Hip Fracture Register, NHFR） 129

O

欧洲国家骨科和创伤协会联合会（European Federation of National Associations of Orthopedics and Traumatology, EFNAOT） 205

P

皮下前路内固定器（Subcutaneous anterior internal fixator） 127
葡糖胺聚糖（Glycosoaminoglycan） 221

Q

髂前下棘（Anterior inferior iliac spine） 16
髂前上棘（Anterior superior iliac spine） 127
前交叉韧带（Anterior cruciate ligament） 54, 148, 167, 185
前足掌畸形矫正（Forefoot deformity correction） 91
亲职压力指数（Parenting stress index） 154
青少年特发性脊柱侧凸（Adolescent idiopathic scoliosis） 144
屈肌肌腱（Flexor tendon） 105-106, 161, 228-229
全关节置换术（Total joint arthroplasty） 29, 42
全踝关节置换术（Total ankle arthroplasty） 90-91
全髋关节置换术（Total hip arthroplasty） 14, 19, 22, 29, 32, 34, 126, 129, 143, 164-165, 168, 174, 203, 208
全膝关节置换术（Total knee arthroplasty） 181, 185-186, 191

R

桡侧腕屈肌（Flexor carpi radialis） 108, 161
桡侧腕长伸肌（Extensor carpi radialis longus） 108
桡骨远端（Distal radius） 100-101, 104, 113, 136
人体股骨关节骨表面（Human femoral articular bone surface） 215
韧带联合复位术（Syndesmotic reductions） 93
日本骨科协会（Japanese Orthopaedic Association, JOA） 181-182
日本骨科协会髋关节疾病评估问卷（Japanese Orthopaedic Association Hip Disease Evaluation Questionnaire, JOAHDEQ） 182
日本关节置换术登记系统（Japan Arthroplasty Register, JAR） 181
日常生活活动（Activities of daily living） 83, 86
软骨 - 骨交界处（Chondro-osseous junction） 214, 229
软骨损伤（Chondral injury） 167, 214
软骨下骨（Subchondral bone） 113, 214, 216, 229
软骨下囊形成（Subchondral cystic formation） 18
软组织瓣延长术（Extended retinacular flap） 11-13

S

三角纤维软骨复合体（Triangular fibrocartilage complex） 102, 107, 163
上肢（Upper extremity） 104, 159
上肢（Upper limb） 104, 159
上肢手术（Upper limb surgery） 159
社区获得性耐甲氧西林（Community-acquired methicillin-resistant） 150
伸肌肌腱（Extensor tendon） 105
深静脉血栓形成（Deep vein thrombosis, DVT） 31, 43, 84, 86, 187, 206
深静脉血栓形成预防（Deep vein thrombosis prophylaxis） 97
神经（Nerve） 103-104, 107, 127, 130, 132, 145-146, 149, 153, 164, 169, 204, 207-208, 220-222, 229
神经营养因子与退化椎间盘中的疼痛产生（Neurotrophins and pain generation in degenerate disc） 221
视觉模拟量表（Visual Analog Scale, VAS） 42, 67, 84, 88
手臂、肩部和手部残疾（Disabilities of arm, shoulder and hand, DASH） 66, 79, 104, 106, 124, 136, 160, 164
手术部位感染（Surgical site infection） 132, 135
双动杯（Dual-mobility cups） 207

双组件螺钉（Dual-component screws） 101
损伤严重程度评分（Injury Severity Score, ISS） 126
锁骨骨折（Clavicle fracture） 123-124, 163
锁骨骨折固定术（Clavicle fracture fixation） 164

T

陶瓷假体（Ceramic prosthesis） 161
特发性骨坏死（Idiopathic osteonecrosis） 175
体外冲击波疗法（Extra-corporeal shock wave therapy） 60
体重指数（Body mass index, BMI） 32, 59, 84, 126, 173, 185, 193, 204
透明质酸关节内注射（Hyaluronic acid intra articular injections） 166
退行性椎间盘疾病（Degenerative disc disease） 169, 213, 220

W

外侧入路椎体间融合术（Lateral interbody fusion） 4, 6
外科植入物 Gerneration 网络钉（Surgical Implant Gerneration Network nail） 168
外旋可见 Hill-Sachs（Hill-Sachs visible on external rotation） 61
腕管综合征（Carpal tunnel syndrome） 103
腕掌关节（Carpometacarpal joint） 160
腕掌关节炎（Carpometacarpal arthritis） 108
网球肘（Tennis elbow） 67
微创经椎间孔腰椎椎体间融合术（Minimally invasive transforaminal lumbar interbody fusion） 3
微创手术（Minimally invasive surgery, MIS） 1, 3, 7, 41, 43, 109, 191, 195
无结修复（Knotless repair） 106
无血管性坏死（Avascular necrosis） 13, 91, 143

X

西安大略大学和麦克马斯特大学（Western Ontario and McMaster Universities, WOMU） 181, 186
西安大略大学和麦克马斯特大学骨关节炎指数（Western Ontario and McMaster Universities osteoarthritis index, WOMAC） 22, 181, 186
西安大略肩关节指数（Western Ontario shoulder index, WOSI）） 64
膝关节（Knee） 30, 32, 40-46, 49-51, 54-56, 58-60, 89
膝关节单髁置换术（Unicompartmental knee arthroplasty） 181, 192
膝关节骨关节炎（Knee osteoarthritis） 56, 58-60
膝关节损伤（Knee injury） 44
膝关节协会评分（Knee Society Score, KSS） 44
膝关节置换（Knee replacement） 166, 181, 185-186, 191, 193, 203
膝关节置换手术（Knee replacement surgery） 191, 193
膝关节置换术（Knee arthroplasty） 32, 40-41, 43, 45, 49, 51
膝关节重建（Knee reconstruction） 167
下肢（Lower extremity） 159, 185
下肢创伤手术（Lower limb trauma surgery） 168
小儿骨科（Pediatric orthopedics） 146-148
小儿肌肉骨骼感染（Pediatric musculoskeletal infection） 150
小切口入路（Minimally invasive approach） 40
血管内皮生长因子（Vascular endothelial growth factor） 214
血栓预防（Thromboprophylaxis） 187, 206

Y

压力性溃疡（Pressure ulcer） 84
亚洲人群的膝关节骨测量学（Osteometry of knee joint in Asian population） 185
腰椎间盘突出症（Herniated lumbar disc disease） 1
移动式承重设计（Mobile-bearing design） 194
遗传性骨骼疾病（Inherited skeletal disease） 213
异位骨化（Heterotopic ossification） 19, 90
阴部神经损伤（Pudendal nerve injury） 21
英国髋关节骨折登记系统（United Kingdom Hip Fracture Registry, UKHFR） 208
远端骨折（Distal fractures） 100-101, 136, 147
远端桡尺关节（Distal radioulnar joint） 102
月骨缺血性坏死（Kienbock disease） 104

月骨周围损伤（Perilunate injury） 101
运动频率量表（Sports Frequency Scale, SFS） 20
运动医学（Sports medicine） 54, 61, 65, 67-68, 148, 187

Z

暂时神经损伤（Temporary nerve injury） 21
粘连松解术（Lysis of adhesions） 21
掌腱膜挛缩症（Dupuytren's disease） 109
正位X线片上关节盂轮廓消失（Loss of glenoid contour on anteroposterior X-ray） 61
脂肪来源干细胞（Adipose-derived stem cell） 228
植入物细菌定植（Bacterial colonization of implant） 222
跖趾关节（Metatarsophalangeal joints） 91-92
指间关节（Interphalangeal joint） 159
指深屈肌（Flexor digitorum profundus） 99
重度股骨骨质流失（Severe femoral bone loss） 48
重度骨折（Serious fracture） 118
重度外翻畸形（Severe valgus deformity） 192
舟月骨重建（Scapholunate reconstruction） 105
舟状骨（Scaphoid）101, 162
舟状骨骨折（Scaphoid fracture） 101, 162
肘关节（Elbow） 66, 75, 79
肘管综合征（Cubital tunnel syndrome） 104
椎弓根螺钉置钉器械（Pedicle screw delivery instruments） 7
椎间孔狭窄（Foraminal stenosis） 5
自体骨软骨移植（Autologous osteochondral transplantation） 88-89
自体骨软骨移植系统（Osteochondral autologous transplantation system） 167
自体颗粒骨移植（Morselized autograft） 178
自体软骨细胞移植（Autologous chondrocyte implantation） 89
足部功能指数（Foot function index） 88
足部和踝关节手术（Foot and ankle surgery） 83, 94-95
足底筋膜炎（Plantar fasciitis） 67, 84-85